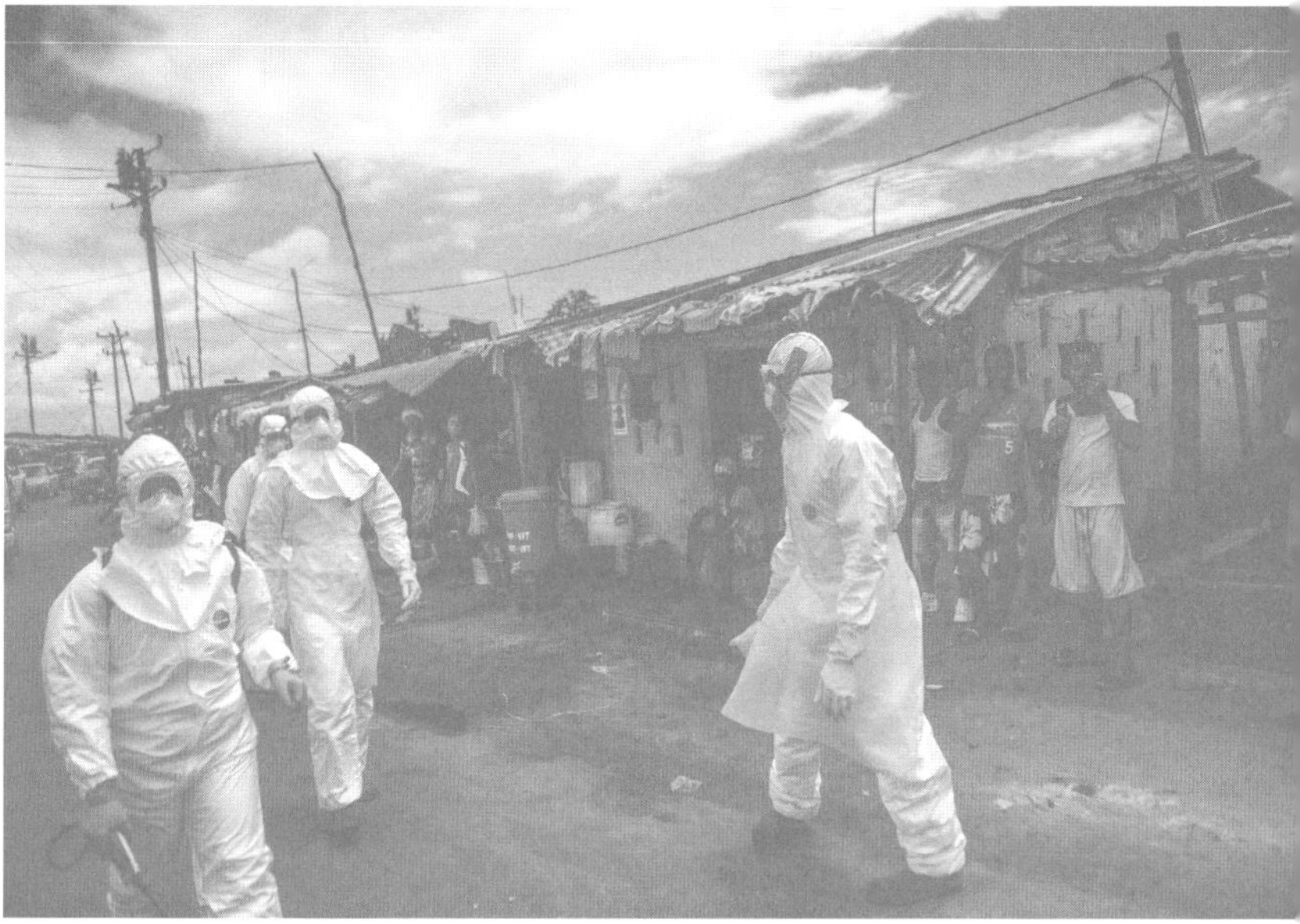

感染源

防御不能のパンデミックを追う

ソニア・シャー［著］上原ゆうこ［訳］

PANDEMIC; Tracking Contagions, from CHOLERA to EBOLA and Beyond

原書房

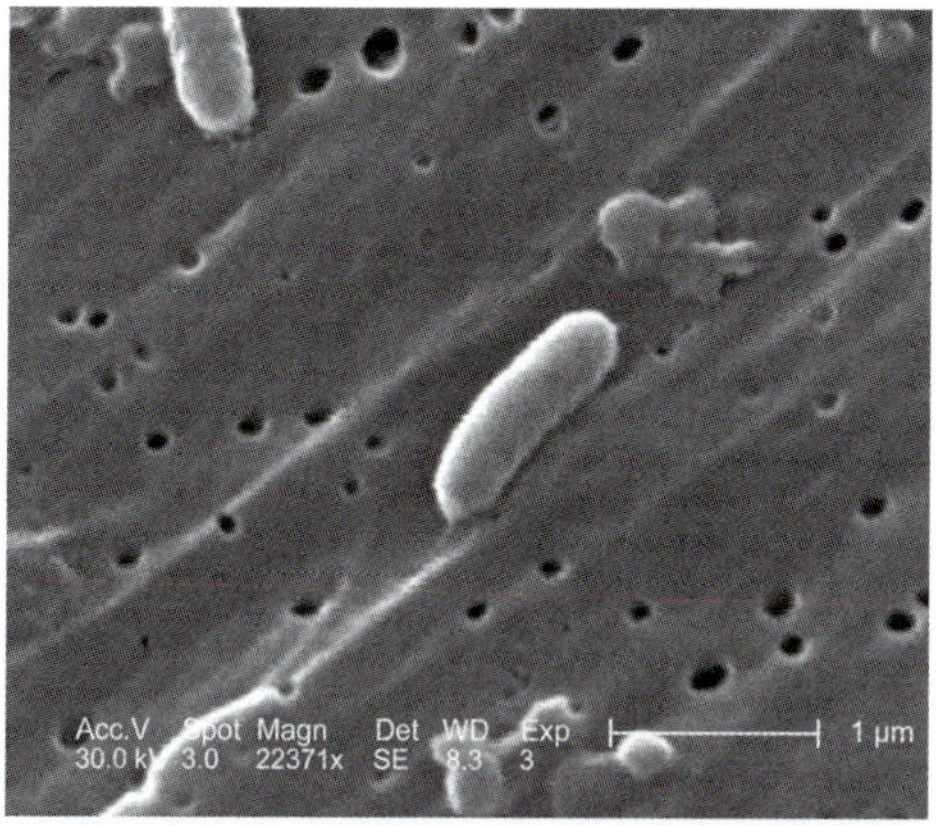

コレラ菌 O1 の走査電子顕微鏡画像（CDC ／ジャニス・ハニー・カー、2005 年）

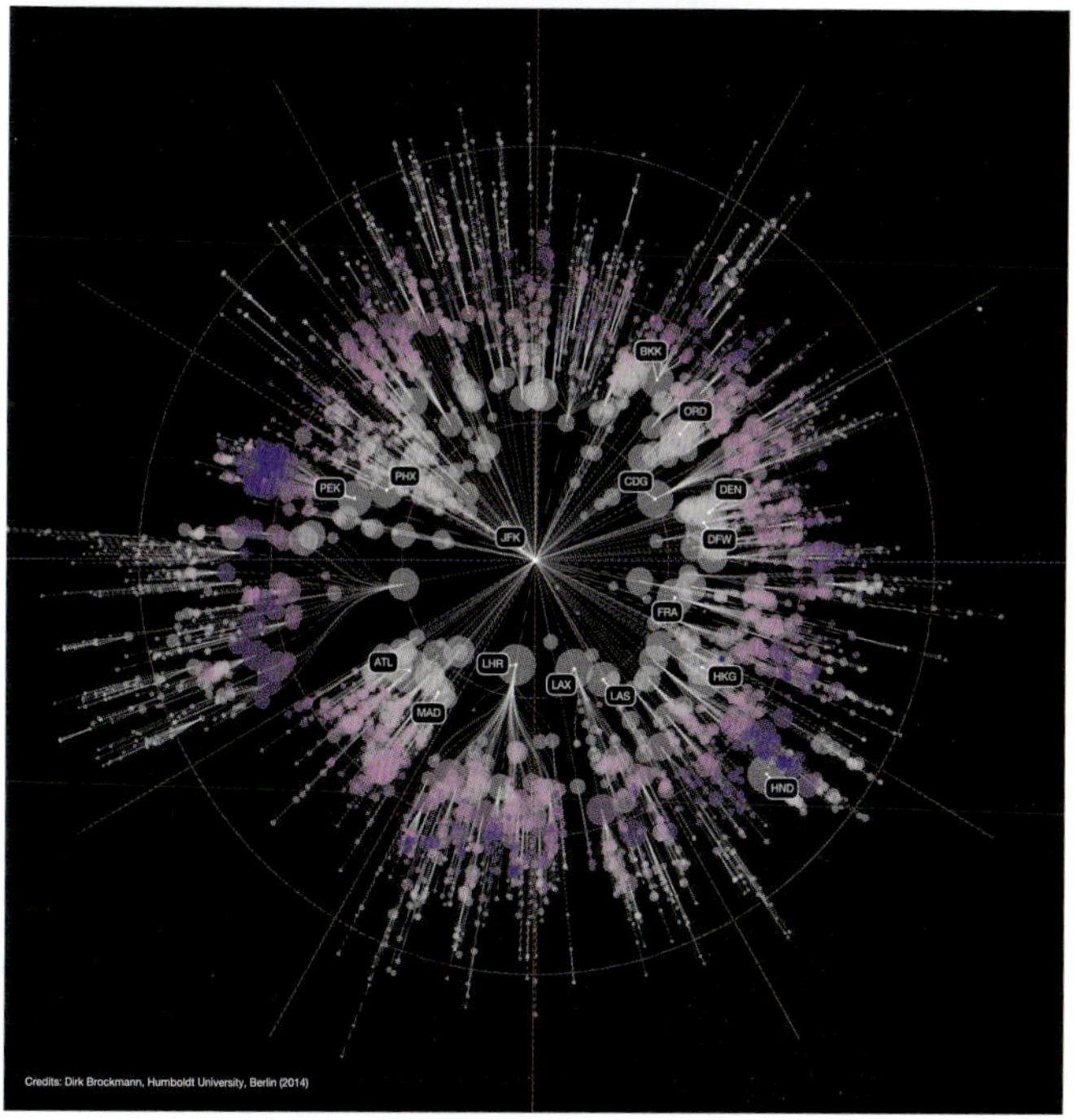

航空網での時間的距離による位置と発生状況を表示するマップ上でシミュレートした、インフルエンザのパンデミック（ディルク・ブロックマン）

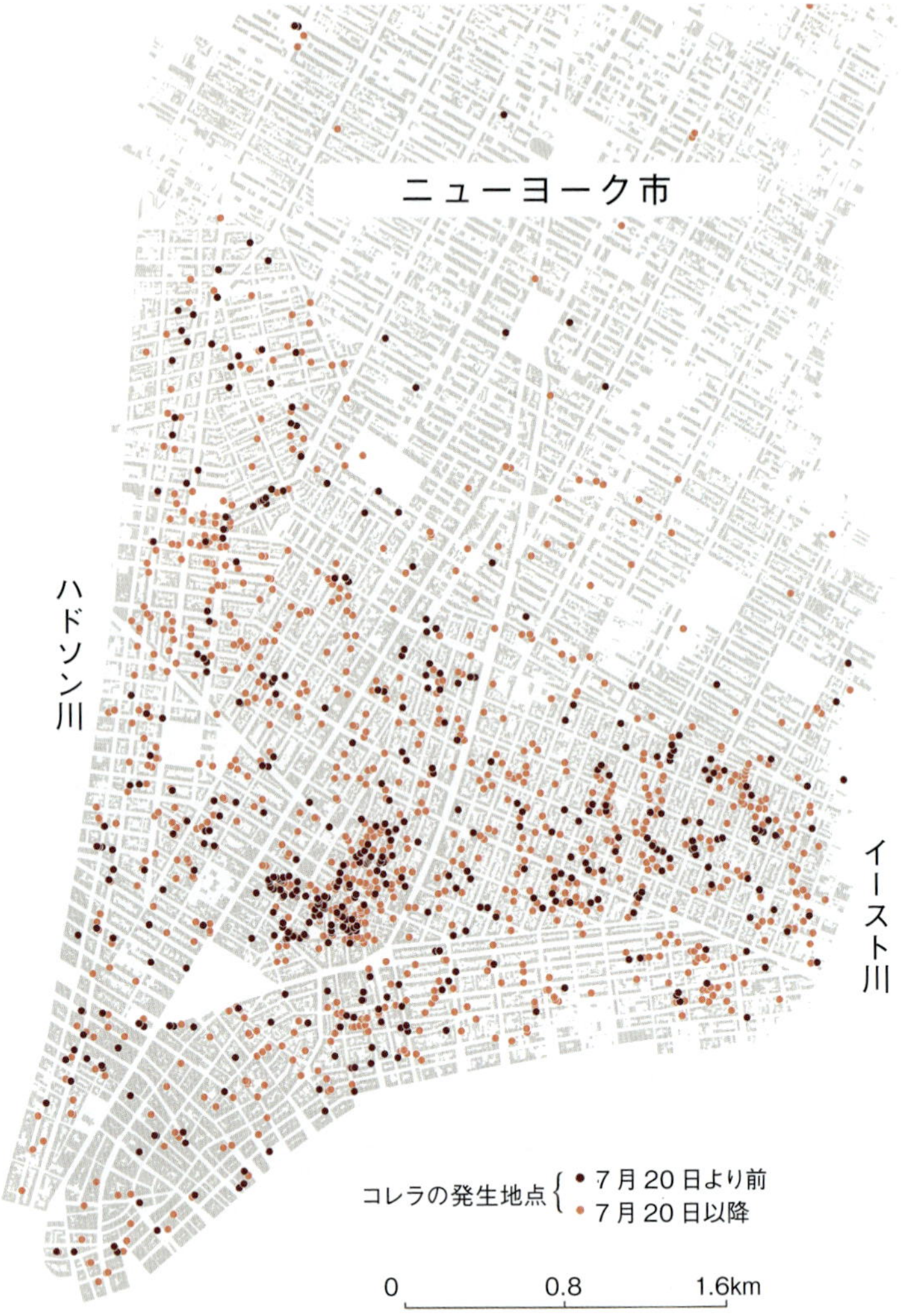

ニューヨーク市における1832年のコレラのアウトブレイク。ピーク時には、コレラは毎日100人以上のニューヨーク市民の命を奪った。（出典：『医師会によるコレラ定期報告』第1巻1-24号、1832年。背景の地図は『ニューヨーク市地図』1854年より ...『D.T. バレンタインの手引き』1854年についてはニューヨーク公共図書館のマップワーパーを使用。ピューリッツァー危機報道センターによる http://choleramap.pulitzercenter.org の「マッピング・コレラ」より、Visionscarto.net でフィリップ・リヴィエールとフィリップ・レカセヴィッチが改変）

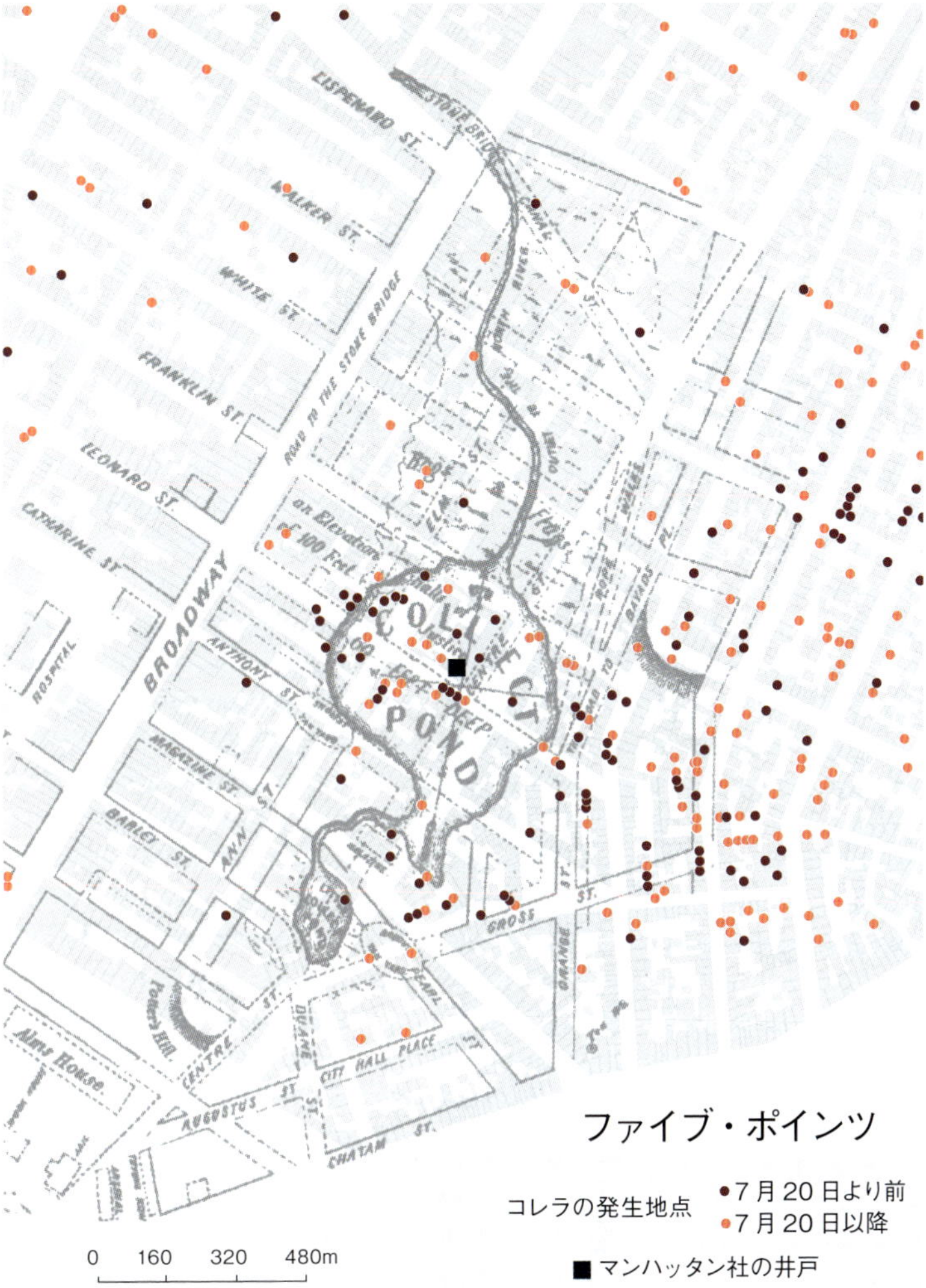

ニューヨーク市における1832年のコレラのアウトブレイク。JPモルガン・チェースの前身であるマンハッタン社は、かつてごみで埋め立てられたコレクト・ポンドの上にあるファイブ・ポインツのスラムの屋外便所や汚水溜めが並ぶ真ん中に井戸を掘った。この水はニューヨーク市の3分の1に供給された。（出典：『医師会によるコレラ定期報告』第1巻1-24号、1832年。背景の地図は『ニューヨーク市地図』1854年より…『D.T.バレンタインの手引き』1854年およびジョン・ハチングス『蒸気船航海の起源、1793年のニューヨーク市のコレクト・ポンドとその近辺の風景』1846年についてはニューヨーク公共図書館のマップワーパーを使用。ピューリッツァー危機報道センターによるhttp://choleramap.pulitzercenter.orgの「マッピング・コレラ」より、Visionscarto.netでフィリップ・リヴィエールとフィリップ・レカセヴィッチが改変）

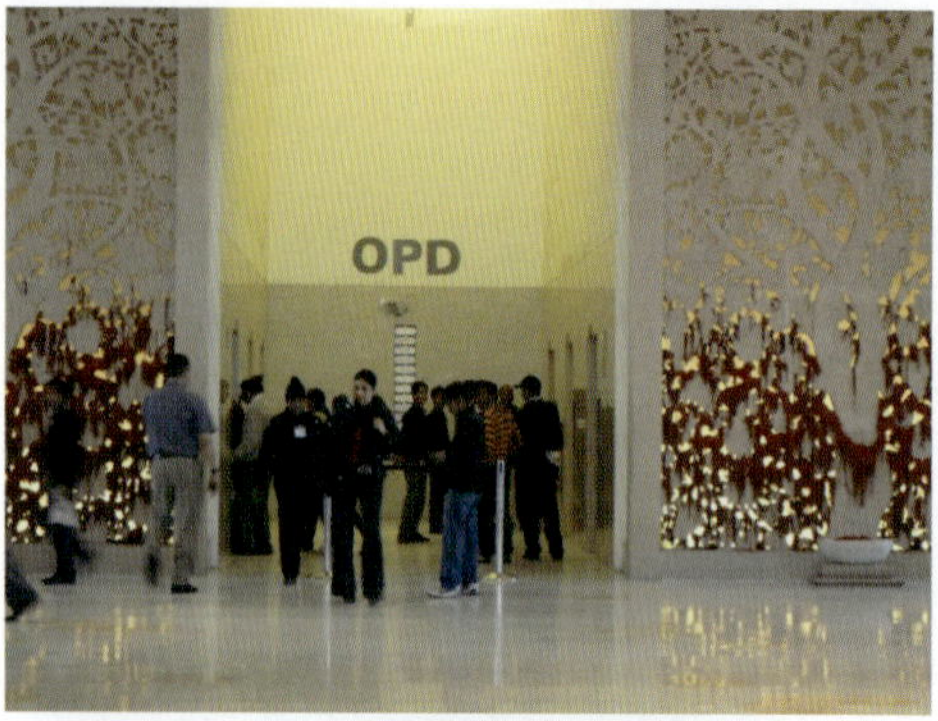

ニューデリーにあるメダンタ病院の光り輝く内部。この病院は、外科手術やそのほかの医療行為のためにインドを訪れる数十万人の医療ツーリストの一部にサービスを提供している。2012年までに、医療ツーリズムにより、抗生物質が効かないスーパーバグ、ニューデリー・メタロβラクタマーゼ1（NDM-1）産生菌が世界の29か国へ広まった。（ソニア・シャー）

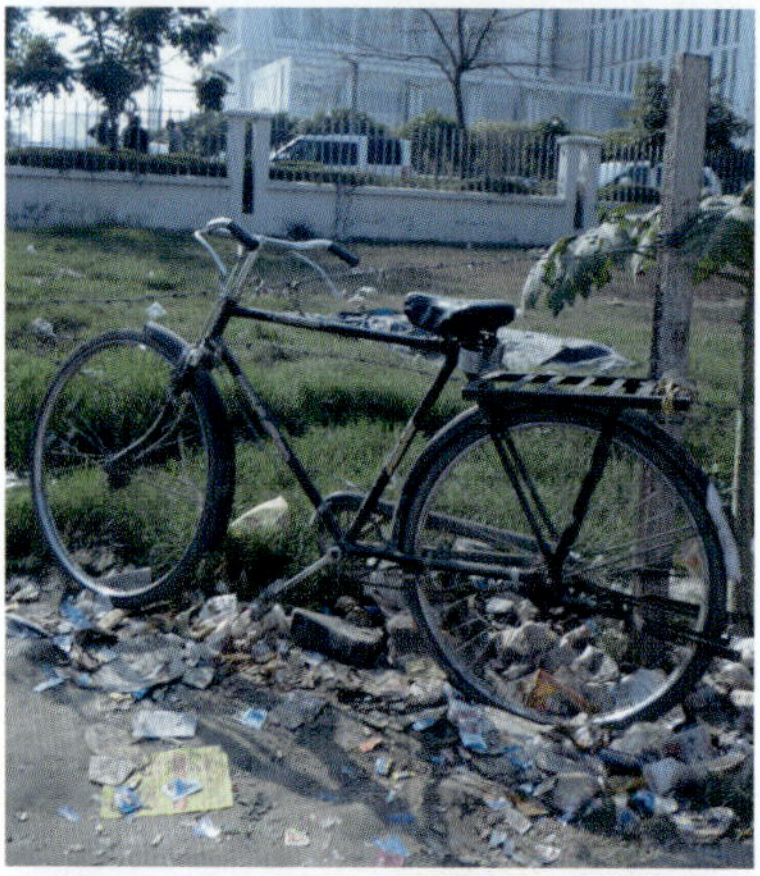

メダンタ病院の敷地からごみが散らかった溝へ出る排水管。NDM-1産生菌のような病原体が、ニューデリーの飲料水や地表水から発前見されている。（ソニア・シャー）

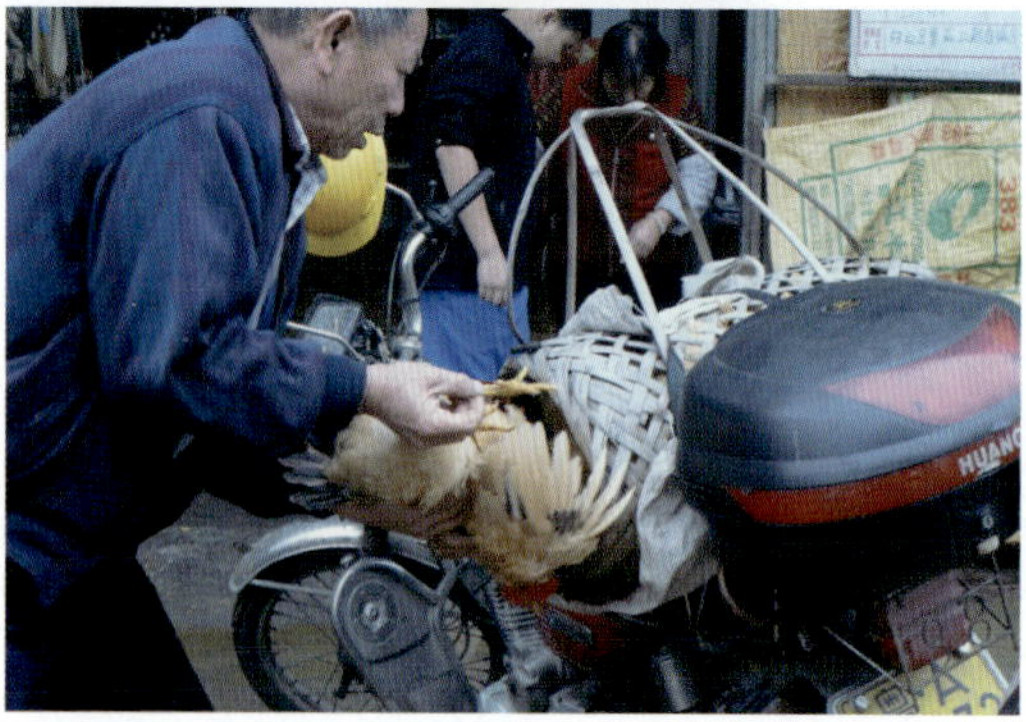

中国広東省広州の江村の家禽市場で鳥を荷造りしているところ。1996年に広州でH5N1型インフルエンザが出現したのは、ひとつには巨大な養鶏場によって伝染の機会が増えたことに原因がある。（ソニア・シャー）

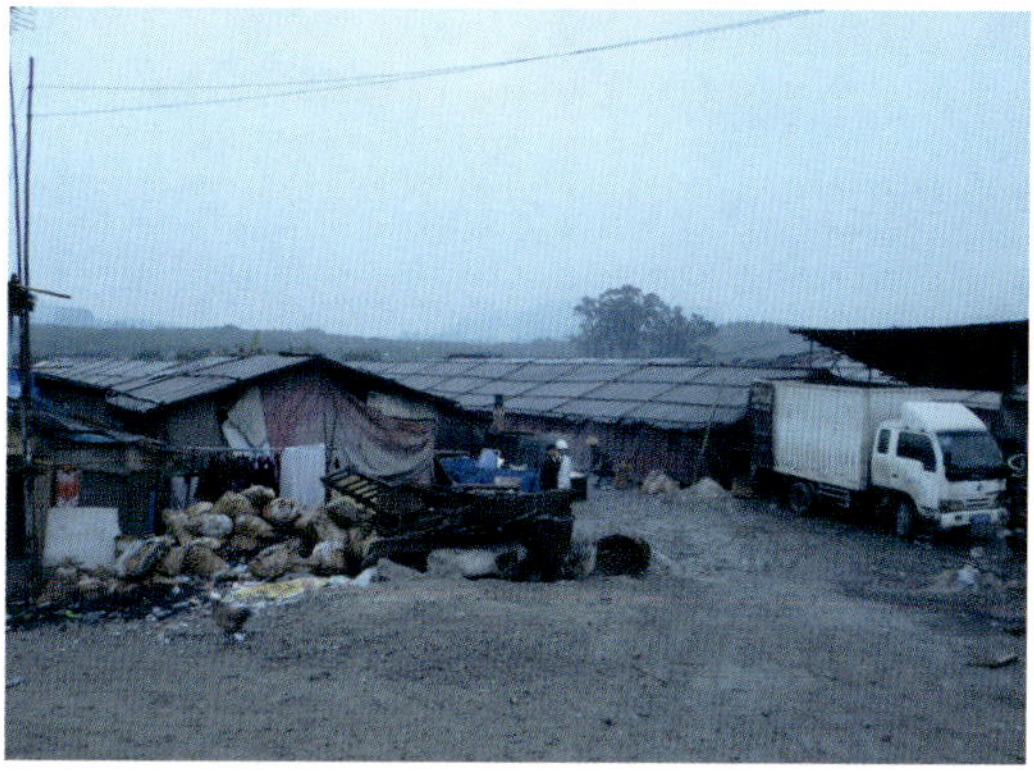

広東省深圳市光明新区楼村の非合法の養豚地区。農民とその家族とブタが背の低い小屋で一緒に暮らしている。ヒトと鳥のインフルエンザに同時に感染したブタで、H5N1型インフルエンザがヒトに感染する能力を獲得できたのではないかと、疫学者は推測している。（ソニア・シャー）

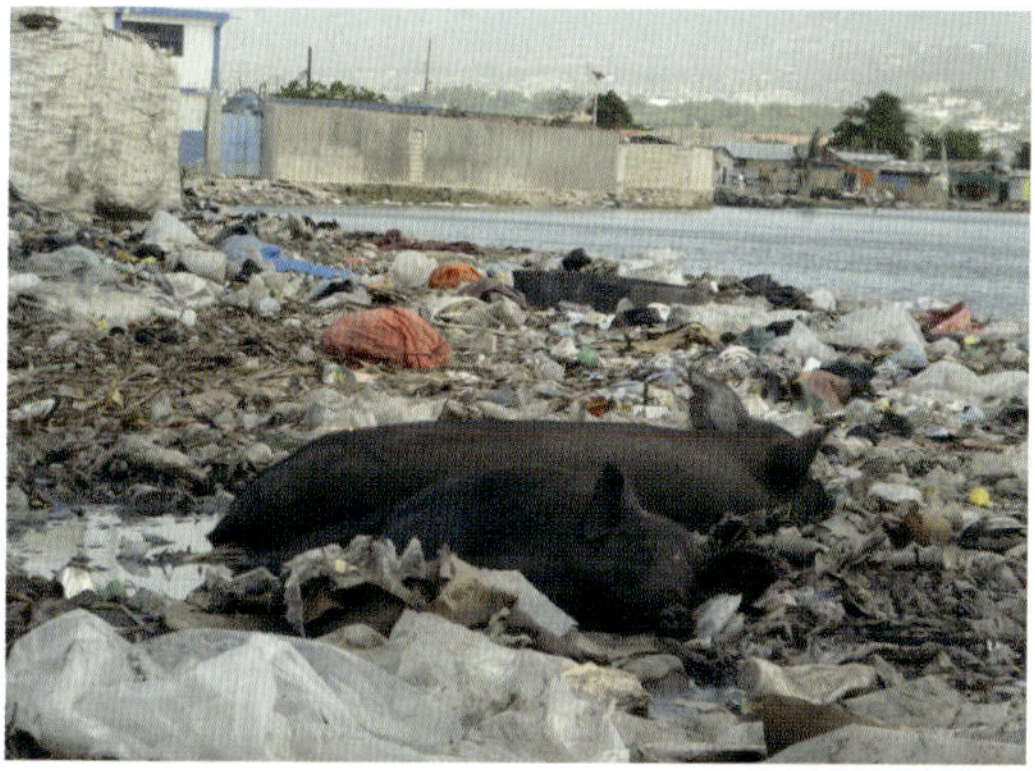

ハイチのポルトープランスにあるシテ・ソレイユの水辺。2006年には、トイレが利用できたのはハイチの人口の20パーセントより少なかった。ごみでおおわれた空き地に捨てられた人間の排泄物が飲料水の供給源を脅かし、コレラにとって好都合だった。（ショーン・ルーベンス・ジーン・サクラ）

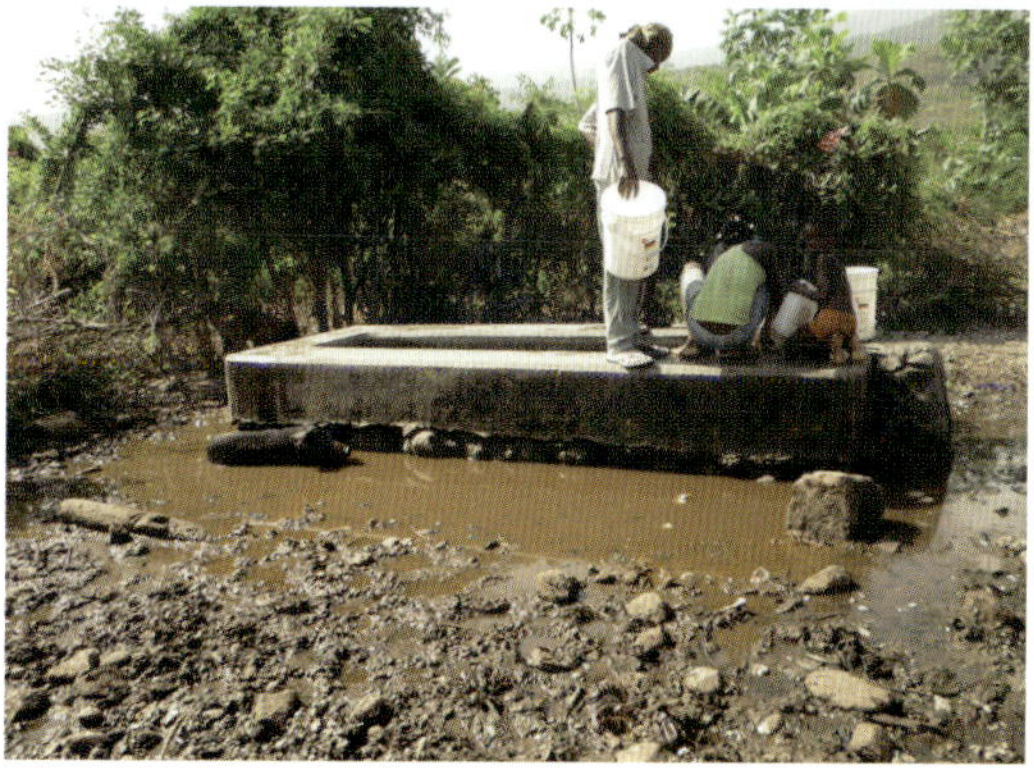

ハイチのベランスで唯一いつも水が出ている蛇口。ブタが汚物の中で転げ回っている。（ソニア・シャー）

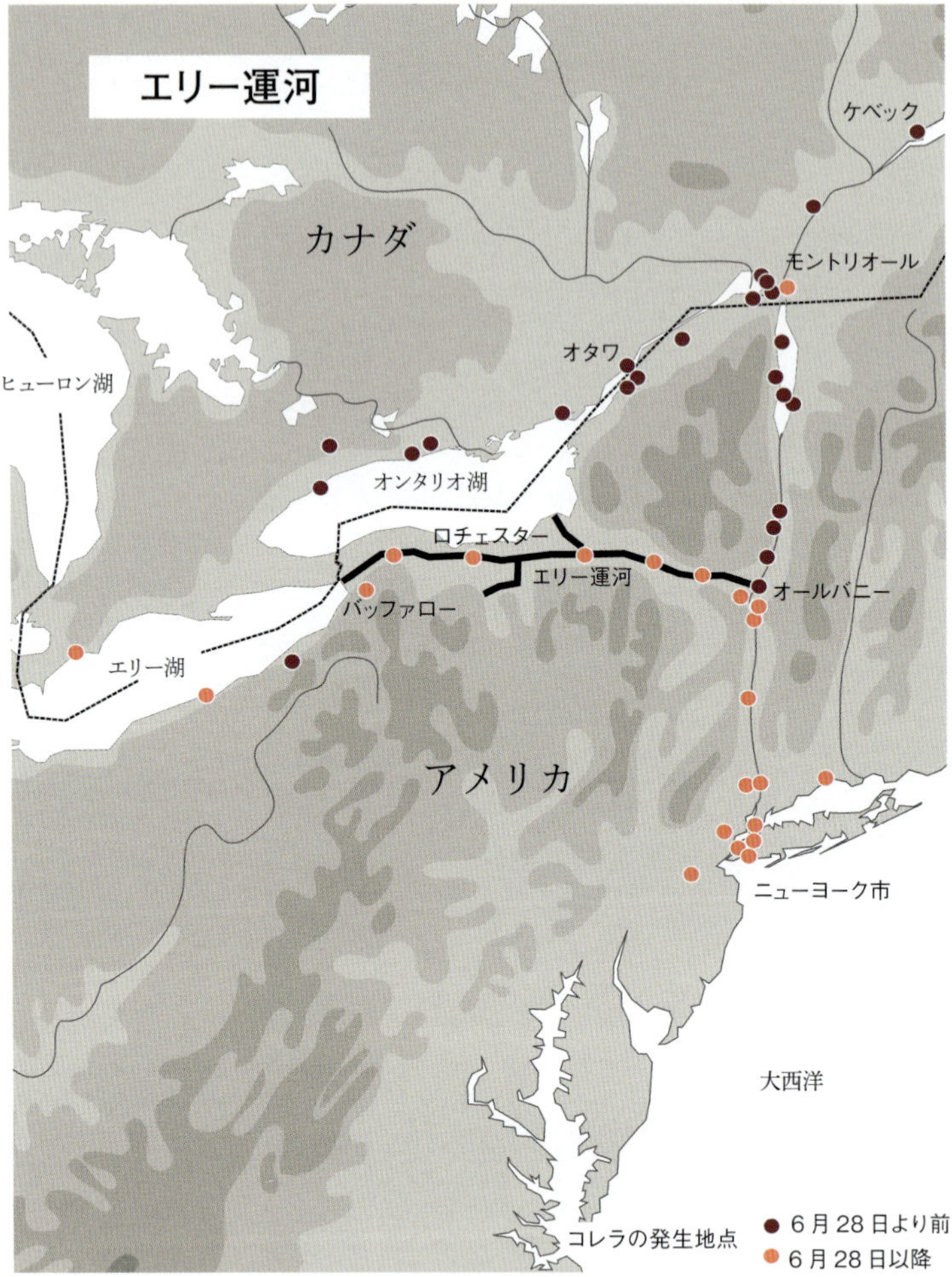

1832年のエリー運河沿いのコレラの発生状況。政府の医師たちが1832年にこのデータを収集したが、運河やハドソン川がコレラの蔓延と関係があるという考えは否定した。検疫も実施されなかった。（出典：ルイス・ベック『コレラに関する報告』よりアシュリー・テュートが編集したデータ。『ニューヨーク州医師会 報告書』1832年。ピューリッツァー危機報道センターによる http://choleramap.pulitzercenter.org の「マッピング・コレラ」より、Visionscarto.net でフィリップ・リヴィエールとフィリップ・レカセヴィッチが改変）

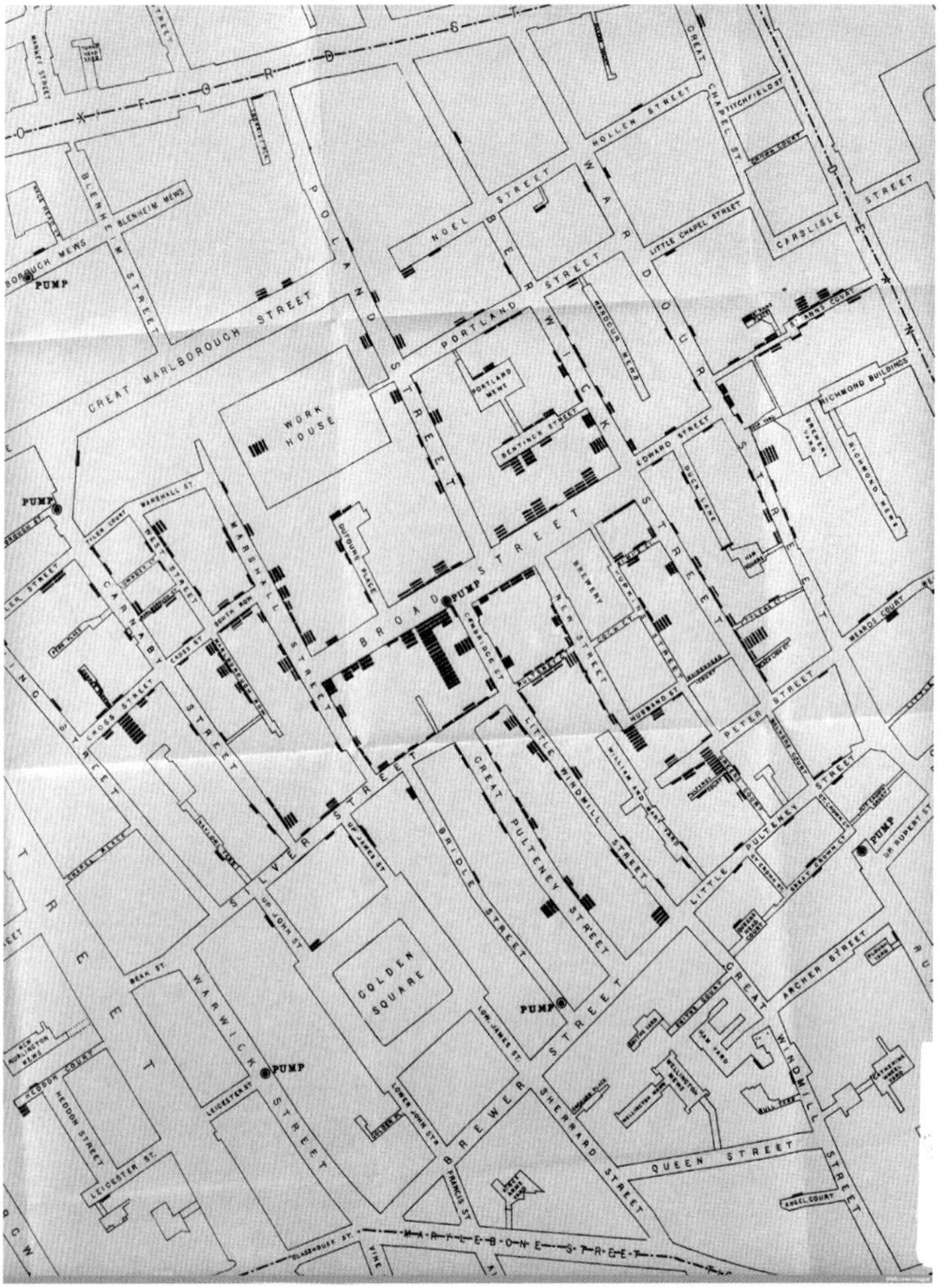

ロンドンのソーホーにおける1854年のコレラのアウトブレイクをブロード・ストリートのポンプと関連付けた、麻酔医ジョン・スノーの地図。スノーはコレラが汚染された水で伝播されることを証明したが、医学界は1890年代までこの発見を受け入れなかった。(ロンドン、ウェルカム図書館)

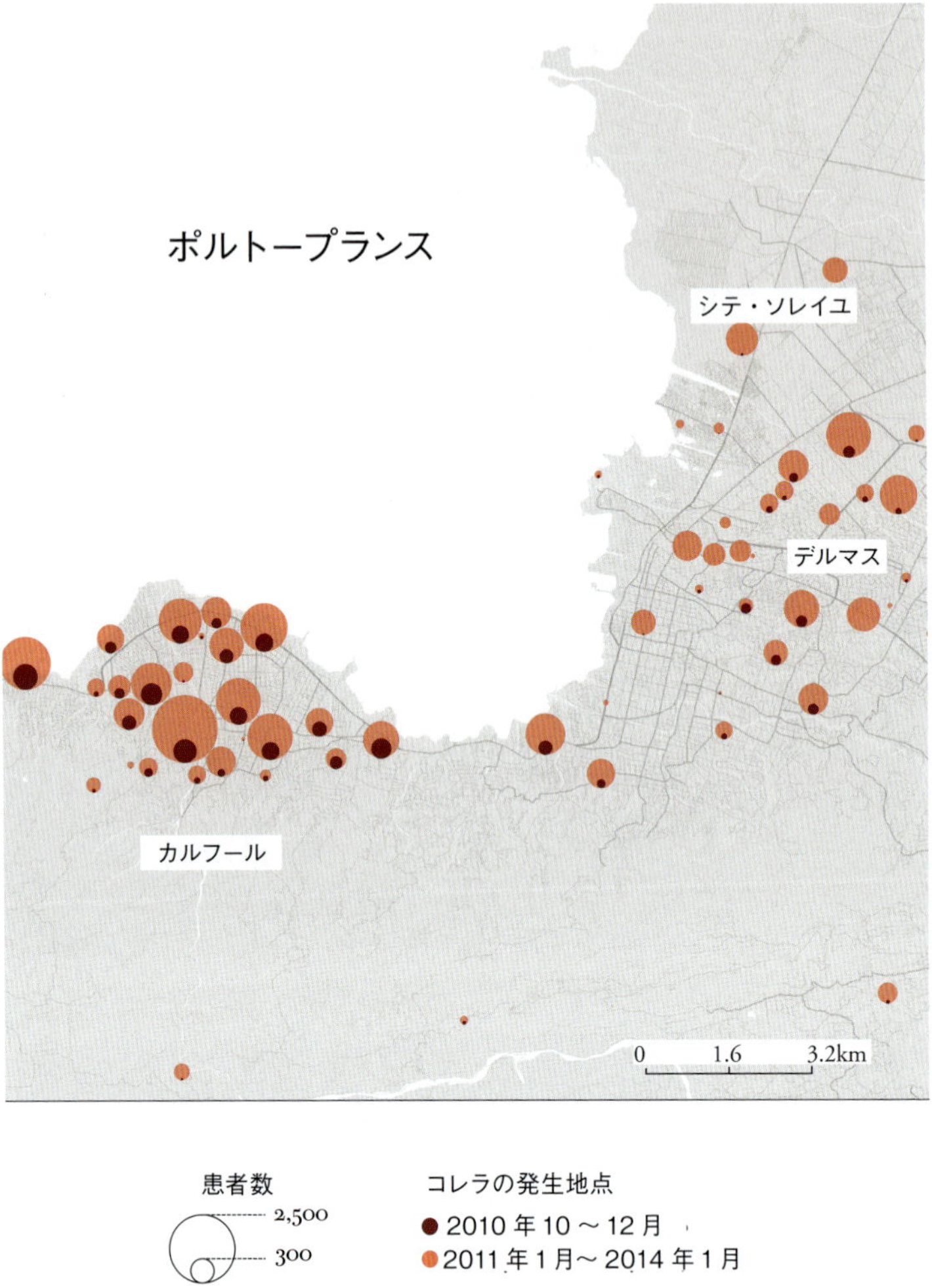

国連平和維持部隊として働くネパール人兵士が 2010 年にハイチにコレラを持ち込んだあとの、ポルトープランスにおけるコレラの流行。1 年たたないうちにハイチで、世界のほかの場所をすべて合わせたよりも多くのコレラの犠牲者が出た。（出典：2014 年の国境なき医師団より提供された、医師団の診療所で治療されたコレラの患者数の週ごとの集計。背景の地図は OpenStreetMap より。ピューリッツァー危機報道センターによる http://choleramap.pulitzercenter.org の「マッピング・コレラ」より、Visionscarto.net でフィリップ・リヴィエールとフィリップ・レカセヴィッチが改変）

感染源

防御不能のパンデミックを追う

目次

序章　コレラの子

コレラは人の命を素早く奪う。時間をかけて徐々に衰弱させるという手順は踏まない。感染しても最初はなんともない。だが、半日後には患者の体はコレラによって体液をすっかり奪われ、ひからびた青ざめた死体が残る。

だから、感染していても、たとえばホテルで目玉焼きと生ぬるいジュースのまあまともな朝食をとることができる。埃《ほこり》っぽい穴ぼこだらけの道を車を運転して空港へ行くことだってできる。そこで長蛇の列に並んで待っても何ともないだろう。腸の中で死病が静かに準備を整えているときでさえ、バッグを押して手荷物検査をすませ、ことによると搭乗を知らせる聞き取りにくいアナウンスがある前に、コーヒーショップでクロワッサンをつまみ、ゲートのひんやりしたプラスチック椅子でちょっと休めるかもしれない。

排泄物の爆発的猛攻というかたちで体内に潜むものが正体を現し、その海外旅行が突然、無残に打ち切られるのは、あなたが飛行機の通路をのろのろ歩き、少しばかりいたんだ布張りの自分のシートを見つけたあとのことだろう。早急に現代医学の恩恵に浴することがなかったら、あなたが生き残れるか否かは五分五分といったところだ。

２０１３年の夏、ハイチのポルトープランスからフロリダ州フォートローダーデールへ向かうスピリット航空９５２便の列で、私より前にいた乗客にそれが起こった。その男性がコレラの力に屈したとき、残りの乗客はゲートと飛行機の間のうだるように暑いホールの中にぎゅうぎゅう詰めにされて搭乗に備えていた。飛行機を緊急消毒する間、私たちはそこで待った。突然、1時間遅れることになった理由を、航空会社は知らせてはくれなかった。航空会社の職員が飛行機から出てきて、必要なものをもっと集めてこようとホールを走り抜けたとき、我慢できなくなった乗客たちが一斉に質問を浴びせた。彼は説明する代わりに、振り向きざまに「男性が便を」と大声をあげた。ハイチではコレラが猛威を振るっている最中であり、何が起こったのか疑いの余地はほとんどなかった。

不幸に見舞われたこの男性が感染したのが1時間か2時間あとで、具合が悪くなったのが私たちがみんな席に着いて、細い共用の肘掛けの上で彼と腕を触れあい、通りすがりに膝をかすめ、彼が触れた頭上の荷物入れに手で触ったあとだったとしたら、病原体は私たちの体内にも入り込んでいたかもしれない。私はこの旅で、コレラをじかに見るため、コレラの治療をする診療所やコレラに襲われた地区を歩き回った。そして帰りの飛行機で、もう少しでこの恐ろしい病原体にとりつかれるところだったのだ。

次の世界的パンデミックを引き起こす病原微生物つまり病原体が、今、私たちの間に潜んでいる。その名も、それがどこから現れるかもわからない。とりあえずそれを「コレラの子」と呼ぶことにしよう。なぜなら、それがコレラが通ったのと同じ道をたどる可能性が高いことがわかっているからだ。

コレラ菌は、腺ペスト、インフルエンザ、天然痘、ＨＩＶ（エイズウイルス）など、現代になってからパンデミック、すなわち世界各地で人々の間に広く流行する伝染病を引き起こすことのできた、一握りしかいない病原体のひとつである。そうした病気の中でもコレラは特異である。ペスト、天然痘、インフルエンザと異なり、コレラの出現と拡大は初期段階からよく記録されている。コレラは最初に出現してから2世紀の間、並外れた勢力を維持しており、９５２便で目の当たりにしたように、死と破壊をもたらす力は衰えていない。そして、ＨＩＶのような比較的最近になって登場したものとは異なり、コレラはパンデミックのベテランである。これまでに７回パンデミックを引き起こし、最近では２０１０年にハイチを襲った。

今日、コレラはおもに貧しい国で流行する病気だといわれているが、ずっとそうだったわけではない。19世紀に、コレラは世界でも有数の近代的で豊かな都市を襲い、パリやロンドンからニューヨークやニューオーリンズまで、金持ちにも貧乏人にも同じように死をもたらした。１８３６年、フランス国王だったシャルル10世がイタリアで、１８４９年、アメリカのジェームズ・ポーク大統領がニューオーリンズで、１８９３年、作曲家のピョートル・イリイチ・チャイコフスキーがサンクトペテルブルクでコレラに倒れた。19世紀全体では何億人もの人々がコレラにかかり、患者の半分以上が死亡した。コレラ菌は世界でもっとも速く移動しもっとも恐れられている病原体のひとつだった[1]。

この病気を引き起こすコレラ菌は、南アジアの辺境の地をイギリスが植民地化した時代に世界各地の人々の間にもたらされた。しかし、この微生物がパンデミックを引き起こす病原体に変わる好機を提供したのは、産業革命による急速な変化だった。新たな移動手段――蒸気船、運河、鉄道――が、コレラ菌をヨーロッパと北アメリカの奥深くまで運んだ。急速に成長する都市の密集した非衛生的な条件のせいで、この細菌は一度に多数の人々に効率的に感染することができた。

繰り返し起こるコレラの流行は、この病気に苦しめられる社会の政治制度や社会制度に大きな課題を投げかけた。この病気を封じ込めるには一定程度の国際協力、実効のある都市運営、社会的結束が必要とされたが、それは産業化したばかりの都市や町では、まだこれから作り上げなければならないものだった。そして、その治療薬――清潔な水――の発見は、医師と科学者が健康と病気の広がりについての古くから続いてきた考え方を乗り越えてはじめて可能になった。

ニューヨーク、パリ、ロンドンのような都市がコレラの問題に対処するようになるまでに、１００年近くひどいコレラのパンデミックを経験しなければならなかった。解決するためには、住居、飲料水と排泄物の管理、公衆衛生事業の運営、国際関係の維持、健康と病気の科学的理解について、そのやり方を見直す必要があった。

このようにパンデミックは変化を起こさせる力をもっているのである。

コレラなど19世紀の病原体を阻止するために発展した医学と公衆衛生の進歩が大変望ましい結

果を生んだため、20世紀の大半の間、疫学者、医学史家、そのほかの専門家の一般的な考え方は、先進国社会は永久に感染症を克服したというものだった。西欧社会では「伝染病はもはや社会生活における重要な因子ではなくなってしまった」（『伝染病の生態学』新井浩訳）と、ウイルス学者のマクファーレン・バーネットが1951年に書いている。[2] そして1962年に、「伝染病について書くことは、何か過去の歴史について書くことであるという感じ」（同）さえすると書き加えている。[3] 20世紀の初めには平均的なアメリカ人の寿命はおよそ50年だったが、世紀末には80年近く生きるようになった。[4]

エジプトの学者アブドル・オムランが最初にまとめた「疫学的転換」という広く知られている理論によれば、豊かな社会における感染症の消滅は経済発展の当然の帰結だという。社会が豊かになるにつれ、病気の特性が変化した。伝染病に苦しめられるのではなく、心臓病や癌のような主としてゆっくり進行する慢性的な非伝染病に悩まされるようになったのである。

じつをいうと、かつて私はこの説の信奉者だった。父が育った南ムンバイのスラム街のような場所を訪れた経験から、伝染病という大きな重荷に苦しむ社会はじつに込み合っていて不潔で貧しいことを知っていた。私たちは毎年南ムンバイに滞在したが、そこでは荒れ果てた安アパートの二間に親戚たちとともに押し込められた。ほかの大勢の住民と同様、私たちはごみを中庭に放り、古いプラスチックのバケツで自分の小便を共同便所へ運び、ネズミが入ってこないように敷居の上に60センチくらいの板を取り付けた。そこでは――ほかの過密で汚物だらけの、上下水道が十分に整備されていない社会と同様――感染は絶えず続く現実だった。

しかし毎年夏の終わりには私たちは飛行機で帰国し、その伝染病だらけの暮らし方に永遠の別れを告げたような気になって、両親がプラスチックの額縁に入った医学の博士号をバッグに入れて初めてニューヨークへ向けてインドを立ったときと同じ道をたどるのだった。私たちが住むアメリカの町では、供給される飲料水は浄化されており、下水は封じ込められ、処理され、遠く離れたところへ処分される。そして公衆衛生インフラが整備されていて、感染症はすでに解決された問題だった。

しかしその後、19世紀にニューヨーク、パリ、ロンドンといった場所にコレラをもたらしたのと同じ条件のせいで、いっそう激しくなって微生物たちが戻ってきた。かつては人里離れた場所だった生息地の開発がきっかけとなって、新たな病原体が人々の間に入り込んだ。急速に変化する世界経済は国際間の移動をスピードアップし、これらの病原体が広まる新たなチャンスを提供した。都市化、スラムや工場式畜産農場の増加がエピデミック（病気の流行）に火をつけた。産業革命の恩恵をこうむったコレラと同じように、コレラの子たちも産業革命の遺物、すなわち何世紀も化石燃料を燃やしたことにより放出された大気中の過剰な炭素のせいで起こった気候の変化の恩恵をこうむり始めた。

豊かな西洋を襲い、「ポスト感染症」時代という考え方を粉砕した最初の新しい感染症の病原体であるヒト免疫不全ウイルス（ＨＩＶ）が、１９８０年代の初めに出現した。それがどこから来たのか、どうやって治療すればよいのか、誰にもわからなかったが、多くの解説者が、医学がこの成り上がりのウイルスをやっつけるのは時間の問題だという確信にあふれていた。この病気は薬で治り、ワクチンによって追放されるだろう。世の中の議論は、ＨＩＶが投げかける恐ろしい生物学的脅威についてではなく、医学界に早急に行動させるにはどうしたらよいかということを中心に展開した。実際、初期の呼称は、ＨＩＶが感染症であるという考えを否定していたように思える。一部の解説者は、このウイルスが伝染するという事実を受け入れるのに消極的で（そして同性愛者をスケープゴートにすることばかりに熱心で）「同性愛者の癌《ゲイキャンサー》」と呼んだ。[5]

その後、ほかにも伝染病の病原体が現れ、同じように、長い間疑問の余地はないと思われてきた予防策や封じ込め策をすり抜けた。ＨＩＶのほかに、ウエストナイルウイルス、ＳＡＲＳ、エボラ、ヒトに感染できる新型鳥インフルエンザが発生した。また、最近、復活した微生物が、かつてはそれらを抑えていた薬の裏をかくことができるようになった。薬剤耐性の結核、よみがえったマラリア、そしてコレラ自体も。１９４０年から２００４年の間に、合わせて３００以上の感染症が、新たに出現するか以前は見られたことのない場所や集団で再び発生するようになった。[6]あまりに連続したため、コロンビア大学のウイルス学者スティーヴン・モースは、これら新たな未知の生物が宇宙空間からやってきた可能性について検討したことがあると認めている。天から降ってくる正真正銘のアンドロメダ病原体だ[7]（『アンドロメダ病原体』は１９６９年に出版されたマイクル・クライトンによるＳＦ小説）。

２００８年にある一流医学雑誌が、多くの人にとってすでに明白になっていたことをようやく認めた。先進国で感染症が消滅したというのは「はなはだしい誇張」だったというのである。[8]伝染病の病原体はすでに戻っていた。それも、顧みられることのない、貧困にあえぐ世界の片隅だけでなく、もっとも進んだ都市やその豊かな近郊にも。２００８年、病気の専門家たちが、新たな病原体が出現した地点をそれぞれ世界地図に赤点を打って表示した。すると、真っ赤な色が北緯30～60度から南緯30～40度の間に帯状に飛び散った。そして、アメリカ北東部、西ヨーロッパ、日本、オーストラリア南東部といった世界経済の中心地がすべて赤い帯の中に入っていた。経済発展は伝染病に対する万能薬にはならなかったのである。オムランは間違っていた。[9]

この認識が医学界に広まる一方で、微生物の勢力――つまり、細菌、ウイルス、真菌、原虫、微小な藻類など、肉眼では小さすぎて見えない微生物の軍隊――が迫ってきている。征服どころか、今では感染症の専門家は形勢が悪くなってきたといい、もしかしたら、かつて生活様式や遺伝のせいにされていた癌や精神疾患さえ、じつは抑えられていない微生物のしわざなのかもしれないと話している。[10] 昔のように勝利したと語られることはなくなった。２０１２年、ＵＣＬＡの感染症の専門家ブラッド・スペルバーグは、部屋を埋めた同僚たちに向かって、「この対微生物戦争に勝たねばならないという言い方を耳にする」と語りかけた。そして、「本当に？　相手はあまりに多く、合わせると我々の10万倍にもなる。私はそうは思わない」と述べた。[11]

新しい病原体の数が増えるにつれ、死亡者数も増えている。１９８０年から２０００年の間に、アメリカだけでも病原体が原因で死亡した人の数が60パーセント近く増えた。その大半はＨＩＶによる死亡者だが、すべてではない。ＨＩＶを除いても、病原体による死亡者の数は22パーセント増加した。[12]

多くの専門家が、コレラに似たパンデミックが迫っていると考えている。疫学者のラリー・ブリリアントの調査によれば、10億人が罹患し、最大1億６５００万人が死亡し、3兆ドルもの損害をもたらす可能性のある世界的不況を誘発するパンデミックが、今後2世代の間のどこかで発生すると、疫学者の90パーセントが述べている。[13] これまでのところ、新しく出現した病原体——HIVとH1N1——によって起こったふたつのパンデミックのどちらも、コレラほど急速かつ致死的ではなかった。確かにHIVは致死的だが、広がり方は遅い。2009年、H1N1型インフルエンザが急速に広く蔓延したが、死亡したのは患者の0・005パーセント未満だった。[14] しかし、ヒト以外の動物の間では、新しい病原体が種を滅ぼすほどのパンデミックを引き起こしている。1998年に最初に確認されたツボカビにより、現在、両生類の多くの種が絶滅の危機に瀕している。2004年に花粉媒介昆虫が消え始め、いまだにはっきりしない蜂群崩壊症候群の犠牲になっている。2006年、*Pseudogymnoascus destructans* という真菌によって起こる白鼻症候群で、北アメリカのコウモリが大量に死に始めた。[15]

このパンデミックが迫っているという認識は、ひとつには、パンデミックを引き起こす生物学的能力をもつ、候補となる病原体の数が増していることから生じている。しかしそれは、公衆衛生インフラ、国際協力の現状、そして伝染病に直面した際に社会的結束を維持する力の不足も反映している。現代社会が新しい病気のアウトブレイク（突発的集団発生）にどのように対処してきたか見ると、これまでのところ見通しがよいとはいえない。2014年の初めに、エボラウイルスがギニアの森林地帯の僻村で突然、流行し始めた。発生源で早期に鎮圧していたら、きわめて簡単で安価な手段を用いて容易に食い止めることができていただろう。だが、以前は感染しても一度にせいぜい200～300人だったこのウイルスは、1年で近隣5か国に広がって

2万6000人以上に感染し、封じ込めるには数十億ドルはかかるだろう。[16] 一方で、薬とワクチンで容易に抑えられる、よく理解されている病気が、それを食い止めるのに最良の場所である豊かな国においてさえ、制圧できなくなった。麻疹はワクチンで予防できるが、2014年の冬休みにディズニーランドで始まった麻疹のアウトブレイクは7つの州に広がり、何千人もの人々がこの伝染病にさらされた。1996年から2011年の間に、アメリカでこのようなアウトブレイクが15回起こっている。[17]

新しい病原体のうち、ヒトにおいて次のパンデミックを引き起こすとすれば、それはどれか、まだわからない。私自身、ハイチであの飛行機に乗るまでに、数は少ないがいくつかの候補に遭遇していた。

2010年、私の10歳と13歳の息子はふたりとも、まるで歩くかさぶただった。ふたりは薄っぺらな運動パンツをはいて脚をむき出しにし、舗装道路の上で破れたサッカーボールを蹴り、家の裏で橋から岩だらけの川床へ飛び降り、ざらざらしたスレートの床で取っ組みあいをした。

その春に上の息子が膝に貼っていたバンドエイドのことを、私はそれまで気に留めたことはなかった。息子がそれについてぶつぶついいだしたときには、すでにガーゼの端がぼろぼろになり始めていて、むき出しになった接着剤に数日分の砂がくっついていた。息子は膝が痛いといったが、大丈夫だというのは簡単だった。なんといっても、かさぶたとおぼしきものが膝小僧にあって、それが硬くなるまでにもうそう長くはかかりそうになかったから。だが、ガーゼの真ん中の茶色の染みをちょっと見ただけで十分だった。問題のかさぶたは繰り返し開いていた。私は内心思った。「確かに痛いだろうね」

2〜3日すると、息子は立ち上がるたびに顔をしかめていた。「大げさな子だ」と私は思った。次の朝、息子は片足をひきずりながら台所にやってきた。

ふたりでバンドエイドをはがしてみた。かさぶたはなかった。その代わりにあったのは、膿でいっぱいの痛々しいできものが連なる山脈だった。峰のひとつは頂まで1インチ（2・5センチ）以上あり――なんと1インチ！――、そこから吐き気を催すような汁が流れ出てガーゼをべとべとにしていた。

まもなく私たちは知ることになるのだが、これらの膿傷を作った病原体はメチシリン耐性黄色ブドウ球菌（methicillin-resistant *Staphylococcus aureus*）と呼ばれるもので、いわゆるＭＲＳＡ（専門家は「マーサ」と発音する）である。これは１９６０年代に最初に出現した、抗生物質に対する耐性をもつ細菌で、２０１０年にはこれによってエイズより多くのアメリカ人が死亡している。[18] いつもはとても陽気な小児科医が、息子の膝を見たとたんに険しい顔をして実務的になった。検査の結果が出る前から矢継ぎ早に処方箋を書いた。強力な抗生物質クリンダマイシンと定番のバクトリム、そして温湿布をして万力のようにはさみ、できものから膿を無理やり絞り出さなければならない乱暴な処置。膿の層が組織のかなり下まで広がっているため、これは耐えられないほど痛いし（考えただけでも、息子は涙を流した）、膿の中に大量のＭＲＳＡ細菌が充満しているため厄介である。しずくをすべて注意深く回収して処分し、皮膚につかないようにしなければならない。さらに悪いことには、敷物やシーツ、カウチ、流し台に入り込んだら、1年もそこに潜伏できる。[19]

膿の絞り出しと薬によって、数週間後には感染がおさまったように見えた。「息子さんは幸運だった。片脚を失っていたかもしれない」と一流の微生物学者からいわれた。[20] しかし、経過観察のため、再度、小児科医のところに行くと、予測がつかず抑えることが困難なこの新しい病原体が完全に消えたわけではないといわれた。

家族全員がＭＲＳＡにやられ、何年も繰り返し互いに再感染させあうのだと、小児科医からいわれた。それまでにいくらか調べていた私は、この菌で死ぬ場合もあることも知っていた。しかし、いろいろな医師のところに行ったが、感染が再び起こらないようにする方法も、息子からほかの家族へ広がらないようにする方法も、知っている人は誰もいなかった。ある医師は、週に2回、漂白剤の溶液に20分つかる方法を勧めた。そして、説明が必要だとでもいうように、「美容術ではありませんよ」といい足した。そして、もう発症しないと確信できるまで——すなわち何か月も、さらには何年も——それを続けなければならないといった。別の医師も同じ治療法を勧めたが、詳細は異なり、浴槽に半カップの漂白剤を入れなさいといった。この医師は時間や頻度について詳しいことを指示せず、精神的に疲れ切っていた私は尋ねるのを忘れた。

このように一致した明確な見解がなく、いつまでかかるかわからず、そもそも治療が不快なため、私たちの決意は揺らぎだした。私たちは疑い始めた。あの人たち、いい加減なことをいってるんじゃないの？　当時、漂白剤の効果については、２００８年に実施された研究がひとつあるだけだった。それは、適度な濃度の漂白剤溶液に浸けることにより、MRSAがついた物質を「除菌」できることを証明していた。しかし、その効果がどのくらい長く続くのか、その研究で使われた物質の場合と同じように人間の皮膚に有効なのか、そしてもっとも重要なことだが、ひとりの人がMRSAに感染する頻度に何か違いが生じるのか、誰も知らなかった。もしかしたらMRSAは体内にいたのかもしれないし、患者の側にそれを拾ったりほかの発生源から感染したりしやすい理由があったのかもしれない。その場合、漂白は何の違いももたらさないだろう。そしてひょっとすると、夫が指摘したように、MRSAを無力化するほど高濃度の塩素処理をした近所のスイミングプールの水の中でいつも泳いでいれば、同じ結果が得られるのかもしれない。あるいは、肌を定期的に日光にさらすのもいいかもしれない。

この急に出現した細菌をどう扱うべきか医学界の見解が定まっていないことに、私はがっかりした。医療のプロ（精神科医と病理学者）の子どもである私は、医学はあらゆる病気を解決できるという考えをもって成長してきた。以前は確実だったことが、どうしてこんなに急に「もしかしたら」や「ひょっとすると」に変わってしまったのだろう。

私の不安を大きくしたのが、このMRSAとの暮らしが始まる前の年に起こった事件だった。2009年、H1N1と呼ばれる新型インフルエンザウイルスが、地元の小学校と中学校で発生した。私は子どもたちにH1N1のワクチン接種を受けさせることはできないかと、大勢の途方に暮れた親たちと先を争って診療所に押しかけた。しかし、H1N1はあまりに急に現れ、あまりに強力で、ワクチンが十分になかった。息子たちが接種してもらったときにはすでに手遅れで、インフルエンザウイルス（その冬に流行していた優勢な系統はH1N1だったので、おそらくそれだろう）はすでに彼らの体内で増え始めていた。体がウイルスを撃退しようとして39度を超える高熱を出したため、数日間、普段は手のつけられない息子たちがふたりともすっかりおとなしくなって寝ていた。MRSAの場合と同様、すべきことは何もなく、してやれることもなかった。やがてふたりは回復したが、世界中で50万人以上がH1N1で死亡した――そのうち1万2000人以上がアメリカでの死亡者である。そのシーズンの残りの期間、息子たちをサッカーに相乗りで連れていく車は、騒々しい少年たちが出す、インフルエンザのあとの同じような空咳の音でいっぱいになった。[21]

そしてその後、H1N1とMRSAが我が家を急襲してから何か月もたたないうちに、コレラが、1世紀以上にわたって見られなかったハイチを襲った。

このように短期間に連続して起こった出来事から、私は、自分たちが経験した見慣れない新しい感染症は、たまたま同時発生したそれぞれ孤立した事象ではなく、もっと大きな地球規模の現象の一部だと確信するようになった。人類の最古の病原体のひとつであるマラリアに関する報告に何年も費やしてきた私は、すぐに興味をそそられた。たいていの場合、世界的流行病《パンデミック・ディジーズ》の物語は、病原体がすでに集団の中に定着していて、何ポンドもの肉を要求するところから始まる（『ベニスの商人』は1ポンドの肉が要求されることから物語が始まる）。病気がどうやってそこにやってきたか、そしてどこからやってきたのかという背景情報は、ばらばらの手掛かりと兆候をつなぎ合わせて組み立てなければならず、それは対象が動的で絶えず進化する場合、とりわけ難しい作業である。それでも何よりも重要なのが背景情報であり、その第一の理由はそれがパンデミックの発生を防ぐために必要な知識を与えてくれるからである。そして、新しい病原体が次々と出現したことで、リアルタイムでその背景情報を得る機会が与えられた。微生物がパンデミックを引き起こす病原体に変わる未知のメカニズムと道筋を直接追跡できるのである。

しかし、それをどうやってするのかという問題に、私は頭を抱えた。ひとつのアプローチは、新興病原体をひとつ取り上げて、その推移を追跡する方法である。私にはそれはイチかバチかの冒険に思えた。どの病原体を選べばよいのだろう。パンデミックのリスクは全体として増大しつつあるかもしれないが、たとえ新たに登場あるいは再登場した病原体のいずれかがパンデミックを引き起こすとしても、どれがそうなのかわからない。経験に基づいて推測することができる――した人もいる――が、推測が間違っている可能性もある。新興病原体の大部分はパンデミックを引き起こさないだろう。それは数学的確率の問題にすぎず、ごく少数の病原体しかパンデミックを引き起こさないのである。

もうひとつのアプローチは、すでにパンデミックを何度も起こした実績のある病原体の歴史について掘り下げるやり方である。それはより安全な戦略だが、これから起ころうとしていることについて部分的にしか知ることができないだろう。コレラや天然痘やマラリアの話は面白いが、いずれも必然的にそれぞれの時代や場所と強く結びついている。さらに、避けられないパラドックスがある。より正確でより詳しい歴史を示すほど、その歴史上実在したパンデミックをもたらした条件は固有のものになり、そのため明日のパンデミックの話からそれるように思えるのである。

新興疾病についての論文をなんとなく拾い読みしていた私は、たまたま微生物学者のリタ・コーウェルによる1996年の『サイエンス』誌の論文を見つけた。それは、アメリカ科学振興協会の講演を書き直したものだった。その話の中でコーウェルは、彼女の長年の専門分野であるコレラの歴史の中に、ほかの新興疾病の背後にある主要な駆動要因を理解するために必要な手掛かりがすべてあるという考え方を提起し、それをコレラ・パラダイムと呼んだ。そこで、私がする必要があるのは、前に別々に捨て去ったふたつのアプローチを根本のところで結合させることだという考えが浮かんだ。過去のパンデミックのレンズを通して新しい病原体の物語を語ることにより、どのようにして新しい病原体が出現し広がるか、そしてかつて同じ道筋をたどった病原体がどのようにしてパンデミックを引き起こしてきたか示すことができる。2本のかすかな光線が交差し重なり合うところで、微生物からパンデミックへの道が明るく照らされるだろう。

このため私は、新旧の病原体の誕生の地を調査しに、ハイチのポルトープランスのスラム、中国南部のウェットマーケット、ニューデリーの外科病棟へ向けて出発した。そして、書かれた記録だけでなく、私たちのゲノムに刻まれているものも含め、病原体の歴史を詳しく調査した。分野は進化論や疫学から認知科学や政治史、さらには私自身の個人的な話にも及んだ。

わかったのは、今日の経済、社会、政治的変化の速度が19世紀の産業化の時代と似ているものの、重要な違いがあるということだ。昔は、パンデミックを動かしている力が何か、その犠牲者たちにはよくわかっていなかった。19世紀、人々は船や運河で海の向こうへコレラを運び、人でいっぱいのスラムで、あるいは商取引を通してコレラの蔓延を可能にし、方法や理由を知らずに治療して症状をさらに悪化させた。次のパンデミックの幕が開けようとする今日、無害な微生物から複数の段階を経てパンデミックを起こす病原体になる旅はもはや見えないものではない。各段階を誰にでも見えるようにあらわにできるのである。

本書では、植民地時代の南アジアの未開地や19世紀のニューヨークのスラムから、中央アフリカのジャングルや今日のアメリカ東沿岸地域の郊外の裏庭まで、その旅を追っていく。コレラとその子孫の場合、それは私たちのまわりにいる野生動物の体内から始まる。

第1章 ジャンプ

新しい病原体の誕生の地を調査するため、私は2011年初頭の冷え冷えとしたある雨の日、中国南部の広東省の省都、広州でウェットマーケットを探しに出かけた。

ウェットマーケットは野外の市場で、露店商人が野生状態で捕獲された生きた動物を消費者に売り、その動物は解体処理して食べられる。こうして、ヘビやカメからコウモリまでエキゾチックな動物が調理されて特別な料理が作られる「野味《イエイメイ》」料理と呼ばれるものへの中国人の嗜好を満足させているのである。[1]

2003年にあやうくパンデミックを起こしそうになったウイルスが生まれたのが、広州のウェットマーケットだった。問題のウイルスは通常はキクガシラコウモリの体内にいた。それはコロナウイルスの一種で、コロナウイルスというのは、たいていは軽い呼吸器の病気を引き起こすウイルスの科である（ヒトにおいて、普通の風邪の症例全体の約15パーセントの原因である）。しかし、広州のウェットマーケットで生まれたウイルスは違っていた。[2]

それは、キクガシラコウモリから、タヌキ、イタチアナグマ、ヘビ、ハクビシンなど、近くのケージに入れられていたほかの野生動物に広がっていた。ウイルスは広がるにつれて変異した。そして2003年11月、キクガシラコウモリのウイルスの変異型が人々に感染し始めた。

ほかのコロナウイルスと同様、このウイルスは気道の内側をおおう細胞に定着する。しかし、仲間のもっと穏やかなウイルスと異なり、この新しいウイルスは人間の免疫システムをいじって、感染した細胞が体内に侵入したウイルスのことを隣接する細胞に警告できなくする。その結果、感染者の約4分の1で、初めは流感のように見えたものが急速に悪化して命にかかわる肺炎になり、侵された肺が液体で満たされて酸素欠乏に陥った。その後数か月にわたって、このウイルスにより8000人以上が病気になり、SARS（重症急性呼吸器症候群）と呼ばれるようになった。そして774人が死亡した。[3]

その後、SARSウイルスは消えた。明るく燃える恒星のように、利用できる燃料をすべて使いつくし、あまりに素早く人々を殺したためにそれ以上広まることができなかったのである。ウェットマーケットがこれまで知られていなかったこの新しい病原体が生まれた孵化場だという専門家の指摘に、中国当局は市場を厳しく取り締まり、多くが営業をやめた。しかし、それから2〜3年たつと、もっと小規模で人の目を盗むかたちではあるが、ウェットマーケットが復活した。

私たちは、広州の排ガスだらけの高速道路の下に延びる渋滞しっぱなしの4車線の道路、増槎《ツォンチャ》路《ルー》の周辺のどこかにウェットマーケットがあると聞いていた。しばらくぐるぐると歩き回ったのち、立ち止まって、制服を着た警備員に道を尋ねた。彼は陰気に笑った。そして、SARSの流行後、ウェットマーケットは6年前に閉鎖されたといった。しかしそれからすぐに、彼は通り過ぎようとする労働者の服の端をつかんで引っぱり、もう一度、今度はその労働者に質問するようにいった。すると労働者は違う話をした。建物の反対側を回り込んで行くようにいったのだが、その間、警備員はうなずきながら聞いていた。そうしたら「誰か」が「何か」を売っている「かもしれない」というのだ。

角を曲がると、まず、鋭い麝香《じゃこう》のような湿っぽいにおいが鼻をついた。そのウェットマーケットは、セメントの歩道に並ぶ車庫のようないくつもの露店で構成されていた。事務所兼寝室兼台所になっているものもあり、その中で、動物を扱う商人が寒さをしのぐために厚着をして客を待ちながら暇をつぶしていた。ある露店では、中年男性3人と女性ひとりが折り畳みテーブルの上でトランプをしていた。別の露店では、退屈そうな様子の十代の少女が壁にボルトで固定されたテレビを見ていた。歩いていくと、男が汁椀の底にたまった残りかすを露店と歩道の間の浅い溝に放り、その後ろでは家族8人が湯気のたつ煮物が入った椀を囲んで身を寄せあっていた。数分後、男が再び顔を出して、溝へ向けて勢いよく鼻をかんだ。

私たちが見に来た商品は完全に無視されていた。中国の奥地やミャンマーやタイのような遠く離れたところまで長く延びる供給網を通じて、捕獲したりほかの業者から手に入れた野生動物がケージに入れられていた。カモ、フェレット、ヘビ、野生ネコのケージの隣にある白いプラスチックのバケツの中では、10キロ以上あるカメが濁ったたまり水の中にぼんやりうずくまっていた。野生の状態では互いに出会うことがあるとしてもきわめてまれにしかない動物たちが、ここでは何列も並んで、隣りあって呼吸し、排尿し、排便し、食べていた。

この光景はいくつもの点で注目に値し、なぜSARSがここから始まったのか説明できるかもしれない。まず、雑多な野生動物が寄せ集められていて、これは異常で生態学的にありえないことである。自然の環境では、洞窟に生息するキクガシラコウモリが、樹上生活をするネコ目の動物であるハクビシンと接触することは決してない。通常なら、ヒトが吐くつばが届く範囲内に来ることもないだろう。しかし、ウェットマーケットでは3者がすべて一緒になっていた。ウイルスがコウモリからハクビシンに広がったという事実は、SARSの出現にとってとりわけ重要な意味をもっていた。何らかの理由で、ハクビシンはとくにウイルスに弱かった。このことはウイルスに、トンネルの中で警笛の音が大きくなるように、数を増やすチャンスを与えた。複製の回数が増加すると変異して進化する機会が増え、キクガシラコウモリにいたウイルスがヒトに感染できるものに進化するほどになった。このように増殖することがなかったら、SARSウイルスが出現していたかどうかわからない。

私たちは、裸電球をひとつともした露店にいる商人に近づいていった。彼の後ろのたわんだ棚の上に汚れた4リットル程度のガラス瓶があり、何匹もヘビが詰め込まれていて塩水らしきものの中を漂っていた。通訳のスーが商人と雑談していると、女性がふたり出てきて、私の足もとの床に白い布袋をふたつ放り出した。一方の袋の中では細い褐色のヘビがもつれあっていて、互いの上をずるずる滑っていた。もうひとつの袋にはずっと大きくてときどき急に激しく動くヘビが1匹だけいて、シューという音をたてていた。明らかにこのヘビは不安がっていた。ごく薄い布を通して、このヘビの頭に広いフード状のものがあるのが見え、それはこれがコブラであることを意味していた。

　このふたつの事実を理解しようとしていると、それまで私がいるのに気づいた素振りも見せなかった商人とふたりの女性が、催促するような表情を浮かべて私の方に顔を向けた。スーが彼らの質問を通訳した。このヘビを正確に何人に食べさせるつもりなんだい？

　私はつっかえながら「10人」といい、あわてて顔をそむけた。しばらくすると女性が近づいてきて、別の質問をした。彼女は身振りで私を指して、にやにや笑いを礼儀正しく手で隠しながら、私のような外国人がシチメンチョウを食べるというのは本当なのかスーに尋ねた。彼女にとっては、私のほうこそ奇妙な食習慣をもつ人間だったのだ。

　コレラも動物の体内から始まった。コレラが潜んでいた生物は海に生息している。カイアシ類と呼ばれるきわめて小さな甲殻類の一種である。体長約1ミリ、体は涙滴型で鮮紅色の眼が1個ある。泳げないため動物プランクトンの一種とみなされ、水中を漂い、長い触角がグライダーの翼のように外へ向かって広がり、重力で深みに引き込まれるのを防いでいる。[4]この生物についてはあまり多く語られないが、じつは地球上でもっとも豊富に存在する多細胞生物である。1匹のナマコが2000匹以上のカイアシ類に、人の手ほどの大きさのヒトデ1匹が数百匹のカイアシ類におおわれていることがある。場所によっては、カイアシ類が非常に多くいるため水が不透明になっているところもあり、1シーズンで1匹が45億匹近い子孫を産むことができる。[5]

そしてカイアシ類の共生相手の微生物がコレラ菌である。これは、顕微鏡でやっと見えるほどの大きさの勾玉《まがたま》形をしたビブリオ属の細菌である。コレラ菌は水中を自由に浮遊して単独で生きることもできるが、カイアシ類の体内や表面に豊富に集まり、卵塊に付着し、消化管の内側をおおう。そこでビブリオ属の細菌は重要な生態学的機能を果たしていた。ほかの甲殻類と同じように、カイアシ類はキチンと呼ばれる重合体からできた堅い外皮におおわれている。ヘビのように一生の間に何度も小さくなった皮を脱ぎ、年間1000億トンの甲皮を捨てる。ビブリオ属の細菌はこの豊富なキチンを餌にし、海洋中の過剰なキチンの90パーセントを再循環させている。もしこれらの細菌がいなかったら、カイアシ類の外骨格の山ができ、海は炭素と窒素の欠乏に陥るだろう。[6]

ビブリオとカイアシ類は淡水と塩水が出合う沿岸の温かい汽水域で増殖し、その好例が世界最大の湾であるベンガル湾の河口に広がる湿地シュンドルボンだった。ここは長い間、人間の侵入を阻んできた陸と海の死の世界だった。毎日、ベンガル湾の塩分を含んだ潮流がシュンドルボンの低く広がるマングローブ林と干潟に押し寄せ、遠く800キロも内陸まで海水を押し上げて、高い土地が一時的に島になる。これはチャーと呼ばれ、潮の干満によって、毎日、現れては消える。サイクロンが襲うだけでなく、毒ヘビ、ワニ、ジャワサイ、野生のスイギュウ、さらにはベンガルトラまでもが、この湿地を歩き回っていた。[7] 17世紀までインド亜大陸を支配したムガル帝国の皇帝たちは、用心してシュンドルボンには手をつけなかった。19世紀の解説者たちは、そこを「ジャングルでおおわれ、マラリアに苦しめられ、野獣がはびこる一種の浸水地」で「邪悪な豊饒さ」をもっているといった。[8]

しかしその後、1760年代に、東インド会社がベンガルとそれに付随してシュンドルボンを獲得した。イギリス人入植者、トラのハンター、植民地開拓者がこの湿地へ流れ込んだ。彼らは地元民を何千人も集めてマングローブを切り倒し、堤防を築き、イネを植えた。50年たたないうちに、シュンドルボンのおよそ2000平方キロの林が完全に破壊された。1800年代に広がった居住地は、かつては放置され入ることのできなかった、カイアシ類が豊富にいるシュンドルボンの90パーセントに及んだ。[9]

こうした新しく開発された熱帯の湿地ほど、ビブリオが感染したカイアシ類とヒトの接触が激しく起こったところはなかっただろう。シュンドルボンの農民や漁師は、ビブリオ属の細菌が盛んに増殖する半塩水に半分浸かった世界で暮らしていた。ビブリオが人体に侵入するのはとくに難しいことではなかっただろう。たとえばボートのほとりで顔に水をはねかけてしまった漁師や、ごく少量でも洪水の水で汚染された井戸の水を飲む村人たちが、目に見えないカイアシ類を少量摂取するのはたやすい。そして、その1匹に7000個ものビブリオがいるかもしれないのである。[10]

このような密な接触により、コレラ菌の人体への「スピルオーバー」つまり「ジャンプ」が可能になった。この細菌は、最初は体内であまり歓迎されなかっただろう。たいていの細菌を無力化する胃の酸性環境や、腸にすむ競争力の強い微生物の攻撃、さらには免疫システムの絶えずパトロールする細胞など、人体の防御システムはこのような侵入を撃退するようにできている。しかしやがて、コレラ菌は繰り返し接触して人体に適応していった。たとえば、尾部に長い髪の毛のような線維を獲得し、これによってほかのビブリオの細胞に結合する能力が向上した。この線維をもつビブリオは丈夫なミクロコロニーを形成することができ、それはシャワーカーテンに汚れがこびりつくように、ヒトの腸の内面に貼りつくことができる。[11]

コレラ菌は、ギリシア語で「動物」を意味する *zoon* と「病気」を意味する *nosos* に由来する zoonosis（人獣共通感染症）を起こす病原体になった。ヒトに感染できる動物の病原微生物である。しかし、コレラ菌はまだパンデミックを引き起こす殺し屋ではなかった。

人獣共通感染症の病原体だった時期のコレラ菌は、その「保菌」動物であるカイアシ類に接触した人にだけ感染することができた。それは、限られた範囲以外のものには感染できない、束縛された病原体だった。カイアシ類を豊富に含む水と接触しなかった人には感染しようがなかった。たとえば多数の人々が同時にカイアシ類にさらされたときにはアウトブレイクを引き起こすことができるが、そうした事態はつねに限定的なものになるだろう。そして、自然に終息するはずである。

ある病原体が連続的な感染の波——その波がどのくらい遠くまで伝わるかによりエピデミックかパンデミックかが決まる——を起こすには、ヒトからヒトへ直接広がることができなければならない。つまり、その「基本再生産数」が1より大きくなければならない。基本再生産数（R_0、「Rゼロ」とも呼ばれる）は、（外部からの介入がない場合に）免疫をもっていない人がひとりの感染者から感染する平均人数である。たとえば、あなたが風邪をひき、自分の息子とその友人にうつすとする。この仮想のシナリオが集団全体に共通のものだったら、その風邪の基本再生産数は2である。娘にもうつすなら、その風邪の基本再生産数は3となる。

この値によって将来どうなるかすぐに予測できるため、その算定はアウトブレイクの際に行なうべき重要な事項である。それぞれの感染の結果起こる追加の感染が平均で1より少ない——あなたが息子とその友人にうつすが、彼らはそれぞれ誰にもうつさない——場合、一家族が作る子どもがふたりより少ない場合の人口のように、アウトブレイクはひとりでに終息する。その感染がどれくらいひどいかは重要ではない。しかし、平均して、各感染がもうひとつずつ感染を引き起こすなら、理論上はアウトブレイクはいつまでも続くことができる。各感染が結果としてひとつ以上追加の感染を引き起こすなら、そのときはこの罹患した集団は存続の危機に瀕しており、至急、注意を向ける必要がある。介入しなければ、アウトブレイクは急激に拡大する。

言い方を変えると、基本再生産数は、人獣共通感染症の病原体と、境界を越えてヒトの病原体になったものとの違いを、数学的に表現するものである。感染者から別の人へ広がることのできない人獣共通感染症の基本再生産数はつねに1未満である。しかし、それがヒトへの攻撃法を改良するにつれ、ヒトの間で広まる能力が向上する。そして、いったん1を超えると、その病原体は境界線を越えて、保菌動物から自由になってしまう。ヒトで自己を維持する正真正銘のヒト病原体になるのである。

病原体をその保菌動物に結びつけている束縛を絶って、人獣共通感染症の病原体が直接ヒトか

 らヒトへ広がる能力を獲得できるメカニズムは多数存在する。コレラ菌はそれを、毒素を生産する能力を獲得することによって達成した。

その毒素はビブリオにとって非常に重要な意味を持っていた。通常、ヒトの消化器系は食物、胃液や膵液、胆汁、さまざまな腸分泌物を腸へ送り、そこで腸管内をおおう細胞が栄養物や液体を抜き取って、排出すべき固形の排泄物の塊を残す。このビブリオの毒素は、ヒトの腸の生理化学的性質を変えて、この器官が正常な場合とは逆に機能するようにする。液体を抜き取って体内組織に栄養を与えるのではなく、ビブリオが定着した腸は体内組織から水と電解質を吸い出して排泄物とともに流し去るのである。[12]

この毒素は、ビブリオがヒトの病原体として成功するのに不可欠なふたつのことを果たせるようにした。まず、毒素はビブリオが競争相手を排除するのに役立った。水分が激しく流れることにより腸内のほかの細菌がすべて引きはがされるため、ビブリオ（丈夫なミクロコロニーの形で腸に付着している）は邪魔されることなく腸にコロニーを形成することができる。次に、毒素はビブリオがひとりの犠牲者から別の犠牲者へ確実に移れるようにした。洗っていない手、あるいは汚染された食物や水についた排泄物のごく小さな滴さえ、ビブリオを新たな犠牲者へと運ぶことができる。いまやこのビブリオは、ひとりの人に侵入して病気を引き起こすことができさえすれば、カイアシ類に接触しようがしまいが、シュンドルボンのビブリオに富んだ水を摂取しようがしまいが、ほかの人に広まることができるのである。

この新しい病原体によって引き起こされた最初のパンデミックが、1817年8月、大雨のあと、シュンドルボンのジョソールの町で始まった。海から塩分を含んだ水がこの地域にあふれ、カイアシ類が豊富に存在する塩水が農場や家や井戸に浸み込んだ。コレラ菌がいつのまにか地元の人々の体内に入り込み、腸にコロニーを形成した。現在の数学的モデルによれば、毒素のおかげでコレラ菌の基本再生産数は2から6の範囲にあった。感染者ひとりが半ダースもの人に感染させることができるというのだ。[13] 数時間以内にコレラの最初の犠牲者たちは生きながら水分を抜き取られ、ひとりが1日に14リットル以上の乳白色の液状便を流し、シュンドルボンの川や汚物溜めを排泄物でいっぱいにした。それは漏れて農家の井戸に入った。小さな滴が人々の手や服にくっついた。そして一つひとつの滴の中に、いつでも新たな宿主に感染できるビブリオがうようよいた。[14]

ベンガル人はこの新しい病気を「浄化」を意味するオラと呼んだ。それは、人類に知られているどんな病気よりも素早く人々を殺した。1万人が死んだ。数か月のうちに、この新しい伝染病はベンガルのおよそ50万平方キロを支配下に置いた。[15]

コレラがデビューを果たしたのだ。

微生物がいたるところに存在していることを考えれば、新しい病原体はどこからでも出現する可能性があり、秘密の隠れ家から現れてあらゆる方向から人類を襲ってくるように思える。それはすでに私たちの体内にすみついていて、その中で新たに見つけたチャンスを利用して病原体になるかもしれないし、土壌あるいは岩や氷床の空隙のような無生物の環境から、それともほかにいくらでもある微生物のすみかから出現するかもしれない。

しかし、大多数の新しい病原体はそのようにして生まれるのではない。というのは、微生物はでたらめにヒトの体内に入るわけではないからである。微生物は、私たちが舗装して歩きやすくした大通りを通って病原体になり、そうした大通りは特有のルートをとる。ヒト病原体になる可能性のある微生物が潜んでいる場所は無数にあるが、新しいヒト病原体は大半がコレラ菌やSARSウイルスのようにほかの動物の体内にいたものである。最近出現したヒト病原体の60パーセント以上が、もともとは私たちの周囲にいる毛皮や翼をもつ生き物のものだった。そうした新しい病原体の中には、ペットや家畜のような飼いならされた動物に由来するものもいる。しかし、大多数——70パーセント以上——は野生動物のものだった[16]。

ヒトがほかの種の動物と接しながら暮らしているうちに、微生物は異なる種の間を行き来し、新しい病原体になった。動物を狩って食べれば、その過程で動物の体内組織や体液に触れるため、病原体に絶好のチャンスを与えることになる。蚊やダニのような昆虫に刺されることも、それによってほかの動物の体液が体内に持ち込まれるから、同じ働きをする。これらはホモサピエンスとほかの動物の間の古いかたちの密な接触であり、人類のごく初期の時代からあることで、血を吸う蚊によって仲間の霊長類の体から運ばれたマラリアなど、最古級の病原体のいくつかはこうしてヒトにもたらされた。

動物の微生物がヒト病原体に変わるためには種間の密な接触が長く続く必要があるため、歴史的にみてヒトは、とりわけいくつかの動物の微生物の被害を受けやすい。知ってから数万年しかたっていない新世界の動物に比べて、何百万年も共に暮らしてきた旧世界の動物の体に由来する病原体の方がずっと多い。そして、ヒトの病原体のうち不釣り合いに多くのものがほかの霊長類に由来している。霊長類は脊椎動物全体の0・5パーセントしか占めていないにもかかわらず、非常に厄介なヒト病原体（たとえばＨＩＶやマラリア）の20パーセントをもたらしたのである。また、密な接触が必要なことは、非常に多くのヒト病原体の起源が1万年前の農業の黎明期にある理由にもなっており、その頃、ヒトはほかの種を家畜化し始め、それらの動物と長期にわたって密な接触をする生活を始めた。ヒトはウシから麻疹と結核、ブタから百日咳、アヒルからインフルエンザをもらった。[17]

　何千年もの間、動物の微生物がヒトへ（そして逆方向にも）スピルオーバーしてきたのだが、歴史的にみてそれはどちらかというとゆっくりとしたものだった。

　だが、もはやそうではない。

　ピーター・ダスザックは、キクガシラコウモリがＳＡＲＳウイルスの保有宿主であることを発見した科学者である。彼は、人間と野生動物の新興疾病を調査する学際的組織を率いている。ある日の午後、私はニューヨークの彼のオフィスでダスザックに会った。自分が病気を探し回る《ディジーズ・ハンティング》仕事についたのは偶然からだと、彼はいった。イギリスのマンチェスターで育った彼は、子どもの頃、動物学者になりたいと思っていた。「大好きなのはトカゲです」と、正面のドアの隣に置いてある照明されたガラス水槽の中でじっとしている彼のペット、飼育下繁殖のマダガスカルヒルヤモリのほうを身振りで示しながら話した。しかし彼の大学では、トカゲの行動に関する研究プロジェクトに空きがなかった。そのためダスザックは、代わりにトカゲの病気に関する研究で我慢しなければならなかった。当時は、「なんて退屈なんだ」と思っていたという[18]。

しかしその研究によって、彼は世界でも有数のディジーズ・ハンターになった。ダスザックが、疾病対策センターで働いていた1990年代後半、爬虫類学者たちは、世界中で両牛類の個体数が急激に減少していることに気づき始めた。病気を疑った専門家はほとんどいなかった。当時の生物学者は、病原微生物が自らの宿主の個体群の存続を脅かすようなことは決してないと考えていたのである。そのように強い毒性は自滅につながるとみなされていた。病原体がその犠牲者をあまりに速く、またあまりに多く殺したら、生存に不可欠なものがなくなってしまうからである。そしてこのため、両生類の大量死を説明するために「彼らはあらゆる標準的な理論を提案していた」と、ダスザックは回想する。彼らは、犯人は汚染物質か突然の気候の変化かもしれないと考えた。しかしダスザックは、それまで見られなかった伝染病で両生類が死んでいるのではないかと疑った。それまでに彼は、南太平洋からカタツムリの種がひとつまるごと消える原因となった病気を発見したことがあった。

1998年、彼は、真菌の病原体——*Batrachochytrium dendrobatidis* つまりカエルツボカビであることが判明した——が世界中で両生類の減少を引き起こしていたことを報告する論文を発表した。おそらくこの病原菌は、破壊的な人間活動のペースが加速したため、とくにペットとしてや科学研究のための両生類への需要が増えたため、広まったのだろう[19]。

そして、彼はほかのことも考えるようになった。世界の両生類にツボカビをもたらしたとの同じ加速度的に増大する破壊的な力によって解き放たれた病原体に対して、人間も無防備だった。湿地が舗装され、森林が伐採されると、異なる種が互いにそれまでなかった長期にわたる接触をするようになり、動物の微生物の人体へのスピルオーバーが可能になる。そして、こうした開発は、世界中で前例のない規模と速度で進んでいた。

動物の微生物からヒトの病原体への道は高速道路に変わりつつあった。[20]

西アフリカのギニア南西部の片隅のことを話そう。かつては世界でも最大級の生物多様性をもつ森林がこの地域をおおっていた。人間が分け入るのは困難な未開の広大な森林が、森の動物とヒトの接触を制限していた。野生動物は、森の中でヒトやその集落と接触することなく暮らすことができた。

だが、1990年代にギニアの森林がどんどん破壊されていくにつれて、それが変わった。近隣のシエラレオネとリベリアから、軍と反政府勢力の間の血なまぐさい長く複雑な紛争からのがれるため、難民の群れが森に押しかけてきた（最初、彼らはこの森林地帯の中心都市であるゲケドゥという町の難民キャンプに住もうとしたが、反政府勢力と政府の兵士が繰り返しキャンプを襲撃した[21]）。

難民たちは木を切り倒して作物を植え、小屋を建て、炭を焼いた。反政府勢力も森林を伐採し始め、木材を売って戦闘資金にした。[22]1990年代の終わりには、森の変化が宇宙からも見えるようになった。1970年代半ばの衛星画像では、リベリアとシエラレオネに接するギニアのジャングルは緑の海のように見え、村にできた空き地がちっぽけな茶色の島のように散らばっていた。しかし、1999年からの衛星画像では、完全に逆転した。木のない茶色の海の中に、小さな島のような緑の森が点々と散らばっているのだった。この地域全体で残ったのはもともとあった森林の15パーセントにすぎない[23]。

この大規模な森林破壊が森林の生態系にいったいどのような影響を及ぼしたのか、まだ十分にはまとめられていない。森にすむ多くの種が、おそらくその生息地に人間が入り込んだときに消えてしまったのだろう。わかっているのは、一部の種はまだいるということだ。それらの動物は以前より小さなパッチ状に残った立木を頼りに生き、ますます人間の居住地に接近して暮らすようになった。

そのひとつがコウモリだった。それは当然のことだった。コウモリは広く分布するしぶとい生き物である。地球上に哺乳類が4600種いるが、そのうち20パーセントがコウモリである。そして、パラグアイでの調査でわかったように、いくつかのコウモリの種は、手つかずの森よりむしろ撹乱された森で数を増やしている[24]。しかし不運なことに、コウモリは人間に感染するかもしれない微生物のかっこうの培養器でもある。そして、何百万個体もいる巨大なコロニーで暮らしている。また、トビイロホオヒゲコウモリなどいくつかの種は、35年間も生きることができる。その上、通常と違う免疫システムをもっている。たとえば、鳥のように骨が中空なので、ほかの哺乳類がしているように骨髄で免疫細胞を生産しない。その結果、コウモリはほかの哺乳類では見られない、広範な種類の独特な微生物の宿主となる。そして、コウモリは飛ぶことができるため、そうした微生物とともにかなりの距離をあちこち移動する。なかには渡りをするものさえいて、一度に何千キロも旅する。[25]

ギニアの森林が伐採されたため、コウモリとヒトとの間でそれまでになかったような衝突が起こったと思われる。猟師はコウモリを肉を目的に狩り、解体処理をするときにコウモリの微生物だらけの組織に触れた。コウモリは人間の集落の近くにある果樹で餌を食べ、地元住民はコウモリの唾液や排泄物にさらされた（フルーツコウモリは汚い食べ方をすることでよく知られており、そのやり方はというと、熟した果実をもぎ取って果汁を吸い、唾液でおおわれた食べかけの果実を地面に落とすのである）。

ある時点――それが正確にいつかは誰も知らない――に、コウモリの微生物でフィロウイルス科に属するエボラウイルスがスピルオーバーしてヒトに感染し始めた。ヒトではエボラウイルスは出血熱を引き起こし、感染者の90パーセントが死亡することもある。[26]２００６年から２００８年にかけてシエラレオネ東部、リベリア、ギニアの人々から採取された血液サンプルの調査から、9パーセント近い人がエボラウイルスと接触したことがあるという事実が明らかになった。彼らの免疫システムがこのウイルスに反応して、抗体と呼ばれる特殊なタンパク質を作っていたのである。[27]エボラのアウトブレイクが起こったことのないガボンの田舎で４０００人以上について行なった調査でも、同じように20パーセント近くの人がこのウイルスに接触していたことが判明した。[28]

しかし、誰も注意を向けなかった。戦闘が続いて物資の供給ルートや通信網が切断され、ジャングルの中に隠れている難民は外部の支援を受けられないまま放置された。国境なき医師団のようなもっとも意志強固な支援団体さえ、撤退せざるをえなかった。暴力に孤立が加わって、国連は西アフリカの難民の窮状を「世界最悪の人道の危機」と称した。[29]

ウイルスの存在が知られるようになったのは、2003年にようやく政治的暴力がおさまり、ギニアの森に隠れていた人々が徐々に世界のほかの人々と再び接触するようになってからのことである。2013年12月6日、ゲケドゥ郊外の森の小さな村でエボラウイルスによって2歳の子どもが病気になり、死亡した。もしかしたらこの幼児は、近くの木から落ちた、コウモリの唾液でおおわれた果実で遊んでいたのかもしれない。もしかしたら両親が、この子を抱き上げる前に解体処理したばかりのコウモリに触っていたのかもしれない。おそらく、ゲケドゥ地域の誰かが地元のコウモリがもっているエボラウイルスに接触したのは、それが最初ではなかっただろう。しかしこのときは、ゲケドゥの人々はもうそれまでのように孤立してはいなかった。ウイルスは広がることができた。

2014年2月にはすでに、医療従事者がこのウイルスを森の中の別の3つの村へ運んでいた。1か月たたないうちに、ギニアの森林地帯で少なくとも4つの集団で患者が急増し、独立した伝染の連鎖の引き金が引かれた。[30]

2014年3月に病院職員や援助隊員が保健省や世界保健機関(WHO)にギニアの森林でのアウトブレイクについて連絡した頃には、このウイルスはすでにシエラレオネとリベリアに広まっていた。[31] 6か月のち、ウイルスはこの地域のいたるところで市街地に出現し、流行の規模は2～3週間ごとに倍増していった。コンピュータソフトを使った計算によれば基本再生産数は1・5～2・5なので、感染者はひとりあたり少なくとも1～2人に感染させたことになる。封じ込め対策がとられなければ、エボラのアウトブレイクは指数関数的に拡大するだろう。[32]

エボラは以前にもこの大陸でアウトブレイクを起こしたことがあった。1970年代から、中央アフリカの僻村で散発的に限定的な突発が起こっていて、それはたいてい雨季と乾季の変わり目で、おそらく樹木の結実と関係があり、渡りをするコウモリが多数飛来した直後だった。しかし以前はこのウイルスは、西アフリカで起こったような惨状を引き起こしたことはなかった。とくにひどい影響を受けた3か国の脆弱な経済と医療態勢は、何千人もの人がエボラに感染すると、すぐにパンクした。「アウトブレイクの制圧の経験がある我々にも、生まれてこのかたこれほどの規模の緊急事態を見たことのある者は誰もいなかった」と、マーガレット・チャンWHO事務局長は述べている。[33]

2014年9月、アメリカ疾病対策センター（CDC）は、西アフリカにエボラ患者が100万人以上いると推定した。[34] この推定は誇大だったことが証明されたが、当時、多くの人がそれもありうることだと考えていた。エボラはすでに私たちの仲間の霊長類、つまりフルーツコウモリと同じ果樹を餌にするゴリラとチンパンジーに壊滅的な打撃を与えていた。1990年代から2000年代の初めにかけて、エボラは世界のゴリラの個体数の3分の1、世界のチンパンジーについてもほぼ同じ割合の命を奪った。2015年の初めにギニア、シエラレオネ、リベリアでの流行がようやく収まり始めたときには、すでに1万人以上が死亡していた。[35]

エボラは、アフリカの森の動物からヒトへ新たな動物微生物がスピルオーバーしたもっとも印象的な例だが、唯一の例というわけではない。

サル痘ウイルスは中央アフリカの齧歯類の体内にいるウイルスである。天然痘を引き起こして20世紀の間に3億人から5億人の命を奪い、すでに根絶された天然痘ウイルスと同じ属のウイルスである。サル痘ウイルスはヒトでは臨床的に天然痘と見分けのつかない病気を引き起こし、体のいたるところ、とくに顔と手に痘と呼ばれる特徴的な盛り上がった病変を生じる。天然痘と違い、サル痘は人獣共通感染症である。しかし、カリフォルニア大学の疫学者アン・リモインが実施した調査によれば、ヒトへのスピルオーバーが始まっており、その頻度が増えているという。[36]

リモインは2005年から2007年の間、コンゴ民主共和国の15の僻村で発生していたサル痘の患者を徹底的に調べた。彼女は感染したことのある人々から血液サンプルを採取し、本当にサル痘ウイルスが原因だったことを確認した。集計すると、ヒトでのサル痘感染は1981年から1986年までの期間と比べて20倍に増加していた。[37]

さまざまな要因が増加の説明になる。ひとつは、齧歯類とヒトの密な接触が以前より普通に起こるようになったことである。森林破壊のせいで、中央アフリカの森林のサル痘に感染した齧歯類の近辺で生活している人間が増えた。[38] 野生の獲物《ブッシュミート》の個体数が激減し地元の漁場が崩壊したため、多くの人が、かつては無視していた齧歯類も含め野生の獣肉を目的に狩りをしている。天然痘に対するワクチン接種の中止も重要な役割を果たしている。1970年後半に天然痘を撲滅した世界的な集団予防接種キャンペーンにより、接種を受けた人はサル痘も含め天然痘ウイルスと同じ属のウイルスすべてに対して一生続く免疫を獲得していた。しかし、そのキャンペーンはコンゴでは1980年に終了した。それよりあとに生まれた人はみな、数世紀前に接種していない人々が天然痘にかかりやすかったのと同じように、サル痘にかかりやすいのである。[39]

今のところ、サル痘はまだそれを運ぶ齧歯類——おそらくロープリスだとリモインはいうが、はっきりしない——に限定されている。ごくたまにヒトからヒトへ直接広がることができる。リモインの同僚の生態学者ジェームズ・ロイド゠スミスによれば、サル痘のヒトでの基本再生産数は0・57〜0・96で、人獣共通感染症の病原体を卒業してヒト病原体になるのに必要な1に達していない。なんといっても、サル痘に感染する中央アフリカの集団はどちらかというと辺鄙なところにいて互いに離れているからだろう。サル痘がジャンプしていけるような大勢の人間がまわりにいないのである。[40]

幸い、サル痘が動物微生物からヒト病原体への旅を完了したとしても、天然痘が与えたような衝撃を及ぼすことはないだろう。天然痘と戦うために開発されたワクチンや薬が、ヒトに適応したサル痘のアウトブレイクを制圧するのにも役立つ可能性が高いからだ。だが、サル痘はたまたま正体のわかっている災いなのだとリモインはいう。天然痘と似て、気づかないでいるのが難しい特徴的な病気として現れるサル痘は、比較的追跡しやすいスピルオーバー微生物である。これに対し、そうすぐには顕著な症状を引き起こさない微生物は、気づかれずに容易に同じスピルオーバーの道をたどることができる。おそらくすでにそうしたものがいくつかいるだろう。

SARSの出現も同じように突然の拡大の結果であり、この場合はウェットマーケットの規模拡大と、そこで売られる普通ではありえない組み合わせで集められた動物の多様性の拡大の結果である。

SARSウイルスは新しいウイルスではなかった。中国南部で人間の近くにコウモリが持ち込まれるような行為も、今に始まったことではない。SARSウイルスは「おそらく何世紀も前からコウモリの体内にいた」と、最初にこのウイルスを分離したチームを率いる、香港大学のウイルス学者マリク・ペイリスはいう。[41]そして、中国南部の人々にコウモリと接触する機会を与えた野味料理とウェットマーケットも昔からあった。

野味料理は、人々が動物の力、強さ、長寿にあやかることができるように野生動物をより身近なものにする、中国のさまざまな伝統的文化的習慣のひとつである。人々は野生動物をペットとして飼い（あるいは、その強い思いから飼い犬の毛を染めてトラやパンダのように見せる）、カンフーなどのけいこでその姿をまねる。伝統医学の医師は、トラのひげを歯痛に、クマの胆汁を肝臓病に、コウモリの骨格を腎臓結石にというように、野生動物の体の一部を与える。[42]野生動物を貴重な――希少で、野生で、エキゾチックなものほど貴重である――自然の資源と考える人々にとって、それを食べることは、体力を回復させて刺激を与え、食べた人にその動物の自然のエネルギーを吹き込む「補《ブ》」なのである。[43]

しかし、中国では長年、経済的地理的障壁によって野味料理の消費量、そしてそれにともなってウェットマーケットの規模が制限されていた。中国は、とくに好まれるエキゾチックな動物が多く歩き回るタイ、ラオス、ヴェトナムのような近隣の国々との政治的関係に問題があったため、そうした動物の供給量が少なく、価格が高かった。エリート層は、クマの手の蒸し煮にコイの舌をそえたもの、ゴリラの唇とブタの脳のワインソース煮、ラクダの瘤とともに蒸してナシをあしらったヒョウの胎盤といったものを食べる金銭的余裕があったが、普通の人々はもっと普通の食事ですませるか、自分で野生の獲物を狩った。[44]

その後、1990年代初めに中国経済が毎年10パーセント以上の率で成長し始めた。突然、好景気に沸く都市の若く野心に満ちた裕福な中国人という新たな階級が、どう使ったらいいかわからないほど多額の金を得た。西洋の贅沢品の買いだめが起こる――2011年に中国でルイ・ヴィトンのバッグがほかのどこよりも多く売れた――一方で、野味料理の需要が増し始めた。この地域のいたるところに突如、クジャク、サカツラガン、ナマコやそのほかのエキゾチックな生き物を出す新しいレストランが現れた。[45] 中国は南アジアの近隣諸国の多くと貿易を再開し、増加する需要を満たすために、密猟者や貿易業者が田舎へますます深く入り込んでいくようになった。彼らはこれまでになく大きくなったウェットマーケットを仕入れた野生動物でいっぱいにし、アジア中からかき集めた生きた動物のケージを互いに隣り合わせにして積み上げ、野味に飢えた買い物客を待ち受けた。[46]

こうしてウェットマーケットの大きさと規模が拡大してはじめて、一連の出来事が起こってキクガシラコウモリのウイルスがヒトの病原体になれる条件がそろったのである。
マレーシアの養豚場の規模拡大も、同じようにニパウイルスというコウモリのウイルスのヒトへのスピルオーバーを可能にした。マレーシアの養豚場は、大きくなるにつれてコウモリがねぐらにしている森と隣接するようになった。これにより、コウモリとブタがそれまでになく緊密な接触をするようになる。ブタの水桶がコウモリがとまる果樹のそばにある。コウモリの排泄物がこの桶の中に落ちると、ブタはコウモリの微生物にさらされる。ある特別大きな養豚場で、ニパウイルスによって多数のブタが病気になり、このウイルスがスピルオーバーして地元の農家の人々に感染できるようになり、感染者の40パーセントが死亡した。ニパウイルスは南アジアも襲い、現在、バングラデシュではほぼ毎年、爆発的に発生して、患者の70パーセントが死亡している。[47]
こうしたスピルオーバーは、遠く離れた社会や熱帯の貧困にあえぐ地方だけで起こっているのではない。ニューヨークのような世界経済の中心にある都市や、アメリカ北東部の豊かな郊外でも起きている。

ウエストナイルウイルスは渡り鳥にいるフラビウイルスで、１９３７年に最初に分離されたウガンダの西ナイル地方にちなんで命名された。おそらく何十年も前から、渡り鳥がこのウイルスをアメリカ、とくに、北アメリカの主要な４つの渡りのルートのひとつである大西洋ルート上にあるニューヨークに持ち込んでいるのだろう。感染した鳥を刺した蚊がヒトを刺すと、このウイルスは鳥の体からヒトの体へスピルオーバーすることができる。

しかし、ウイルスが繰り返し持ち込まれ、蚊が刺す現象は大昔からずっとあったにもかかわらず、この病気がアメリカで突然発生したのは、このウイルスが確認されてから50年以上たった1999年のことだった。

それは、かつてはこの地域の鳥の個体群の多様性によってヒトとこのウイルスとの接触が制限されていたからである。鳥の種が違えばウイルスに対する感受性も違う。コマツグミとカラスはとくに感染しやすい。キツツキとクイナは感染しにくい。体をおおう羽毛が防壁のような働きをするのである。ウイルスを寄せつけないキツツキやクイナが多いことを含め、地域の鳥の個体群が多様な間は、ウイルスはあまり多く存在しなかった。ウイルスが鳥からヒトへスピルオーバーするチャンスはわずかしかなかったのである。

しかし、アメリカでもほかの場所と同じように、鳥の多様性はほかの動物の種の多様性と同様、急速に低下してきた。人間の活動が引き起こす種々の破壊の中でも、都市のスプロール現象、工業的農業、気候の変化によって、鳥の生息地がどんどん破壊され、身近な鳥の種の数が減った。しかし、生息地の破壊があらゆる種に同じように影響を及ぼすわけではない。いくつかの種――いわゆるスペシャリスト――はとりわけひどく打撃を受ける。オオカバマダラ、サンショウウオ、そしてキツツキやクイナのように、特定の条件を要求し、条件が変化すると簡単には生きていけないものである。木が切り倒され、営巣地が舗装されると、スペシャリストが最初に消える傾向にある。それは、コマツグミやカラスのような「ジェネラリスト」――どこでも生きることができて何でも食べることができる日和見的でずうずうしいタイプ――の餌や縄張りが増えることを意味する。そうした鳥の数が空白地で急激に増加する。

アメリカで鳥の多様性が低下するにつれ、キツツキやクイナのようなスペシャリストが消え、その一方でコマツグミやカラスのようなジェネラリストが急増した（コマツグミの個体数は過去25年で50〜100パーセント増加した）[48]。地域の鳥個体群の構成がこのように再編成されることで、このウイルスがヒトへスピルオーバーするほど十分に高い濃度に達する可能性がしだいに増していった。そしてある時点で限界を超えた。1999年の夏、ニューヨーク市ではクイーンズ区の人口の2パーセントを超える8000人以上がウエストナイルウイルスに感染した[49]。いったん定着すると、それは容赦なく広まった。5年のうちに、このウイルスは隣接する48州すべてに出現した。2010年までに、ニューヨーク州からテキサス州やカリフォルニア州まで、北アメリカで推定180万人が感染した。ウエストナイルウイルスはすでに定着したということで専門家の意見は一致している[50]。

同様に、アメリカ北東部の森林の種の多様性が失われたことで、ダニに媒介される病原体がヒトにスピルオーバーするようになった。北東部の森林はもともとの手つかずの状態では、シマリス、イタチ、オポッサムなど、森の動物の多様性は豊かだった。1匹のオポッサムはグルーミングにより1週間に6000匹近いダニを殺すため、これらの動物がこの地域のダニの個体数を制限していた。しかし、アメリカ北東部で郊外の住宅地が広がるにつれ、森林は道路やハイウェイが縦横に通る小さな林地に分断された。オポッサム、シマリス、イタチのようなスペシャリストの動物は消えた。その一方で、シカやシロアシネズミのようなジェネラリストが優勢になった。

しかし、シカやシロアシネズミは、オポッサムやシマリスと違って、地域のダニの個体数を抑制しない。オポッサムとシマリスが消えると、ダニの個体数が爆発的に増加した[51]。

その結果、ダニに媒介される病原体がしだいにヒトへスピルオーバーする。ダニが媒介する細菌*Borrelia burgdorferi*が最初にヒトで出現したのは、1970年代後半のコネティカット州オールドライムでのアウトブレイクのときである。治療せずに放っておくと、これが引き起こす病気——ライム病——はとくに麻痺や関節炎を生じることがある。1975年から1995年の間に発生件数が25倍に増えた。疾病対策センターの推定によれば、現在、毎年30万人のアメリカ人がライム病と診断されている。ほかにもダニが媒介する微生物がスピルオーバーしつつある。2001年から2008年の間に、ダニに媒介されマラリアに似た病気を引き起こす*Babesia microti*（バベシア症の原因となる原虫）の発生件数が20倍に増えた[52]。

ウエストナイルウイルスも*Borrelia burgdorferi*とそれと近縁の細菌も、まだヒトからヒトへ直接広まることはできない。しかし、変化と適応を続けている。そしてほかのところでも、ヒトへのスピルオーバーを促進する野生動物の種の再編が進んでいる。世界では、鳥の12パーセント、哺乳類の23パーセント、両生類の32パーセントの種が絶滅の危機に瀕している。1970年以降、世界のこうした動物の個体数は30パーセント近く減少した。このような減少によって、種間あるいは種をまたがった微生物の分布がどのように変化し、限界を超えるものが出てくるか、正確なところはまだわかっていない[53]。

私の家にも現れた新興病原体ＭＲＳＡの各系統は動物に由来している。ブタがＭＲＳＡを保菌しているのである。ブタからそれを取り扱う人に移り、解体処理されてスーパーマーケットで販売されている豚肉にこの細菌が認められるが、それを食べることによって人間が感染するかという問題にはまだ答えが出ていない。アイオワ大学の調査で、アイオワ州の食料品店から集められた肉のサンプルの3パーセントにＭＲＳＡが存在することが判明した。オランダでは、ブタに普通に認められるＭＲＳＡの系統が、ヒトでのＭＲＳＡ感染の20パーセントを引き起こしている。[54]

私は養豚場の近くで暮らしたことがない。だが、日常的に豚肉を食べてきた。それはあまり自慢できることではない。私は厳しい菜食主義の家庭で育ったのだ。両親はどちらも、極度の非暴力主義を説くジャイナ教徒として育てられた。その基本的な教義はほかの生き物を傷つけるなというもので、草の上を歩いたり（虫をつぶすかもしれない）微生物を吸い込んだりするのさえだめで、だからジャイナ教徒の祖母たちは、お祈りをしている間、口に白い木綿のマスクをしていた。ジャイナ教徒の叔母は、私が子どものときに金魚クラッカーをあげようとしたら、その形がもつ罪深い意味が理由で受け取ることさえしなかった。それどころか、ジャイナ教徒は仲間である動物に対し親切で優しくすることになっており、アリ塚にさじで砂糖をかけたり、祖父がかつてしていたように、ジャイナ教徒が運営する動物保護施設へ行って、処理場から救われてきたウシやヒツジに手ずから餌をやる。恥ずかしながら、こうした称賛に値するしきたりに対する私の賛同のしるしは、せいぜい動物園へ行く気になれないことや、台所に入り込んで混乱したハエやクモやアリを殺すのに気乗りがしないことくらいである。

もちろん本物のジャイナ教徒は、動物に寄生する微生物をヒトの集団の中に追い込むことになる、野生動物の生息地を奪ったり、巨大な飼育場や市場に動物の群れを集めるような事業に加担することは決してない。私もである。だから、私の息子がＭＲＳＡに感染した翌年に起こったことには、それなりの理由があったのだろう。それは、この新興病原体がパンデミックを起こす病原体になるために不可欠な必要条件であるヒトからヒトへ広がる能力をもっていることがよくわかる出来事だった。

息子のＭＲＳＡとの第2戦は、第1戦から2～3か月後に始まり、いくらか有毒な抗生物質を再度処方してもらう必要があった。息子は薬物治療中に突然発熱して、学校から家に帰された。私が自家用車で町を出ていたので、息子は歩いて帰らねばならなかった。私はその日のうちに急いで帰宅し、熱のことでやきもきした。息子は抗生物質に反応していたのだろうか、それとも彼のＭＲＳＡに抗生物質が効かなくなっていたのだろうか？　その違いはどうしたらわかるのだろう？　彼が抗生物質に反応していたのなら、ほかに使うことのできる有効な薬剤があるのだろうか？　あるタイプの薬はすべて、そのせいで痛そうな発疹が出たときにすでに除外されていた。その一方で、ＭＲＳＡに抗生物質が効かなかったのなら、すでに息子の体内、組織や器官にＭＲＳＡが深く入り込んでいるということなのだろうか？　私は、ＭＲＳＡが肺に感染して進行したミネソタ州の21歳の大学生や、右腰のＭＲＳＡの感染が肺に広がった7歳の少女など、健康な若者の症例について読んだことがあった。ふたりとも死亡したのである。[55]

3度目のＭＲＳＡ感染は、さらに数か月後に肘の内側に現れた。このときはまったく疑いの余地がなかった。ＭＲＳＡが息子の体内に棲みついている。この小さな部分の皮膚は守られていて、外からの侵入者が忍び込めるような裂け目はなかった。感染は内部からのように思えた。夫が、腫れた病変から大さじ5杯分の膿を絞り出した。

私たちは、助言されたように漂白剤を希釈して定期的につかるようなことはしていなかった。私は何回か試してみたが、爬虫類の皮膚のようになって、あきらめたのだ。しかし私たちは、菌を抑えるため、ほかの同じくらい念の入ったさまざまな衛生管理の方法を実行した。洗った。洗濯した。無菌の箱に手指消毒剤、使い捨てのガーゼ、消毒薬のスプレーを常備した。コンロの上に常時、不要な鍋がいくつか置いてあり、それらは熱心に行なっていた包帯や湿布の煮沸用だった。

それはあまり関係なかった。6か月後には息子のできものは治っていたが、私の大腿部の後ろ側に燃えるように痛い斑点が現れたのだ。

小さな手鏡の助けを借り、なんとか体をねじって――ついに何年ものヨガの練習を実地に役立てるときがきたと思った――、小さなクモの咬傷を見ることができたが、まるで皮膚にたいまつを押しあてているようだった。それはまもなく膨れて硬くなった。うっかり引っ張ったり少しでも圧力がかかったりしないようにするため、私はジーンズをはくのをやめ、それからスラックスもやめた。5日たってようやく足を引きずりながらかかりつけの医者のところへ行くと、彼女は外科用メスをそれにあてて掘り始めた。30分後、私は巨大なガーゼの塊をつけてもらい、涙を浮かべ、よろめきながら家に帰った。ガーゼはＭＲＳＡに汚染された膿を吸い取るためのもので、膿は何日も流れ出た。

MRSAはヒト病原体としての有効性に欠かせない能力をもっていることを示していた。私たちがその存在に気づき、あまり熱心ではなかったと認めざるをえないが防ごうとしていたにもかかわらず、ヒトの体から体へと広がることに成功した。その基本再生産数は、私たちの小さな集団では臨界点である1を超えていた。


MRSA、SARS、ウエストナイルウイルス、さらにはエボラウイルスのような病原体による死亡者数は、もっと大きな枠組みでいえば、さほど重要ではない。アメリカでは毎年、これらの新興病原体が地球上に現れてから命を奪ってきた人数を合わせたより多くの人が、自動車事故で死んでいる。それでもこれらの病原体に注目するのは、それがコレラが終えたのと同じような旅を始めたからである。そして、その道がどこへつながっているのか、想像することができる。

シュンドルボンの湿地でコレラ菌を生み出した変化に重大な意味があったのは確かである。このビブリオは、もともとは海を漂うおとなしい海洋細菌だったが、それから長い道のりをたどってきた。しかし、病原体としてのその未来はまだ不確定である。パンデミックを引き起こすには、病原体が人口に対して高い率で感染する必要がある。厄介なのは、ヒトの集団が遠く離れて広く分布していることである。コレラがパンデミックを引き起こすまでには、海を渡り、大陸を旅し、砂漠やツンドラを何千キロもくねくねと進んで、いたるところに存在するようになる必要があった。しかし、病原体自体は微小で移動できない。翼も足も、そのほか他者に依存しない移動手段を何ももっていない。単独では、人目につかない誕生の地に置き去りにされて、座礁した漂流者のように孤立しているしかないのである。

パンデミックを引き起こす病原体になる旅の次の段階へ進むには、コレラはほとんど完全に私たちに頼らなければならなかった。

第2章 移動

ペットのプレーリードッグ、チューイーについて初めて聞いたのは、11月のある寒い朝、ボストンのウェスティンホテルの宴会場の外で、微生物学者マーク・シュリフカからだった。世界屈指の天然痘ウイルスの専門家であるシュリフカは、エピデミックの動態に関する会議に集まった何人かの感染症の専門家の前で特別講演をしたところだった。

2003年に飼い主が獣医のところへ連れてきたチューイーは、手に入れたばかりのペットだったと、シュリフカは話した。飼い主はこのペットがくしゃみと咳をしているのを心配していた。獣医はチューイーに酸素を吹きつけることにし、ハムスターボール（プラスチック製の中空の球）に入れて、通気口を通して酸素を強制的に流し込んだ。

獣医が知らなかったのは、チューイーは在来種だが（プレーリードッグは北アメリカのジリスの一種である）、地球の反対側の非常に危険な病原体に接触したことがあるという事実だった。この動物はペットの流通センターで、ガーナから民間航空便で運ばれてきてペットとして売られる予定の動物が入った木箱のそばに置かれていた[1]。その木箱の中にはアフリカオニネズミが2匹、ヤマネが9匹、ロープリスが3匹入っていて、それはガーナのソガコプの町の近くで罠で捕らえられたもので、そこではその地域のロープリスの40パーセント、地元の人々の3分の1以上がポックスウィルスにさらされたことがあった。[2]

かわいいチューイーだけでなく、同じ流通センターに収容されていた数十匹のプレーリードッグのくしゃみと咳は、サル痘に感染したせいだった。このウイルスによってチューイーの毛皮の下に発疹が生じてそれからウイルスがにじみ出し、肺では息の中にウイルスが吐き出された。獣医がハムスターボールの中のチューイーに酸素を吹きつけたことにより、ボールの中はエアロゾル化したウイルスでいっぱいになった。つまり、この獣医はポックスウイルスの爆弾を作ってしまったのだと、シュリフカは話した。

獣医がチューイーを出そうとボールを開けたとき、爆弾が爆発した。サル痘ウイルス粒子の雲が部屋に漂った。このウイルスは部屋にいた人やあとでたまたま部屋を通った人、10人に感染した。ガーナのペットから感染したチューイーをはじめとするプレーリードッグたちは、最終的にアメリカの6州で72人にサル痘を広めた。幸い、持ち込まれたサル痘ウイルスはそれほど毒性の強くない西アフリカの亜型で、もっと致死的な中央アフリカの亜型ではなかった。入院する必要のある患者は19人しかいなかった。[3]

シュリフカがこの話を気に入っていたのは、悪気のない獣医が致死的な生物兵器を作ったという皮肉な成り行きのせいだと思う。しかし、商業目的の空輸がなかったら、サル痘がガーナのジャングルを出てチューイーの体に飛び移ることは決してできなかったはずである。空輸されたことで、この病原体は翼を与えられ、ただ乗りをして世界中に広まることができたのである。飛行機は、あのサル痘に感染した齧歯類の木箱をアメリカへ輸送しただけでなく、*Pseudogymnoascus destructans* という真菌もヨーロッパからニューヨークへ運んだ。ヨーロッパのコウモリの洞窟の奥から、洞窟探検家の泥だらけのブーツについて飛行機に便乗してアメリカの洞窟へ入ったと思われるこの真菌は、コウモリの皮膚に侵入してそれを分解する。２００６年から２０１２年の間にこの菌が原因の白鼻症候群により、アメリカの16州とカナダの４州で数百万匹のコウモリが死に、個体数が80パーセントも減少した。[4]

空の旅は新しい病原体をあちこちに運ぶだけでなく、それが引き起こすパンデミックの形と広がりも決める。２０１３年に理論物理学者のディルク・ブロックマンがしたように、現代になってからのインフルエンザのパンデミックを世界地図にプロットすると、そのパターンは混沌としていて形がはっきりしない。ちょうどガーナで始まったサル痘のアウトブレイクが次はテキサス州の動物流通センターに出現するように、最初に中国本土や香港で突発した病気が、何の規則性もなしに途中をすべてとばして間で止まることなくヨーロッパや北アメリカへ行くことがある。このような広がり方、つまりその病原体が世界のどこをとばして次に行くか説明できるパターンがなさそうなのである。

しかし、空の旅での近さという観点から位置をプロットするマップ上で、その同じパンデミックを追跡すれば、意味のある図が姿を現すことを、ブロックマンは発見した。そのようなマップでは、ニューヨークは、４８０キロしか離れていないロードアイランド州より、４８００キロ近く離れているが直行便が利用できるイギリスのロンドンに近い。飛行時間のマップにパンデミックの広がりをプロットすると、その結果できるのは地理的マップで見られた混沌とした爆発ではない。パンデミックは、湖に落とした石の波紋のように次々と外へ広がる一連の波になる。物理的な地形よりむしろ世界の輸送網の方がパンデミックの様相を決めていることを、ブロックマンのマップは示している。[5]

コレラは、19世紀に開発された新しい輸送手段がなかったら、パンデミックを起こせなかっただろう。コレラが国際舞台にデビューする直前、その頃はちょうど船旅によって産業界が再編され始めたところで、高速の帆船や蒸気船が海を縦横に航行し、新たに建設された運河によって人間や商品が各国の内陸の奥深くまで運ばれるようになった。コレラ菌のような水媒介性の病原体にとってこれ以上よい運搬方法を考え出すことは、考えようとしてもできなかっただろう。

コレラ菌のような海洋生物は、海に入ることができれば、ほとんどどこへでも行けると思われているかもしれない。なんといっても、海の水はつながっていて、絶えず循環しているのだから。そして、世界で2番目に速い海流――アグラハス海流――が、水をインド洋南西部のコレラの故郷から大西洋の入り口にあたるアフリカの南端までまっすぐに運んでいる。[6] 間違いなく、ビブリオに感染した先駆的なカイアシ類が少数ながらその流れに入り込んで南アジアを出ることができただろう。

しかしじつはコレラ菌は自分自身の力ではほとんど移動しない。コレラ菌がその体内や表面で生きているカイアシ類の75パーセント以上の種が、それが進化した浅い表層水にとどまる傾向がある。海流に乗ることのできた少数のものも、すぐに外洋の深い水域にとらえられ、そこは生命維持に必要な栄養が危険なほど不足し、ゆっくりとしか進まない、海のサハラ砂漠のようなところである。[7]

もちろん人間も微生物を運ぶことができるが、ある程度のところまでである。事実、コレラ患者はこの菌の歩く散布器で、コレラ菌を便の中に排出し、便で汚染された手や身の回りの品につける。しかし体内でのコレラ菌の保有期間は短く、その前に患者が死ななければせいぜい1週間程度である。それは、コレラが初めて出現した19世紀には、シュンドルボンからたとえば人口密度の高いヨーロッパまでの8000キロ近い距離を旅するのに十分な時間とはいえなかった。

陸路で横断するには、コレラは一緒に移動する多数の人間を必要とする。免疫をもたない人が大勢いて順番に感染していけば、時間と距離の両面でコレラ菌の生存能力を拡大することができる。病原体の側からいえば、この種の旅は進行を止める働きをしただろう。一度にあまりに多くの人が病気になると、すべての潜在的保菌者が死亡するか免疫を得るかして、菌は死滅するかもしれない。しかし、少数の者しか病気に倒れない場合も、やはり長期にわたって病原菌が十分な数の旅行者に連続して感染して運ばれる可能性は減少する。

また、これではコレラ菌が広まるのは旧世界の陸塊だけである。世界的なパンデミックに火をつけるには、免疫のない入植者や奴隷や先住民でにぎわう19世紀の新世界への扉を開ける必要があった。コレラは海洋の深い水域を渡らなければならなかった。誰か——あるいは何か——に運んでもらう必要があった。
ヨーロッパ人やアメリカ人は、遅れた東洋人の病気であるコレラが文明開化した西洋に達することはないと思っていた。コレラは「異国の産物で……アジアの未開の不毛の平原で生まれた」と、1831年のあるフランスの書物で明言されている。彼らはそれをとくに「アジアの」コレラと呼んで、「コレラ病」と呼ばれる自分たちの普通の下痢と区別した。[8]
たとえばフランスはほとんど恐れる必要がなかった。「イギリスを除いて、これほど誠実に衛生のルールが守られる国はない」と、あるフランス人が誇らしげに意見を述べている。[9] 金持ちが風通しのよい中庭やよい香りのする湯を入れた大理石の風呂を楽しむパリは、マングローブでおおわれたシュンドルボンの湿地とはかけ離れていた。[10] それどころかパリは啓蒙運動の中心地だった。世界中から医学生がパリの新しい病院に押しかけてきて、フランスの一流の医師から最新の技術や発見を学んだ。[11]
だがそれでも、ゆっくりとではあるが着実に、コレラがヨーロッパの戸口までやってきた。1817年の秋までにコレラはガンジス川を2500キロさかのぼり、軍のキャンプで5000人の命を奪っていた。1824年にはコレラは中国とペルシアに広がっていて、その冬はロシアでじっと動かなくなった。数年後、インドで2度目のアウトブレイクが始まった。1827年にイギリス軍がパンジャブ地方に侵入し、1830年にロシア兵が進軍してポーランドを占領した。そして、彼らのあとを影のようにコレラがついていった。[12]

1832年3月後半にコレラはパリを掌握した。現代医学の恩恵を受けられなかった感染者たちの半分が一連のぞっとするような特有の症状を示して死亡した。悲劇にふさわしい結核の咳も、ロマンティックなマラリアの熱もなかった。数時間以内にコレラの脱水作用によって患者の顔はしなびて、皮膚にしわがより、頰がこけ、涙管が乾ききる。血液がタールのようになって、血管の中で固まる。筋肉が酸素欠乏で激しく震え、ときには裂けることもあった。各器官が次々と破壊されて患者は激しいショック状態に陥るが、その間中ずっと完全に意識があり、大量の液状便を出した[13]。

食事のテーブルにつき、デザートのときには死んでいた人の話、職場から帰宅したら、ドアに妻と家族が病院で死にかかっていることを知らせる張り紙がしてあったという男の話、列車に乗り合わせていた乗客たちの前で突然倒れた人の話が広まった[14]。そして、彼らは心臓のあたりをつかんで床に崩れ落ちたわけではなかった。腸から制御不能の液体が洪水のように放出されたのである。コレラは屈辱的で、野蛮で、繊細な19世紀の人々にとって侮辱であった。歴史家のリチャード・エヴァンズは、この異国からの侵入者は文明開化したヨーロッパ人を野蛮人に変えたと書いている[15]。

「路面電車、レストラン、あるいは通りで、立派な人々が大勢いる中で、突然、制御不能の激しい下痢の発作に襲われるかもしれないと考えるのは、死自体のことを考えるのとほとんど同じくらい恐ろしいことだったにちがいない」とエヴァンズは書いている[16]。実際はそれ以上だったかもしれない。

コレラが火をつけた多くの終わることのない恐怖のひとつが、早すぎる埋葬への恐怖である。今日では生命維持に不可欠な器官が働かなくなると警報を鳴らすモニターがあり、新聞の見出しに載るような少数の事例を除き、生と死の間のグレーゾーンはかなり狭い。しかし19世紀にはグレーゾーンはずっと広くて、白布できちんと包まれて埋められた死体が、あとで掘り出してみると、姿勢はねじれ、骨は折れ、骸骨となった手が引きちぎられた髪の毛でおおわれていたという話が、地下世界での叙事詩的な闘いの証拠として、新聞や雑誌をにぎわせていた。

医師たちは厳密な死のしるしをめぐって、そして彼らが「外見上の」死と「本当の」死と呼ぶものの間の違いについて、何世紀もの間、議論してきた。1740年、著名なフランス人医師ジャン＝ジャック・ウィンスローは、死亡を確認する一般的な検査法の一部――針で刺す方法と外科的切開――は、必要な正確さを欠いていると主張していた（気の毒なウィンスロー自身、子どものときに間違って死を宣告されて棺に入れられたことが2度あった）。もっとも信頼できる死のしるしは体の腐敗だという人もいた。しかしそれは、喪に服す前に愛する者が腐るのをそばで待っていなければならない遺族にとって、苛酷なうえに臭い検査方法だった。そしてその場合でさえ、たんに昏睡《こんすい》状態や壊疽《えそ》にすぎず、まだ生きているかもしれないと主張する者がいた。

死者つまり見たところ死んでいるらしい者を扱う新たな法律、発明、方法が問題を軽減するのに役立った。1790年代にパリの遺体安置所に新たに導入された制度では、遺体に特別な手袋をはめることが義務づけられた。その手袋は、遺体の指が震えただけでも紐が引っ張られて大きなハンマーが打ち下ろされて警報を鳴らすようになっていた。地元の医師の指示のもと、警備員が耳をそばだてて遺体安置所を巡回した（今日では生きている人に死の兆候をさがすが、当時は死者に生命の兆候をさがしたのである）。１８０３年の法律は、万が一、間違っていたらいけないので、外見上の死とそのあとの埋葬の間に1日おくよう求めた。１８１９年、フランスの医師ルネ＝テオフィル＝ヤサント・ラエネクが聴診器を発明し、これによってかすかに打っている心臓の音さえ聞こえるようになった（同時に、紳士たる医師が女性患者の胸に耳をあてるようないかがわしいまねをしなくてもすむようになった）。とくに溺れた人を蘇生させることを目的とした王立人道協会などの慈善団体ができ、生きている人と死んでいる人のきちんとした区別に関する啓発運動を開始した（彼らのモットーは今日まで維持されており、*Lateat scintillula forsan* つまり「もしかして小さな光が隠れているかもしれない」というものである）[17]。

コレラはこうした数少ない安全装置を使えなくして、パリの人々を恐怖に陥れた。コレラは、生きている人間を簡単に、青ざめて頬がこけ、じっと動かない死者のように見せることができた。ある医師は、１８３２年のコレラのアウトブレイクのときに「いともたやすく大間違いを犯し、一度など、私が死を宣告した人が本当は数時間後にようやく死んだことがあった」と愚痴をこぼしている[18]。だがそれでも、このエピデミックの間に、埋葬を遅らせる決まりはくつがえされた。死体——見たところ死体らしいものも——は、ぐらぐらした荷馬車にまるで貨物のように積み上げられ、ときにはその中身が通りにこぼれた。そしてすべて、ただちに集団墓地に3体重ねて埋葬された。

市当局は公開の集会を違法とし、都市中心部での市場を禁止した。そして犠牲者の家に印をつけ、生き残った者を中に隔離した。それでも葬儀の行列は続いた。教会には黒い布が掛けられた。市の病院は死の縁にあるまったく動かない患者であふれ、彼らの皮膚はコレラに破壊されて衝撃的な紫色に変わっていた。まだ生きているコレラ患者は、薬として渡されるアルコール入りのパンチで麻痺していた。「それはひどく不快な光景だった」と、訪れたアメリカのジャーナリスト、N・P・ウィリスが書いている。「彼らは起き上がって、ベッドからほかのベッドへ手を伸ばし、まだ青白い顔と青い唇をして白の病院着を着た彼らは、大勢の死体が酒盛りをしているように見えた」。丸石で舗装されたパリの道路ぞいに、死者を運ぶ荷馬車からもれた血液と体液が飛び散っていた。

この悲惨な春にも、パリのエリート層はコレラによる死亡者数を否認し無視して、夜になると凝った仮面舞踏会に出席し、多くがまもなくなるはずの奇怪な屍の扮装をして、「コレラ・ワルツ」に合わせて踊った。いわゆるコレラ舞踏会のひとつに出席したウィリスは、「骸骨の甲冑、充血した目、そのほか歩く伝染病の恐ろしい付属物」をつけてコレラそのものの扮装をした男性について書いている。ときおり、飲み騒ぐ人々のひとりがマスクを外すと顔は紫になっていて、そして倒れるのだった。あまりに素早くコレラに命を奪われたため、墓へ運ばれたとき、彼らはまだその衣装を着ていた[19](パリのコレラ舞踏会、そしてそれに関するウィリスの報告に触発されたボルティモアの辛辣な33歳の作家——エドガー・アラン・ポー——が、『赤死病の仮面』を書いた。仮面舞踏会を扱ったこの短編では、「頭のてっぺんから足の先まですっぽり死装束でつつまれている」仮面の人物が登場して「血に彩られたその部屋部屋で……浮かれ狂っていた者たち」

［松村達雄訳］に死をもたらす）。

4月の半ばまでに、コレラは7000人以上のパリ市民の命を奪った。最終的な死亡者数ははっきりしないままである。パニックを避けるため、政府は死亡統計の発表を完全にやめてしまったのである。[20]

パリから逃げ出せる人々は崩壊した社会を残して去り、看護師、医者、警察官の働きに邪魔されることなく、コレラは猛威を振るうことができた。[21]「コレラ！　コレラ！　今はそれが唯一の話題だ」とウィリスは嘆いた。「人々は樟脳の袋や気付け薬入れを鼻にあてて通りを歩く――あらゆる階層に共通の恐怖が存在し、逃げ出す金のある人はみんな脱出する」。約5万人のパニックになったパリ市民が急いで逃げ出し、群れをなして脱出する人々が道路、川、海にあふれ、かつての船乗り、商人、兵士の大群よりもさらに効率的にコレラを新たな土地へ運んだ。[22]

人々は徒歩で逃げ出し、馬車に乗り、川を下り、そして外洋船に乗った。新しい貿易ルートのおかげで、たちまち海の向こう、そして北アメリカの内陸の奥深くにまでコレラを運んだ。

コロンブスよりあとは何世紀もの間、大西洋を渡るのは危険で散発的にしか試みられていなかった。のちにニューヨーク市になるところに住みついたオランダ人は船を雇って海を渡ったが、せいぜい年に1度だけだった。この困難で費用のかかる旅は8週間を要し、それはひとつには船長たちが用心して危険な北大西洋を通る最短ルートを避けたからである。イギリスの植民地時代には、制限的な関税と海賊の略奪のせいで、品物や人間を大西洋を渡って運びたいという船主の意欲が低下し、ニューヨーク、ボストン、フィラデルフィアの港は静かになっていた。アメリカ人がイギリスから独立を勝ち取ったあとでさえ、大西洋を渡る唯一の方法は、地元の船主が出発の日取りを公表するのを待ち、それから十分な積み荷が集まってほかの乗客も申し込むことに望みをかけ、そしてそれらすべてがうまくいき始めても、多くの場合、1週間以上、港町でみじめな生活をしながら風と天気がよくなるのを待つというものだった。

アメリカの海運業が上向き始めたのはナポレオン戦争のときで、ヨーロッパが混乱している間にニューヨーク、ボストン、フィラデルフィアの港が中国との儲けのいい海上貿易の分け前にあずかった。ちょうどシュンドルボンでコレラが出現した1817年、野心的なアメリカの船主たちが、設立されたばかりのマンハッタン社（多国籍巨大企業JPモルガン・チェースの前身）から融資を受けて、大西洋を横断するまったく新しい海運の仕組みを確立した。それは、アメリカの港とリヴァプール、ロンドン、ルアーブルなどヨーロッパの港の間を定期的に運航するサービスだった。もう埠頭でぶらぶらして待つことはない。定期船――ブラック・ボール・ライン、キュナード・ラインなど――が毎週、乗客、郵便の袋、そのほかの品物を乗せてアメリカから出帆し、大海を渡って往復した[23]。

17～18世紀の全期間を合わせても、ヨーロッパから新世界へたどり着いた移住者は約40万人しかいなかった。これに対し、大西洋を横断する定期船の導入から1世紀もたたないうちに、3000万人のヨーロッパ人がアメリカへ向かう船に乗った。コレラの拡散にとってかつては圧倒的な生態学的障壁だった大西洋が、人間、積み荷、そして知らないうちにそれらと一緒に運ばれる目に見えない微生物にとって、まぎれもない大通りになった。

定期船に乗った感染者は、まだ感染していない乗客に簡単にコレラ菌をうつした。一等船室の乗客はしゃれた船尾区画と手の込んだ食事を楽しんだが、大多数の乗客は航海中は三等船室にぎゅうぎゅう詰めにされて、洗っていない手や体を押しつけあって旅をした。夜間や悪天候のときはハッチを閉めなければならず、三等船室の乗客は甲板下の暗いむっとするような空気の中に閉じ込められていた。旅をしたあるジャーナリストが、「三等船客は、まず食べ物から虫をつまみ出し、それから風通しの悪い臭い寝棚か、150人が眠る船室の暑く重苦しい空気の中で食べなければならないというのに、どうして自分が人間だということを思い出せるだろう」と苦言を呈している。乗客は何百人もいるのに使えるトイレは少ししかなく、悪臭を放つ汚水と混ざった排泄物が甲板をしたたり落ちた。[24]

船の慣習自体がコレラを乗客にもたらすこともあった。船は出帆する前に、多くの場合、地元の人々が水を浴びたり排便したりするのと同じ川や入り江の水で飲料水の樽を満たした。船が出港したり途中で訪れたりした港町や都市のどこかでコレラが発生していたら、そこのビブリオが少し汲み上げられて船上の飲料水に入り込むのは簡単なことだった。この水はその後、洗浄されることなどめったにないような木製の樽やタンクに入れられて海上を運ばれた。大西洋を横断する乗客は旅の間、その水を飲み、その水で調理したものを食べた。[25]

いったん乗客の間でコレラが発生すると、船全体がコレラ菌の移動散布器になり、汚染された排泄物を途中の海や入り江、港に直接投棄した[26]。

たとえ乗客がコレラにかからずにすんだとしても、船だけでもコレラ菌を運ぶことができた。19世紀の船は、あらゆる種類の哺乳類、鳥、植物、そのほかの生き物を、故意あるいは知らずに積み荷として運んでいた。家畜、ペット、そして害虫が船上を走り回った。コレラ菌がコロニーを作りやすいフジツボ、軟体動物、藻、そのほかの海洋生物が、木造の船体に穴をあけたり付着したりして、自分の力では決してできなかったはずの旅ができるようになった（マングローブの根端に穴をあけて入る小さな甲殻類 *Sphaeroma terebrans* もそうした付着生物のひとつである。これは1870年代のどこかの時点で木造の船体に穴をあけて入り込んでインド洋の生息地から大西洋へ運ばれ、現在ではそこにたくさんいて、フロリダやそのほかでマングローブの木の根をかじっている）。

船はバラスト（水中での安定を保つために空の船倉を満たすのに使われる重い物）によって世界中に何千種もの生物をばらまいている。木造船はドライバラスト――何トンもの砂、土、石――を使ったが、それにはさまざまな生き物、とりわけカニ、エビ、クラゲ、イソギンチャク、海草、藻がうようよいた。船が岸を離れるときにすくって乗せておいたものを、何キロも航海して目的地に着いたときに捨てるため、異国からの侵入者で満ちた大量の堆積物ができる。船外に捨てられたドライバラストの山の中にコレラ菌で汚染された甲殻類が少しでもいれば、海を渡って新たに定着するコロニーの種子をまくことになる。

鉄製の船で使われる水バラストは、さらに効率的にコレラを運んだ。鉄船は水を漏らさないため水バラストが可能なことに加え、木造船より速くて丈夫で、貯蔵空間が広かった。1820年に最初の鉄製蒸気船が建造され、ロンドンからフランスのルアーブル、そしてパリへと航海した。1832年には、ヨーロッパの蒸気船はアフリカやインドへも航行した。

海洋生物を運ぶ方法として、バラスト水は「その生物学的な幅の広さと効率の点で、陸または海でそれに匹敵するものは、あっても少ないと思われる」と、海洋生態学者のJ・T・カールトンは書いている。[27] 現代の調査によれば、バラスト水は週に約1万5000種の海洋生物を海を渡って運んでいると考えられ、その中にはコレラ菌も含まれている。コレラが発生しているヨーロッパやアジアの浅い入り江や河口から吸い上げられた数百万リットルのバラスト水には、それぞれ数百億個のウイルス粒子が含まれていることもあり、海の向こうで解放されるのを待っている。[28]

コレラが出現した当時、陸路ではアメリカの内陸部の大部分が侵入不可能だった。この国の道路の大部分は、原始林や沼地を抜ける泥だらけの小道にすぎず、四輪馬車や荷馬車は倒木や泥で何週間も立ち往生することがあった。陸路でこの国の内陸部とたった数十キロの品物をやりとりするにも、海を渡って船でイギリスへ送るのと同じくらい多くの時間と費用を要した。[29]

これに対し船は速くて確実だった。開発されたばかりの蒸気船により、乗客はアディロンダック山脈からニューヨークまでおよそ500キロあるハドソン川や、ミネソタ州北部からメキシコ湾へ流れ込む3500キロ以上あるミシシッピ川のような自然の水路を上り下りできるようになった。

しかし1800年代半ばより前は、この国の東半分に途切れなく延びるアパラチア山脈の峰々が、ミシシッピ川と五大湖ぞいの船取引をハドソン川と大西洋ぞいの国際的な外洋航海取引から分離する巨大な壁の役割を果たしていた。[30] そして、アメリカに到達したコレラやほかの水媒介性病原体がさらに西へ行く水路に入るのを妨げていた。

1825年に完成したエリー運河がそれをすべて変え、大西洋の塩水と内陸の淡水網を結びつけた。この運河はアパラチア山脈を通り抜け、バッファローでエリー湖と500キロ近く離れたハドソン川とをつないだ。それは工学技術の驚異であり、700万ドルという当時としては天文学的な金額（2010年のドルでいえば約1300億ドルに相当する）を要し、ナサニエル・ホーソーンが書いたように、「それまで互いに近づくことのできなかったふたつの世界の交易でにぎわう水の通商路」になった。そして、この国の内陸部と沿岸部の間の輸送コストを95パーセント削減することにより、この運河は南の終点であるニューヨークの港の経済を一変させた。運河のおかげでニューヨークは、フィラデルフィア、ボストン、チャールストンといったライバルの港湾都市にまさり、ある人が描写したように、「両岸にかなり遠くまで並ぶ無数の船のマストが林立し、ほかの都市でここに匹敵するところはほとんどない都市」になった。[31]

しかしこの運河のおかげで通商が劇的に拡大した一方で、世界のほかの国の病原微生物がアメリカ社会の隅々まで流れ込むようになった。運河の完成を祝って、政府高官たちが世界の13の大河――ガンジス川、ナイル川、テムズ川、セーヌ川、アマゾン川など――から瓶に詰めて運んできた水を、この運河自体から汲んだ一樽の水とともに、ニューヨーク港の渦巻く水に注ぎ入れた。彼らは水上取引が容易になったことを祝っていたが、この式典はもっと正確には、彼らが始めてしまった水媒介性疾病の時代の到来を告げるものだった。[32]

運河の往来は激しかった。細長い運河船が途中のもっとも小さな村からさえ毎日出て、昼も夜も走っていた。この運河にある83の水門と水路で3万人がせっせと働き、水上の船を引くウマやラバを誘導し、毎日の仕事ができるように家族みんなで運河沿いに住んでいた。1832年までに、――その年だけで1000万メートル分の木材はいうまでもなく――小麦粉50万バレル（約5万8000立方メートル）と小麦10万ブッシェル（約3500立方メートル）以上がエリー運河のよどんだ浅い水の上を下流へと送られた。丸太を高く積み上げ、乗客を詰め込んだ運河船は、ときには水門で列をなして36時間も待たなければならなかった。

そして、小麦と茶に加え、移民の波が押し寄せてきた。彼らは大西洋を渡る帆船から上陸し、運河にそって馬で行き、水上を西へ進む旅を続けるために新しい大型船に移ったが、一緒にコレラを運んだ。[33]

1832年の春、北アメリカの東海岸沿いの海港に、コレラが流行するヨーロッパから数万人の移民が到着した。コレラはまず、北アメリカ中にクモの巣のように延びる川と運河の北東の端にあたるモントリオールとケベック・シティーで猛威を振るった。耐えがたい11日間でコレラはこのカナダのふたつの都市で3000人の命を奪い、近隣の運河町で発生し始めた。いったん運河網に入ってしまえば、コレラはこの大陸の残りの部分に入る切符を手に入れたようなものだった。ニューヨーク州の兵士が大勢、イリノイ州の領土をめぐって北米先住民の戦士ブラック・

ホークと戦うために西へ向かっていた。コレラが影のように彼らのあとについて西へ進んだ。数十人の兵士が川船の上で病気に倒れ、途中に残されて、新たなアウトブレイクのもとになった。恐れて逃亡する者もいた。通りがかりの人が、ヒューロン湖の南端にあるミシガン州デトロイトとフォートグラティオットの間の道で、コレラに苦しむ6人の逃亡兵に出会った。7人目の死体はブタに食べられた。「森の中で死に、オオカミにむさぼり食われた者もいた」と、コレラの歴史を研究するJ・S・チェンバーズは書いている。「野原や道端で倒れた者もいたが、倒れたところにそのまま残された。背嚢を背負ってさまよう生き残りたちは、死をもたらす悪疫の原因として避けられ、あてどなく歩き回った」。派遣された兵全体の半分以上が「1発も発砲することなく」死ぬか逃亡した。

　下流のニューヨーク市では、7万人以上の住人が、北アメリカにコレラがやってきたというニュースを知ってパニックになり、逃げ出した。[34]

　エリー運河がその到来を告げた大運河時代のもので今日まで残っているものはほとんどない。メリーランド州のチェサピーク・オハイオ運河の現在の状態は、その急激な衰退を物語っている。この運河は1831年から1924年にアレゲーニー山脈から石炭を運ぶのに使われたが、現在ではおもにレクリエーションの場として利用されている。長い水路は大部分が干上がり、かつて水門の番人とその家族が住んでいた古い水門小屋は廃墟となっている。その石造りの基礎と近くにある揚水ポンプだけが、小さなポポーの木の後ろに隠れて残っている。数メートル離れたところにあった屋外便所は、派手な合成繊維の服を着て通りかかるサイクリストのためにライトブルーのプレハブ式トイレに取り替えられてしまった。彼らは、かつてラバやウマが船を引いた運河の古い引き船道を走り下っていく。ここでの呼び物はやはり自然あふれるかろうじて航行できる浅い川で、カヤックやカヌーの愛好家を魅了し、たまに地元の子どもがちょっと夏のひと浴びをしようと森を抜けてやってくる[35]。

しかし、運河が忘れ去られても、それによって始まった商取引と移動の雪崩は続き、スピードを増した。

運河と蒸気機関は、石炭や綿織機そのほかの工場時代の奇跡とともに、世界経済を古くからその発展を阻んでいたものから初めて解放した。何百年もの間、世界の経済生産は比較的変化がなく、1世紀でひとり当たり1・7パーセントしか上昇しておらず、人間が貧弱ながら自らの代謝を維持してどうにか生きていけるだけのものをかろうじて供給していた。その後、人類は地中に埋まっていた化石燃料のエネルギーを解放し、産業革命を起こした。1世紀もたたないうちに――1820年から1900年――世界の経済生産は倍増した。以来、ずっと拡大を続けてきたのである。この60年で世界貿易は人口やGDPの成長より速い20倍という飛躍的な成長をとげた[36]。

運河は自らの終焉の種子をまいた。アメリカ人を国際通商の世界に触れさせることにより――初めてバッファローの農民が、新鮮なロングアイランドのカキや、茶や砂糖のような異国の品物を楽しめるようになった――、決して満足することのない欲求に火をつけたのである。さらに速く、もっと強力な輸送手段への需要が癌のように成長し、運河でそれを満たすことは望めなかった。なんといっても、運河は1・2メートルの深さしかなかった。まず、鉄道がやってきた。それからハイウェイ。ついには、今日では飛行機――世界貿易のもっとも価値の高い製品を運ぶ――がそれらすべての輝きを失わせた。

1903年にライト兄弟によって発明された機械が、現在では毎年10億人の人間を雲を通り抜けて運んでいる[37]。それは主要都市にある一握りの有名な空港を離発着して飛ぶだけでなく、きわめて辺鄙な辺境の国の小さな町や地方都市の何万とある空港も離発着している。アメリカには空港が約1万5000あるが、それだけではない。コンゴ民主共和国にも200以上あり、タイには100、そして2013年現在、中国には500近くある[38]。

もちろん、ニューヨークはもはや今日の国際輸送網の中心ではない。ハブは移ってしまった。世界10位までの大きくて活気のある空港のうち、9つはアジアにあり、中国だけで7つある[39]。そしてアメリカの世界への玄関口がかつてはニューヨークだったように、中国の世界への玄関口は香港で、そこではほかのどこよりも多くの積み荷――目に見えるものも見えないものも――が飛行機に載せられている。コレラが世界を帆船や蒸気船で移動したのに対し、コレラの子どもたちは空を飛ぶのである[40]。

ウェットマーケットの拡大はSARSウイルスがヒトへスピルオーバーし適応する条件を作り出したが、それをこの地球上のいたるところにまき散らして2003年の世界的アウトブレイクの引き金を引いたのは、現代の航空網とたったひとつの施設――香港の九龍《クーロン》の中心部にあるメトロポールというありふれたビジネスホテル――だった。

中国南部で、SARSの最初の患者たちが地元の病院に担ぎ込まれたが、その中に広州の孫逸《スンイー》仙《シェン》記念病院もあった。そこでは24時間態勢で働く臨床医たちができるだけのことをしていたが、それぞれの生活も続けていた。そのひとりである劉剣倫《リィウチイエンルン》医師は、SARS患者を診るシフトを終え、それから体を洗って服を着替え、結婚式に出席するために約150キロ南の香港へ向けて広州を出発した。数時間後、彼はメトロポールホテルの911号室にチェックインしたのだが、そこで彼の体内にいたSARSのウイルス粒子が逃げ出したのである。[41]

その部屋で非常に多くのウイルスが彼の体から離れたため、数か月後でも調査官がカーペットからウイルスの遺伝子情報を検出することができた。[42]どのようにしてSARSが劉医師から12人のほかの宿泊客へ広まったのか、依然として不明である。もしかしたら、彼と一緒にエレベータに乗ったか、彼が咳か嘔吐をしたあとでその部屋の外の廊下を通ったのかもしれない。あるいは、彼がくしゃみをした手で触れたあとに廊下の壁に触ったのかもしれない。それとも、トイレの水を流したあとに部屋から逃げ出したエアロゾル化したウイルスをいくらか吸い込んだのだろうか。[43]

わかっているのは、劉と同じときにこのホテルに宿泊した客が世界各地へ移動する人たちだったということである。私が2012年の冬にこのホテル（現在はメトロパークと呼ばれている）を訪れたときも、宿泊客はそんな人たちだった。ホテルの薄暗いバーには、光沢のある黒いタイルでおおわれた吊り天井が取り付けられており、スペイン語を話すカップルが静かに飲んでいるかと思えば、白髪のオーストラリア人が英字新聞のビジネス欄に目を通していた。少しあとで、彼がきちんとした身なりのアジア人ビジネスマンと、タンザニアとインドネシアにおける金融取引について議論しているのを耳にした。

2003年の劉の同宿者のひとりに飛行機の客室乗務員がいた。彼女は入院させられるまでに遠くシンガポールまで行き、そこで診てくれた医者にウイルスをうつしたが、この医師はニューヨークへ飛んでそこで学会に出席することになっていた。彼はドイツのフランクフルトまで行った。メトロポールホテルで劉と接触したそのほかの人々は、シンガポール、ヴェトナム、カナダ、アイルランド、アメリカ行きの飛行機に搭乗した。24時間たたないうちに劉のSARSウイルスは5か国に広まっていた。最終的にはSARSは32か国に出現した。空の旅という奇跡のおかげで、ひとりの感染者が世界的なアウトブレイクの種子をまくことになったのである[44]。

空の旅をしている間に病気にかかるのではないかと多くの人々が心配するが、実際には飛行中だけで簡単に広まる病原体はごく一部である。HIVやエボラのような直接の接触によって広がる病原体は、飛行中に増えることはまずない。西アフリカでの2014年の流行の最初の年に飛行機で旅をしたエボラ患者はふたりしか知られていないが、どちらも飛行自体ではほかの誰にも感染させなかった[45]（エボラのような接触伝染をする病原体は、人々が埋葬式で儀式として感染者を沐浴させるような習慣や、臨床医が感染者を手広く扱うような医療の状況を利用するのにずっと適しており、どちらも2014年のエボラのアウトブレイクを勢いづけるうえで重要な役割を果たした）。蚊に媒介されるウエストナイルウイルスやデングウイルスのように、媒介動物によってヒトからヒトへ広がる病原体も、空の旅をしても生き残れるのはたまにしかない――現代の飛行機の涼しく乾燥した空気は、多くの場合、病気を運ぶ蚊にとって致命的である。

しかしSARSのような呼吸器系の病原体にとっては理想的である。咳やくしゃみのときに放出される水滴、あるいはエアロゾル、つまり空気中に浮遊することのできる非常に小さい水滴によって、出発のときには感染者がひとりしかいなかったのに、到着のときには飛行機1機分の保菌者がいるということになりかねない。また、それほど知られていないが同じくらい重要なのが、弱っているためほかの手段では移動できなかったような感染者が、空の旅なら遠くまで移動できるようになり、病原体をばらまいてしまうことである。たとえば外科手術患者は、従来は伝染性病原体の地球規模の蔓延にほとんど何の役割も果たしていなかった。手術したばかりの人々はあまり移動しなかったのである。だが、今は違う。手術患者が世界を旅し、手術室から地球の反対側へ病原体を運んでいる。

たとえば毎年、いわゆる医療ツーリズムのために何十万人もの人が、アメリカ、ヨーロッパ、中東、そのほかの地域からインドのような国へ飛行機で行って手術をしている。数十年にわたるインド経済の年8パーセントの成長を可能にした1990年代初めの市場改革のおかげで、インドの近代的な私立病院は現在では西洋の病院と同じ水準の医療を提供している。しかし、この国では貧困と低賃金が続いているため（ほかにもあるがとりわけその理由で）、低価格で実施することができる。そのため、少ない費用でできる臓器移植、膝関節置換手術、あるいは心臓手術を受けようと外国の患者が群れをなしてやってくるのである。[46]

これは1980年代のような最近と比べても衝撃的な大転換であり、その頃はインドがまだ経済的に遅れていて、親戚を訪ねてインドへ行く私たちのような家族は、場所によって差がある現地の医療サービスに頼らなくてもいいように、必要かもしれないと思った医療用品をスーツケースいっぱいに詰め込んだものだ。そして、金銭的余裕のあるインド人は、ハイテク医療を受けるために飛行機でニューヨークやロンドンへ行った。

当時は、インドの都市の空港は蛍光灯のともる崩れかけたビルで、そこには痩せて口ひげを生やしぴったりしたボタンダウンのシャツを着た若者の集団がタクシーに乗らないかと誘い、その一方で複数の世代からなるみすぼらしい家族が不安そうに切符を握っていた。そして人々は、ほとんど完全に詰まってあふれている公衆トイレを使わなくてもすむように願っていた。今日では、ニューデリーのインディラ・ガンジー国際空港は、高級カフェ、カラフルな巨大壁画、動く歩道を完備した活気のある施設で、流行の先端を行く若いビジネスマンと誰もがもっている小さな黒い機器《ガジェット》を運んでいる。私が2012年に訪れたときには、都合のよいことに手荷物受取所のすぐ外にメダンタ病院の方向を示す案内標識があるのが見えた。この病院は、医療ツーリズムの客の要求を満たす多数ある真新しい法人所有の病院のひとつである。[47]

病院の広報担当者によれば、メダンタ病院の患者の15パーセントは海外から手術のためにやってきた人たちで、手術の費用は欧米諸国で支払う額の5分の1ですむという。空港から少し車で行ったところにある病院自体は、金のかかった青々とした庭園のある立派なビルで、周囲に背の高い錬鉄でできた門があって、すぐ向こうに存在する旧世界から隔絶されている。外の世界では、呼び売り商人がハエがたかった木製の荷車から絞ったばかりのジュースを売り、労働者がしゃがんでくすぶる火で料理をしている。これに対して内側の世界では、高い天井、白い大理石のタイルがはられた床、艶消しガラスの巨大な壁がある病院は、見た目も雰囲気も美術館のようである。

1枚の艶消しガラスのドアの向こうに、医療ツーリストとその関係者用の特別ラウンジがある。ここにいるインド人はカウンターの背後にいる人間だけで、そのほかは東アジア、中東、西欧系の人々で、まだラッピングされたままの巨大なスーツケースをもっている。彼らは黒い革張りのカウチにもたれてくつろぎ、薄型テレビを見ながら無料の温かい飲み物を味わっている。この病院の国際患者サービスのチームは、治療パッケージを用意し、ビザ取得を支援し、空港に迎えに行き、ホテルの予約や回復後の観光旅行の手配をする。食事や娯楽の案内サービスまで提供している。[48]

しかし、医療ツーリストは快適かもしれないが、いったん手術を受ければ、体内の組織はニューデリーの独特の微生物環境にさらされ、処置中についた微生物をもって帰国することになる。手術を受ける人々は感染性の病原体に対してとりわけ無防備である。体の内部と外部環境とを隔てている皮膚の保護層を外科医のメスが破ると、皮膚の表面、ベッドの上の空気、手術器具やそのほかのものにいる大量の微生物が傷口を通って入り込めるようになる。これ以上ないほど入念な消毒手順を実行しても、しばしばそれを止めるのに失敗する。多くの場合、手術前からある疾患はいうまでもなく、手術そのものが患者の免疫力を低下させるため、体内に入ったものは盛んに増殖する可能性が高い。
メダンタのような病院は、アメリカの病院以下の感染率を誇っているが、感染の原因細菌が同じではない。まず、インドの病院の細菌は大半がグラム陰性菌で、それは細菌が丈夫な外膜で包まれていて、西洋の病院で優勢なグラム陽性菌より、抗生物質や消毒薬に抵抗性があることを意味している（グラム陽性と陰性の用語は、ふたつのタイプを区別する検査法を開発したハンス・クリスチャン・グラムにちなんでつけられた）。次に、インドは細菌病がもたらすひどい被害に苦しんでおり——下痢と結核で年におよそ100万人が死んでいる——、抗生物質の使用を規制していないため（抗生物質は処方箋がなくても国中で広く入手できる）、インドの病原細菌の多くは抗生物質に対して鈍感である。アメリカでは院内感染の約20パーセントなのに対し、インドでは院内感染の半分以上が一般的な抗生物質に対して耐性がある。[49]
ニューデリー・メタロβラクタマーゼ1（NDM-1）という酵素を生産するとくに有害な病原菌は、少なくとも2006年以降、ニューデリーに存在している。この酵素を生産するプラスミドと呼ばれるDNAの断片は、細菌の種を超えて広がることができる。それが危険なのは、細菌に14種類の抗生物質に耐える力を付与するからで、それらの抗生物質には、ほかのすべての治療選択肢に反応しなかった患者に最後の手段としてもっぱら病院で投与される強力な静脈注射用抗生物質も含まれている。NDM-1を生産するプラスミドが病原細菌に入り込めば、その菌株はほとんど治療不可能になる。NDM-1産生菌による感染症を抑えることができる薬は不完全なものがふたつしかない。コリスチンという比較的古い抗生物質は、毒性が理由で1980年代に使用されなくなった。そして、チゲサイクリンという高価な第4世代抗生物質は、現在は軟部組織の感染症にのみ認可されている。[50]

空の旅の輸送能力とスピード、そしてそれが比較的快適なおかげで、ほとんど世に知られていない病原体さえ、大陸や海を飛び越えることができる。NDM－1産生菌は医療ツーリストの体に入ってインドの手術室を抜け出した。2008年、細菌のレベルを測定する定例の検査で、ストックホルム郊外に入院していた59歳の男性の尿からNDM－1産生菌が分離された。この男性はニューデリーでこの細菌を取り込んでいた。ほかにスウェーデン、そしてイギリスでも事例が見つかり、いずれも美容整形手術や臓器移植のような処置を受けにインドかパキスタンへ旅行したことのある患者がかかわっていた。2010年、アメリカで3人の患者がNDM－1産生菌に感染していることがわかった。そして3人ともインドで医療を受けたことがあった。2011年までに、トルコ、スペイン、アイルランド、チェコ共和国で患者からNDM－1産生菌が分離された。医療ツーリストに助けられて、NDM－1は2012年には世界の29か国へ広がっていた。[51]

現在のところ、NDM－1を生産するプラスミドは大部分が、健康な人の口、皮膚、腸にいる肺炎桿菌（*Klebsiella pneumoniae*）や、やはり健康な人の消化管に認められる大腸菌（*Escherichia coli*）のような、体内で害を及ぼさずに生きることのできる細菌で見つかっている。しかし、プラスミドをばらまくのを助けた医療ツーリズム産業は依然として利益をあげ、活況を呈している。先進国では医療費が急上昇を続けており、患者はやむなく自国を出て、より安くて速い治療を求めて飛行機に乗る。NDM－1産生菌の出現にもかかわらず、彼らが行先を変えたがっている様子はない。医療ツーリストやそのほかの保菌者が遠くへＮＤＭ－１産生菌を運んでいくほど――そしてその旅行中に遭遇する細菌の種類が多いほど――、プラスミドが危険な病原細菌へ移行する可能性が高くなる。

そのようにしてＮＤＭ－１産生菌を付与された病原体は医療行為にとって破壊的な重荷となり、ほとんど止めることのできない感染を引き起こす。その危険を冒してまでする価値のある医療行為はほとんどない。「医学の高度な技がすべてストップするだろう」と、ニューデリーのサー・ガンガ・ラム病院の医学微生物学者チャンド・ワッタルは予想する。「骨髄移植、あれやこれやの交換――そうしたものがみなできなくなってしまうだろう」と彼はいう。[52]

現代の輸送網がＮＤＭ－１産生菌のようなパンデミックを引き起こすおそれのある病原菌を簡単に輸送していることには困惑させられるが、コレラの時代以来、スピードと効率を増しながらそれを続けてきた。

しかし私たちは、無数の有害な微生物につきまとわれる運命にあるこの移動性の被害を無抵抗に受けているわけではない。世界中に分布することがパンデミックの必須要件だが、それだけでは十分条件とはならない。病原体は、たとえいたるところに存在していても、そこで適当な伝播の機会に恵まれたときだけパンデミックを引き起こすことができる。広く分布していても、そのような機会を奪われた病原菌は、牙を抜かれたヘビのように無害である。

それに、病原体は特定の伝播様式に依存し、それはあまり変わることはない。いったん特定の伝播様式に適応すると、病原体は犠牲者から犠牲者へジャンプするために進化させてきた複雑な機構を簡単には変えられないのである。だから、歴史的にみても、蚊が媒介する病原体が進化して水媒介性になることはなく、水媒介性のものが進化して空気伝染するようになることもない。しかし、伝播様式が比較的固定していても、利用する伝播機会は流動的である。それはほとんど完全に私たちの行動によって決まってくる。

性行為や結果的に人々が互いに息を吹きかけることになる距離の近さなど、社会生活に不可欠な人間のさまざまな形の親密さを利用して広まる病原体があるのは事実だが、多くの病原体は、比較的まれだったり簡単に変更できたりする、もっと目につかない回りくどい過程を経て広がる。トキソプラズマ原虫（*Toxoplasma gondii*）という病原体がヒトの体内に入るのは、その卵を齧歯類が摂取し、その齧歯類をネコが食べ、感染したネコのトイレにヒトが接触したときである。槍形吸虫（*Dicrocoelium dendriticum*）という病原体の伝播には、その卵がカタツムリで孵化し、カタツムリの粘液をアリが飲み、それからそのアリを草食動物が食べる必要がある。

コレラ菌のような病原体は、ヒトが定期的に自分たちの排泄物を摂取する必要がある。それはよいことである。なぜなら、互いの排泄物を摂取することはヒトの生存にとっても社会の安定にとっても必要ではないため、簡単に伝播の機会を奪えるからである。だが、あいにく、ときにはいくつもの歴史的条件が重なって、もっとも不必要で危険な行動さえほとんど避けられなくなっていることもある。

第3章 汚物

病原体にとって排泄物はヒトからヒトへ広がるための完璧な乗り物である。体から出たばかりのヒトの便は、細菌とウイルスで満ちている。重量で10パーセント近くが細菌で構成され、1グラム当たり10億個ものウイルス粒子が含まれていることもある。ヒトは普通、ひとりが年に50リットル近くの便（と微生物のいない尿を500リットル）を生産して微生物を豊富に含む排泄物の流れを作り出し、それは封じ込めて分離しなければ簡単に足の裏にくっつき、手について離れず、食物を汚染し、飲料水に混入して、病原体がひとりの犠牲者から次の犠牲者へと徐々に広がっていく。[1]

幸い、人々は何世紀も前から、健康的に暮らすには自分たちとその排泄物を引き離す必要があることを知っていた。ローマ、インダス渓谷、ナイル渓谷の古代文明は、自分たちの排泄物を管理して、それが食物や水を汚染しないようにする方法を知っていた。[2]

古代ローマ人は水を使って排泄物を、静かに腐敗させることのできる、住居から遠く離れたところへ流した。ローマ人は、遠く離れた人の住まない高地から木や鉛のパイプ網によって真水を供給するシステムを維持していた。それは一般的な住人に毎日1000リットル以上の真水をもたらし、環境保護局によれば、今日、がぶがぶ水を飲む平均的なアメリカ人の使用量の3倍にあたるという。ローマ人はこの水の流れをおもに浴場や公共の泉を運営するために使ったが、共同便所でも使い、そこで人々は大規模な下水施設、すなわち足元を真水が流れる溝の上に置かれたベンチの鍵穴型の開口部にまたがった[3]。

公衆衛生の観点からいうと、水を使って排泄物を流し去ることの主要な効能のひとつが、排泄されてから分解されるまでの間の危険な時期に、微生物に富んだ糞便を誰も扱う必要がないことである。水が運び去るからだ。欠点は、水が排泄物を移動可能にし、汚染された流水を大量に生み出し、それが(ほかにもあるがとりわけ)飲料水の供給源を汚染するおそれがあることである。しかし、そもそも古代の人々がきれいな水で体を洗いたくて給水網を建設したのとまったく同じ理由から、ローマ人は清潔な飲料水の重要性を理解していた。彼らは、飲むのはもちろん、濾していない水の風呂に入るような愚かな人々を軽蔑し、飲む前に水を煮沸せよという古代ギリシアの医師ヒポクラテスの助言を忘れなかった[4]。

本来なら、こうした健康的な習慣は時代を超えて続いていってしかるべきだった。しかしそうはならなかった。19世紀にニューヨーク市に住むようになった古代ローマ人の末裔たるヨーロッパ人は、祖先の習慣を捨ててしまっていた。彼らは互いの排泄物の中に完全に浸かっていたため、おそらくひとりが毎日茶さじ2杯分の糞便を食物や飲み物とともに摂取していた[5]。

この方向転換は、ひとつには4世紀のキリスト教の興隆と関係があった。ヒンドゥー教徒、仏教徒、イスラム教徒はいうまでもなく、ギリシア人とローマ人も、みな儀式化された衛生習慣を定めていた。ヒンドゥー教徒は、礼拝の前だけでなく、さまざまな「不浄」とみなされる行為のあとには洗い清めなければならない。イスラム教徒は、日に5回の礼拝の前に少なくとも3回、手や顔を洗わなければならないし、ほかにも洗う必要のある場面は多数ある。ユダヤ教徒は、各食事の前後、礼拝の前、用を足したあとに洗うことを要求された。対照的に、キリスト教は水を用いる手の込んだ衛生的な儀式は何も定めなかった。よきキリスト教徒がしなければならないのは、パンとワインを聖別するために聖水をいくらか振りかけることだけである。なんといっても、イエス自身、座って食べる前にまず手を洗うなどということはしなかった。著名なキリスト教徒たちが、水の洗浄効果を見せかけだけで無駄で、退廃的だとして公然と否定した。「清潔な体と清潔な衣服は汚れた魂を意味する」と述べた人もいる。シラミのたかった硬い毛織のシャツを着たもっとも敬虔なキリスト教徒たちは、地球上でもっとも体を洗っていない人々だった。意外なことではないが、537年にゴート族がローマ水道を使えなくしたあと、キリスト教ヨーロッパの体を洗わない指導者たちは、わざわざそれを再建したりはしなかったし、ほかの手の込んだ給水システムも建設しなかった。[6]

その後、14世紀半ばに腺ペストがヨーロッパにやってきた。理解できない脅威に直面した政治的指導者はどこでもそうだが、キリスト教ヨーロッパの指導者たちは、彼らのいつもの攻撃対象である水を用いる衛生法のせいにした。1348年にパリ大学の医師たちが、とくに高温浴を非難して、湯を使う入浴では皮膚の孔が開き病気が体に入ると主張した。「蒸し風呂と共同浴場は禁止すべきである」とアンリ3世付きの外科医アンブロワーズ・パレは主張した。「なぜなら風呂から上がると、肌と肉、そして体の器官全体が柔らかくなり、細孔が開くからである。その結果、悪疫の〝気〟はたちまち体に入って、……突然の死を引き起こすのである」(キャスリン・アシェンバーグ『図説 不潔の歴史』鎌田彷月訳)と、1568年に書いている。大陸のいたるところで、ローマ時代から残っていた浴場が閉鎖された。[7]

中世ヨーロッパの人々は、水がもたらす道徳と命の危険についての疑念から、排泄物を処理し渇きをいやすための水を可能なかぎり少ししか使わなかった。彼らは浅い井戸、泥で濁った泉、よどんだ川の水をそのまま飲んだ。味が悪ければ、乏しい水をビールにした。[8] 金銭的な余裕のある人は「乾式」の衛生法を実践した。17世紀のヨーロッパの貴族は、垢じみた体のいやなにおいを、香水をつけたりビロードや絹や亜麻布で体をおおったりして隠した。17世紀のパリの建築家が、「亜麻布は、今日では、大昔に浴槽や蒸し風呂が体をきれいにしたのよりずっと手軽に清潔さを保ってくれる」(同前)と主張している。彼らはルビーをあしらった黄金の耳かきを使って耳あかを取り、レースの縁取りをした黒い絹布で歯をこすった。水で体を洗う以外のことは何でもした。衛生史の研究家であるキャスリン・アシェンバーグは、「水と湯は憎むべきもの、なにがあっても避けるべきもの」(同前)だったと書いている。[9]

その結果、何世紀もの間、人間と動物の排泄物が身近に存在することになり、産業革命以前の人々はその存在に慣れ、健康によいものとみなすようにさえなった。中世ヨーロッパの人々は一般に足もとのあらゆる種類の臭い糞便の存在を受け入れて暮らしていたが、彼ら自身のものはごく少なかった。人々は食料を供給し輸送をしてくれる動物たちと一緒に住んでおり、ウシ、ウマ、ブタはその土地の人間が出すのよりはるかに多い莫大な量の糞尿を生じたが、それをどこに捨てるかについてはほとんど問題視されなかった。[10]自分たち自身の排泄物を処分するには、家の中や屋外便所《プリヴィ》で簡単なバケツに腰を下ろす人もいた。もう少しだけ手の込んだ仕組みとして屋外か地下室に手掘りの穴があり、ときには（汚水溜めや屋外便所の穴の中のように）石やレンガがゆるく並べられている場合もあって、たいてい底のない腰掛やしゃがむための板が取り付けられていた。収集と処理の細かい方法は個々の住宅の考え方しだいで、何かルールがあったとしても時の権力はほとんど規則を課さなかった。[11]排泄の行為そのものは、当時は現在のようにプライバシーが求められることでも恥ずかしいという感情を起こさせることでもなかった。イングランドのエリザベス1世やフランスのルイ14世のような16～17世紀の君主は、謁見の最中に公然と用を足した。[12]

中世のヨーロッパ人は、人の糞便を悪くいうどころか、薬効があるとさえ考え始めた。ジャーナリストのローズ・ジョージによる下水設備の歴史によれば、16世紀のドイツの修道士マルティン・ルターは、自分の便を毎日スプーン1杯食べたという。18世紀のフランスの廷臣は違う路線をとり、自分の「プドレット」、つまり乾燥させて粉にした人間の便を、鼻から吸い込んで摂取した[13]（それは危険だったのだろうか。おそらく。だが、たとえば腺ペストのようなもっと差し迫った脅威に比べれば、この行為によって起こるかもしれない散発的な下痢の症状など、たいしたことではなかったのかもしれない）。

オランダの入植者が1625年にマンハッタン島の南端にニューアムステルダムという小さな町を作ったとき、こうした下水設備についての中世の考え方や方法を一緒に持ち込んだ。1658年にニューアムステルダムの役人が書いているように、オランダ人は屋外便所を建てるとき地面の高さに開口部を設けて中身が通りに流れ出るようにし、「ブタが汚物を食べて、その中で転げ回れる」ようにした。1664年にこの植民地の支配権を握ったイギリス人は、そこを「ニューヨーク」と改称し、同じように排泄物を「便桶」にため、やはりそれを通りに捨てた。[14]

こうした中世のやり方は、2000〜3000人が住む町が人口数十万の小都市に発展しても、19世紀の間ずっと続いた。1820年には屋外便所と汚物溜めがこの都市の12分の1を占め、数万頭のブタ、ウシ、ウマ、そして野良犬や野良猫が町を歩き回って自由に排便していた。[15] ニューヨークの屋外便所は「きわめて不潔でむかつくような状態にあった。よどんだ液体がたまり、あらゆる種類の腐りかかった物であふれ、それから立ちのぼる悪臭は耐えがたい」と、1859年にある役人が苦言を呈している。テナメントと呼ばれる安アパートの裏や歩道で、何の処理もされていない汚水が何週間も何か月もかけて腐った。汚物をおおい隠すため、地主が地面に木の板を敷いた。押すと板から「緑がかったどろりとした液体」がにじみ出たと、市の調査官が報告している。[16]

ときおり市役所が民間の業者を雇って、通りに積み重なった動物の糞尿や人間の排泄物を収集させた。それは肥料として売られ、これによってブルックリン区とクイーンズ区は19世紀中頃のアメリカで有数の生産性の高い農業地区になった。しかし、この「下水利用農業」と呼ばれたものは決して勢いを得ることはなかった。輸送されるまで待つ間、排泄物を蓄えておけるような十分に隔離されたところがどこにもなかったのである。悪臭を放つ汚物の山が波止場に放置され、近隣の住人が苦情をいった。それに、市当局は民間の契約業者に政治的支援の見返りとしてこの仕事を分け与える傾向があり、多くの者はわざわざ本当に仕事をしたりはしなかった。[17]

その結果、この都市の排泄物の大半がそのまま通りにそってたまり、地面に浸み込んだ。1840年代後半に新聞の編集者エイサ・グリーンが書いているように、汚物は固まって「歩道の外側のふちにそって土手を形成する長い畝」になった。[18] ウマと歩行者がその上を歩いて、ゆっくりと平らにならして緻密なマット状にした。通りをおおう厚いヘドロの下にある敷石が「再び人間の目にその姿を見せることはめったになかった」と、グリーンは日記に書き留めている。市が通りをこすってきれいにするという珍しいことが起こったときには、地元の人々はショックを隠さなかった。グリーンは、この都市に生まれてからずっと住んでいた年配の女性が、清掃されたばかりの通りの状態について述べた言葉を引用している。「この石はみな、いったいどこから現れたの？　この通りが以前は石でおおわれていたなんて全然知らなかった。なんとまあ！」[19]

初期の産業都市で中世の下水管理の手法がとられたために、コレラの流行にうってつけの条件が生み出された。こうした場所は、排泄物処理の習慣が生まれたヨーロッパの田舎とはまったく違っていた。中世ヨーロッパの人々が住んでいた農村では、たいてい土壌が厚く、人口密度が低かった。排泄物の穴がいっぱいになったら、場所はあったから、それをふさいで近くに新しい穴を掘るだけでよかった。寝室用便器の中身を捨てた通りは、それほど人通りが多くなかった。排泄物は土の中に拡散し、無機塩類、有機物、微生物といった土壌のさまざまな粒子がそれをとらえて濾過し、地下水に達する前に十分に分解することができた。[20]

対照的にマンハッタン島は廃棄物を保持し濾過する能力に限りがあった。マンハッタンは、現在、スタテン、ガヴァナーズ、リバティ、エリス、ルーズヴェルト、ワーズ、ランドールズと呼ばれているハドソン河口に点在する島々のうちで最大の島である。西側のハドソン川、東側のイースト川という塩分を含むふたつの川が、大西洋の潮流に合わせて脈打ちながら島のわきを流れている。ふたつの川は島の南端でぶつかり、川底の沈殿物を巻き上げて、立ち昇る栄養物を水中に送り込む。カキが非常に大きく育ち、3つに切って食べなくてはならないほどである（今日、マンハッタン島の最南端の地区ならほとんどどこでも、地面を十分に深く掘ると貝殻が見つかるだろう。それは昔のカキのご馳走の名残である）。しかし、このあたりの水域が海洋生物に富んでいたのに対し、オランダ人の農場主が発見してがっかりしたように、島の土壌の深さは1メートル足らずしかなかった。それでは多くのものを長く保持することはできなかった。そしてその薄い層は、片岩とフォーダム片麻岩からなる厚い破砕性岩盤の上にあった。この岩盤はのちに高層ビルの重量を支えるのに有効なことが証明されたが、これがあるためにその上に捨てられた排泄物で地下水が危険なほど汚染されやすかった。薄い土壌を通りぬけて岩盤まで下降した人間のまだ新しい排泄物が、ひびや割れ目からできた地下の水路に入り、そこを通って何百メートルも移動できたのである。[21]

こうした地質学的特性により、この都市の飲料水の供給源はとくに汚染されやすかった。そしてそもそも供給量が限られていた。この島を囲むハドソン川とイースト川は塩分が多すぎて飲めなかった。雨水を集める方法はあてにできないことが証明された。雨は住民の汚い屋根の上を流れ落ちる間に灰やすすを集め、「その外見はほとんどインクのように黒く、そのにおいは決して好ましいものとはいえない」とある地元住民が述べている[22]（この飲料水の供給源の不足は、1664年という早い時期に、この島に定住するうえでの深刻な障害として言及されている。オランダ植民地の最後の総督であるピーター・ストイフェサントは、「井戸も貯水池もなし」で暮らしていると不満を述べている）。島で唯一、飲料水が容易に手に入るところが20メートルほどの深さのコレクト・ポンドで、これは後退する氷河によってえぐられてできた釜状凹地の小さな池である。しかし、市の人口が北へ向かって増えていくにつれ、皮なめし工場や食肉処理場のような有害な物質を出す産業がコレクト・ポンドの岸へ押し出されていった。ある住人が『ニューヨーク・ジャーナル』紙に掲載された市への公開状の中で苦情を述べているように、まもなく池は「まさに汚水溜めで共同の下水道」になってしまった。1791年、市は池に対するすべての権利を買い取り、衛生委員会は池の水を完全に抜くよう求めた。労働者が運河と水路を切り開いて、池に注ぐ泉の水を抜いた。1803年に市は、水を抜かれた池を埋めるよう命じ、ニューヨーク市民に、その中に落とす盛り土――つまりごみ――荷馬車1台分につき5セントを支払った[23]。

その後はニューヨーク市民は地下水――地表の下に浸み込んでいた水――で間に合わせなければならず、街角にある公共の井戸で汲み上げた。これらの井戸は危険なほど浅かった。今日の基準では、少なくとも15メートルは内枠をつけ、必要なら、さらにその下を汚染されていない地下水に達するまで掘るよう求められる。マンハッタンの19世紀の井戸は9メートルの深さしかなかった。そのような井戸のひとつが、この都市のもっとも悪名高いスラムであるファイブ・ポインツの屋外便所や汚水溜めの間にあって、そこからマンハッタン社が建設した木製パイプの給水システムを通じて、毎日、250万リットル以上の地下水が市の住人の3分の1に供給されていた。[24]

ニューヨーク市民は、自分たちが飲んでいる水が汚れていることを知っていた。1830年に地方紙に手紙を書いた人物は、次のように述べている。

この町で非常によく見られる数々の胃の疾患の原因のひとつが、何千人もの人々が毎日、絶えず使っているマンハッタンの水が不潔でひどく有害なことであるのは明らかである。じつに不快なこの液体は飲めたものではないので、誰もそれをテーブルに置く飲み物としては使わないが、この地域の大半で調理はすべてこの共通の不快なものを使って行なわれている。それでお茶やコーヒーをいれ、パンをこね、肉や野菜をゆでる。亜麻布は幸いその接触による汚染を免れる。それは、石鹸とこの汚い水ほど「相容れない性質をもつものはないから」である。[25]

1796年に地元の新聞が、「あなたは夏の日曜日にそれを飲めるか？　それは月曜の朝の前が最悪で、非常に不快で吐き気を催させるようになり、この都市が大きくなればなるほどひどくなる」[26]と苦言を呈した。地元の医師は、この町の井戸水はよく下痢を引き起こすため、便秘の治療薬とみなすことができ、その「効能は近隣の下水溜めに由来し」、「ある程度の塩分を含んでいるため、いくつかの病気に特別によく効く」と述べている。

1831年、ニューヨーク科学アカデミー（当時は「自然史リセ」と呼ばれていた）の科学者たちが、ニューヨーク州北部の塩分を含まない川の水が有機物および無機固形物を1リットル当たり35ミリグラム程度しか含んでいないのに対し、ニューヨーク市の井戸水は1リットル当たり2000ミリグラムを超える漂積物を含み、半固形といってもよいことを明らかにした。1810年、マンハッタン社の元役員さえ、この水が利用者「自身の排泄物に加え、彼らのウマ、ウシ、イヌ、ネコなどの排泄物やそのほか大量に混入した腐敗した液体」を豊富に含んでいることを認めざるをえなかった[27]。

もちろん、ニューヨーク市民は、この汚染された水が命にかかわる病気を伝播するかもしれないことを知らなかった。しかし、その味がまずいことは知っていて、水をそのまま飲むことはめったになかった。彼らは水をビールにするか、ジンなどの酒を加えるか、沸かしてお茶やコーヒーをいれた。こうした処理によって水が飲みやすくなっただけでなく、その中の糞便性微生物が殺された。コレラ菌さえ殺すことができた。20パーセントの濃度のジンなら、1時間でコレラ菌を殺すことができる。熱い飲み物でもビブリオは死ぬ[28]。

残念ながら、糞便で汚染されているのは地下水だけではなかった。地表水も汚染されていた。ひたひたと岸に寄せる水、氾濫して島に押し寄せる水、ニューヨークの通りや地下室の水たまりの淀んだ水も汚染されていたのである。

皮肉なことに、この都市の地表水の汚染は、比較的豊かな住民が住む地区での屋外便所をきれいにしようとする自発的な取り組みから始まった。

この行為は供給される飲料水をきれいにするのに役立ってもよさそうなものだったが、現実には屋外便所の内容物を捨てるもっとも便利な場所は川の中だった。地元の人々がこの行為が臭くて見苦しいと思ったため、市の規制で投棄は夜中にするよう定められた（これが、人の排泄物が「ナイトソイル」と呼ばれるようになった理由である）。この規制により、この作業はかえってますます汚いものになった。ぐらぐらする荷馬車で、悪臭を放つ積み荷を、丸石が敷かれた暗い通りに中身をこぼしながら桟橋まで運んだ。荷馬車が桟橋に着くと、近くに係留してある見えない船に積み荷を直接落とすこともあった。「その雪崩が達する範囲内にたまたまいた小舟は、完全にあるいは部分的に埋まった。そして、不自然な荷重により沈んでしまう事件が起こったことがあると聞く」[29]と、１８４２年に市の調査官が報告している。

汚れた通りの有り様よりひどいのが、水中にたまって巨大な山になった汚物だった。もっとましな地形条件であれば、投棄された屋外便所の汚物は潮の干満や川の流れによって海へ流れ出ていただろう。しかし、マンハッタン島周辺の水は停滞していて、陸は湿地だった。ハドソン川とイースト川の川下への流れが島から離れるように南へ水を押しやる一方で、大西洋の潮流が島の方へ押し戻した。その結果、ひとつには、この都市は船が航行できるようにしておくため定期的に細長く浚渫《しゅんせつ》しなければならなかった。そしてもうひとつの結果が川の水の絶え間ない汚染であり、水中に沈んだ汚物の山から、細菌の増殖に理想的な栄養が豊富に供給された。「日の光が当たるところでは文字通り泡立っていた」と、1839年に地元住人が書いており、川の水を見ると「実際に、底の腐敗しつつある汚物から大きな泡が幾筋も上がっていた」[30]

住民たちは日常的に、川の汚染された水にさらされていた。マンハッタン島では陸地とその周辺の水域の区別がほとんどつかなかった(地理学的には、マンハッタン島とその周囲の島々は温帯のシュンドルボンといってもよかった。どちらも河口域の中央に位置する低地の群島で構成されていた)。この都市が建設される前でさえ、土地が低く幅の狭いこの島は海の水で定期的に水浸しになった。この島のもともとの住人で、オランダ人によって退去させられたレナペ族は、満潮時にカヌーを漕いで一方の端からもう一方へまっすぐに行くことができた。冬には、アイススケートで滑って現在の市庁舎からグリニッチヴィレッジへ行き、ハドソン川に出ることができた。

しかし、この島のもともとの住人が洪水の水を避けることができたのは、水がすぐに流れて海へ戻ったからで、19世紀の住人はそういうわけにはいかなかった。戦争と都市開発によって高地は完全に破壊され、洪水の水を運び去っていたはずの川や運河はふさがれていた。独立戦争後も、森林火災やそのあとで起こった再建ブームで、島の樹木の半分近くが燃やされてしまった。ジョージ・ワシントンが1781年に、「島は完全に樹木、そしてあらゆる種類の森をはぎ取られて」しまったと書いている。残っているものは「背の低い茂み」だけだった。かつては、はっきりわかる丘が500以上点在していた(これにちなんでレナペ族がこの島を「多くの丘がある島」を意味する「マンナハッタ」と呼んだ)島の北部は、平らになっていた。かつてコレクト・

ポンドの背後にそびえていたバンカー・ヒルはならされていた。洪水の水を排出させていたはずの川、運河、水路はごみで詰まるか上を舗装された。[31]

海を「干拓した」多くの低平な水没する地所で、最悪の洪水が起こった。市が「ウォーター・ロット」と呼ばれる海や池の区画を事業家に売り、業者は排水してその上に住宅を建設した。こうして海岸周辺の50ヘクタール以上の土地が干拓され、かつてはとがっていたマンハッタンの先端が丸く弧を描くようになった。[32] コレクト・ポンドも同様だった。[33] しかし、これらの干拓地は、地下にマンハッタンの岩盤がある土地のようには安定していなかった。これらの土地はごみや土で埋め立てられていて、重いレンガの下のゆるい砂利のように、その上に建設された建物の重みで圧縮され移動した。盛り土が圧縮されるにつれ、土地自体が沈んでいった。

そして、氾濫した水が潮に乗って1日2回、この町の通りを流れるとき、大半の住人には避けようがなかった。汚染された水は水たまりの中で腐り、地下室や庭にたまった。ゴボゴボと音をたてて通りを流れ、井戸の中にしたたり落ちる。必然的に、排泄物で汚染された地表水がいたるところに残り、糞便で汚染された地下水が井戸を満たし、人間の排泄物がニューヨーク市民の体内へ入っていった。コレラ菌のような病原体は、とにかく町へ入り込みさえすればよかった。

1832年の春、マンハッタンは干ばつに見舞われた。島の脆弱な地下水資源は縮小し、栄養に富んだ汚物の、真水に対する相対的比率が上昇した。川の塩分濃度がますます高くなり、照りつける太陽の光でプランクトンとそれを餌にする小さな浮遊性のカイアシ類が異常発生した。

その夏、コレラがやってきた。

最初に報告された発生事例は、排泄物で富栄養化が進みプランクトンで窒息した川との接触で始まった。6月25日、島の東側で、イースト川に近いチェリー・ストリートにある家の1階に住むフィッツジェラルドという仕立屋が、川を渡ってブルックリンへ行くフェリーに乗った。そしてコレラにかかり、ふたりの子どもと妻に感染させ、その全員が死亡した。数日後、3キロ余り離れた島の西側で、オニールという名の男性が、酔っぱらって朦朧とした状態でハドソン川に落ちた。コレラは彼の命も奪った。同時に、コレラはチェリー・ストリートのすぐ南のイースト川に係留してあった漁船に加え、ジェームズ・スリップ15番とオリヴァー・ストリートも襲った。当時、どちらもイースト川の川岸の地所で、チェリー・ストリートから2～3ブロックしか離れていなかった。[34]

こうした初期の犠牲者の腸から、コレラ菌はたちまち市の飲料水の供給源に入った。その夏は非常に暑く、みんなその味を嫌っていたにもかかわらず、コップで生水を飲むニューヨーク市民もいた。見えなくてもコップ1杯に2億個のコレラ菌が入っている可能性があった。[35]特別な調合でコレラ菌を殺すことができるが、腐敗した行商人やバーテンダーがそうした力を無効にしてしまうことがあった。ケチな行商人はたいてい売っている牛乳を水で薄め、安酒場でもバーテンダーが酒を水で薄めた。ニューヨーク市民は、熱いお茶やコーヒーをいれてもそれに水で薄めた牛乳を加えて飲んだり、薄めたカクテルを飲んだりすれば、致死的な量のコレラを摂取する可能性があった[36]（ジンを20パーセント含んだカクテルは1時間でコレラ菌を殺すが、ジン15パーセントのカクテルでは強さが十分ではなかった)[37]。生水や、水で薄めたホットドリンクやカクテルを飲まない人々も、さまざまな食品を通してコレラ菌にさらされた。1ダースがホットドッグ1個より安いカキがコレラの汚染源になった可能性があるし、市場を流水で洗ったときに汚染された水がかかった果物や野菜も同様だった[38]。マンハッタン社によって供給された汚染された水は広く共同利用された。ニューヨーク市民は水道の蛇口でバケツに水を満たし、アパートへ運んで隣人と分けあった。食料雑貨店は客寄せのために船客や顧客に無料で水を与えた[39]。

家族全員がコレラで死んだ。ある間に合わせのコレラ病院で、夫と妻、妻の母親、息子、召使、叔父が全員、それぞれ4日もあけずに死んだ。ハドソン川のそばのウォーレン・ストリートのはずれで衝撃を受けた通行人が、「不潔でみじめな」地下室について書いている。そこで彼は「積み重ねられた寝具のかたわらで、痛みでのたうち回る子ども」を見つけた。その部屋の住人のうち5人はすでに死んでいて、彼らの遺体は荷車で運び去られ、子どもとその母親しか残っていなかった。母親はどこか尋ねられた子どもが隣のぼろ布の山を指さし、驚いた医者たちがそこから彼女の遺体を見つけ出した[40]。

埋め立て地で生活する人々は、とくにひどい打撃を受けた。埋め立てられたコレクト・ポンドの上に建てられたファイブ・ポインツのスラムの住人は、おもに貧しい移民やアフリカ系アメリカ人だった。多くが間に合わせのコレラ病院で最期を迎えた。そのような病院のひとつでは、半数以上が死亡した[41]。

この病気は市内の医師たちを呆然とさせた。ある医師が、家でコレラの激痛に苦しんでいた夫婦を診察したときのことを伝えている。ベッドとリネン類は「透明な無臭の液でびしょ濡れになって」いて、妻は水を求めて絶え間なく金切り声をあげ、そのかたわらにいた夫は医者が脈をとろうと手を伸ばすと疲れ果てて横たわった。「私は多くの人の臨終に立ち会ってきたが、肌の感触がそれまでに感じたことのあるものとまったく違っていて、ぞっとした」そして「まだ息をしている体に手をあてているとは信じられなかった」と、彼は書いている。不運な夫婦の手は「ずっと洗い物をしていた人」のようにしわが寄り、「むしろ何日も前に死んでしまった人の手によく似ているかもしれない」と、この医者は書いている。[42]

当時、ある医師が書いているように、彼らはこの病気は「おもに狭苦しい通りからなる下層の汚くて不健康なところ、もっとも貧しい最下層の人々が住む汚い住居」の地域を選んで襲うようだと思って、自らをなぐさめた。しかしそれが事実だとしても、それはニューヨーク市民のうちでももっとも裕福な層は病気に見舞われたこの都市から逃げ出していたからにすぎない。チャンスさえあれば、コレラは貧しい人々を殺したのと同じようにどんどん富裕層を殺し、市議会議員や、当時アメリカでもっとも金持ちだった毛皮王のジョン・ジェイコブ・アスターの娘の命も奪った。豊かな人々は埋め立て地にも住んでいた。かつてはイースト川の入り江だったブロード・ストリート26番地の屋敷に住んでいた3人の女性と4人の乳母や召使――「若く、健康で、節度のある女性たち」と主治医は書いている――は、互いに何日も間をおかずに死んでしまった。一晩泊まるためにこの家に連れてこられていた4歳の子どもも、やはり死んだ。当時の医者は、犠牲者はそれぞれ「眠っていたか、地下室でいつものように仕事をしていた」と書き留めている。デュアン・ストリートの端や、ハドソン川の埋め立て地に建設され、現在はトライベッカと呼ばれている地区のヴェストリー・ストリートとデスブロッシズ・ストリートに住む富裕なニューヨーク市民の間でも、同じように何人も患者が発生した[43]。

まもなく、コレラは毎日100人以上の命を奪い、当惑したニューヨークの医師が書いているように、市の4分の1で猛威を振るい、ついには「もう病気になる者がいなくなってしまったように見え」、それから「すぐにどこか別の、たいていかなり離れた地区」に現れた[44]。ある住民が、コレラが荒れ狂っている間、町の外にやった娘たちに「セント・マークス・プレイスに歩いていくことができません。耳にしたり考えたりするのはコレラのことばかりです……恐ろしい破壊を続け、勢いは衰えません」と書いている[45]。そしてコートランド・ストリートに住んでいたある店主が、「2か月の間、ブロードウェーでコレラ患者を乗せて病院へ行く途中の救急馬車を3～6台見かけない朝はほとんどなかった」と日記に書いている[46]。

6月中頃には、死体を墓地に運ぶ荷車の音と死者の衣服と寝具を焼く煙が漂う以外、動くものはなく、市は静寂に包まれた[47]。店はドアを閉め、市は7月4日の恒例の独立記念日の祭典を中止した。「この病気は現在、猛威を振るっており、さらに勢いを増すだろう」と、前知事のフィリップ・ホーンが日記に書いている。「願わくは、その惨害の範囲が限られ、滞在が短くあらんことを[48]」

輝く磁器製の受け口で排泄物を最後の一滴までとらえて何キロも離れたところへ流す、屋内トイレの設備が整ったところで育った私たちのような者にとって、19世紀のニューヨークを襲った排泄物処理の危機は、別世界の珍しい出来事のように思える。しかし、そうではない。屋外便所や穴掘り便所を水洗トイレと流水にかえた衛生革命は、選択的で部分的にしか実行されなかった。そして、世界のどこかの片隅で移動のチャンスを得た病原体は簡単にほかの場所に広まることができるため、ある意味、私たちは今日でも200年近く前と同じように、汚物によって広まる病原体に脅かされているのである。

人間の排泄物に対する西洋人の態度はプドレットの時代からいえば根本的に変わったが、動物の排泄物に対しては比較的無頓着なままである。たとえば、イヌを飼うことが一般的なアメリカでは、多くの人はイヌの糞は無害だと思っている。だから、多くの地域社会で住民のペットは通りや庭や公園で好きなように糞をしても許され、飼い主はイヌの糞が入った薄いビニール袋をわきで何気なく揺らしながら何キロ歩いても何とも思わない。ホームセンターの園芸用品売場の店員が、賞を獲得した自分のトマトは「あれ」に植えたんだと打ち明けてくれた。ある調査によれば、イヌの飼い主の44パーセントは、自分のイヌの排泄物を集めたり封じ込めたりしようとせず、イヌのうんちは肥料の働きをするんだと言い訳をするという[49]。

その結果、歩道や庭に放置されたイヌの糞が土壌に浸み込み、空気中を漂い、水路に流れ込む。アメリカの水路の細菌汚染の約3分の1はイヌの糞に起因し、そのような汚染は商業地区よりイヌが暮らしている住宅地で一般的である（科学者はこの現象を「ファイドー仮説」と呼ぶ[50]［「ファイドー」はイヌによくつけられる名前で、イヌ全般のことを指す場合も多い］）。それは空気中にも存在する。シカゴ、クリーヴランド、デトロイトでの野外の空気の汚染に関するある調査で、樹木に葉がなくなる（そしてそのため細菌を空気中に発散しない）冬の間、エアロゾル化した細菌の大部分はイヌの糞に由来することが明らかになった。[51]

しかし、無害な肥料源どころか、イヌの糞は環境汚染物質であり（環境保護局によりそう分類されている）、ヒトに感染する可能性のある病原体の供給源でもある。イヌの糞は、ヒトの排泄物と同様、大腸菌の各種系統、回虫そのほかの寄生虫といった病原微生物でいっぱいなのである。アメリカ人にもっともよく見られる寄生虫の感染はイヌの糞との接触の結果起こるといってよいだろう。イヌ回虫（*Toxocara canis*）はイヌに普通に認められ、イヌの糞がいたるところにあるため、環境中に広く存在する。そして、土壌や水を何年も汚染することもある。子どもが、汚染された土で遊んでいて、うっかり手を口に入れて、この寄生虫を取り込んでしまう。簡単にできる有効な検査法がないため、めったに診断されないが、最近のある調査では、6歳より上のアメリカ人の14パーセントが感染していることが明らかになった。ヒトでは、イヌ回虫は喘息や神経系へのさまざまな影響と関連性があるとされている。[52] イヌは多包条虫（*Echinococcus multilocularis*）ももっていることがあり、これはヒトでは肝臓癌に似た病気を引き起こす。スイス、アラスカ、および中国の一部でこの感染がしだいに大きな問題になっている。[53]

このようにペットの排泄物に潜む微生物の影響力を軽視する傾向は、家畜の排泄物にも広がっている。お尻拭きを大量に買って子どもの体からヒトの便を最後の痕跡まで取り除く親が、農場やステート・フェア（州の家畜品評会）に行ったときには、19世紀のニューヨークの通りと同じように排泄物で厚くおおわれた歩道を子どもが歩かされても平気な顔をしている。そして私たちは、自分が食べる家畜が、人間がそんな目にあったらまるで中世だと思うような条件で暮らすのを黙認している。ニワトリ小屋、ブタ小屋、ウサギ小屋――どれも排泄物が山積みで、その上で動物は眠り、暮らしている。

かつては、動物と作物の両方が育てられる小規模農場で、家畜の排泄物は肥料としてうまく利用されていた。それが可能だったのは、家畜の排泄物の量が、近くの農耕地の吸収能力におおよそ見合うものだったからである。だが、もはや違う。今日では、農場では農耕地が吸収できる量よりはるかに多量の排泄物が発生する。家畜の数がずっと多くなったのである。アメリカでは、養豚場の平均規模が1959年から2007年の間に20倍以上になった。そして、ニワトリが食肉用に飼育される農場の平均規模は300倍以上に拡大した。[54]

その結果、アメリカでは家畜が人間が出す13倍の固形排泄物を生産している。[55]家畜が出す数千万リットルの排泄物を処理するため、飼育場ではそれに水を加えたのち、ポンプで何千平方メートルもある未処理の汚水溜め（「マヌア・ラグーン」）に入れる。この汚水は作物に散布されるが、地元の農耕地ではすべてを吸収できないため、染み出て地下水に入り、流れ出て地表水に入る。立ちのぼる悪臭や汚染水の細かな霧が、干してある洗濯物、自動車、農場の風下に住む人々の家をおおう。[56]「屋外での誕生パーティなんて計画できない」とマヌア・ラグーンのそばに住む住人がいった。「もう何も計画できない。悪臭とハエだらけなんだから」（『ニューヨーク・タイムズ』紙が言葉を引用したある女性は、近くのマヌア・ラグーンのせいで、彼女の職場ではハエを1日に1000匹以上たたいたものだと話した）。動物の排泄物が地表水に入るのを防ぐことを目的とした連邦の規制があるが、きちんと施行されていない。嵐のときに汚水溜めがあふれて、内容物が地元の水路に流れることもある。2013年にウィスコンシン州で400万リットル近い汚水が環境中に流出した。ノースカロライナ州で1999年のハリケーンのあと起こった最悪の流出事故では、9500万リットルの汚水が地元の川に流れ込み、地元の飲料水用井戸の9パーセントが糞便性大腸菌で汚染され、魚が数百万匹死んだ[57]。

この広範囲に及ぶ糞便汚染は、多数の新しい病原菌に新たな移動のチャンスを与える。志賀毒素産生性大腸菌（STEC）がそのひとつである。アメリカの飼育場にいるすべてのウシの約半数がこの微生物に感染しており、この菌は涼しい気象条件なら数週間、さらにはもっと長く、自然環境中で生き残ることができる。ヒトの場合、STECは血性下痢のほか、腎臓が機能しなくなる溶血性尿毒症症候群をはじめとする命にかかわる併発症を引き起こす。死亡率は5パーセントに達し、生き残った人の3分の1は生涯にわたって腎臓の問題に苦しむ。

初めて報告された1982年のアウトブレイク以来、STECは世界50か国で発生した。封じ込めの取り組みがなされているにもかかわらず、年に7万人のアメリカ人がSTECに感染する。アメリカ、カナダ、イギリス、日本のような産業的なウシ飼育が一般的な国に住む人々がもっとも危険にさらされており、ウシの飼育場の近くに住んでいるほど、危険性は高い[58]。

しかし、糞便に汚染された生産物が世界中へ出荷されて消費されるため、危険は飼育場の区域を越えて遠方まで及ぶ。2011年に、エジプトで生産されたフェヌグリーク（マメ科の植物で、種子がスパイスとして利用されるほか、スプラウト（もやし）としても利用される）の種子が原因で、5000キロ近く離れたドイツで病気のアウトブレイクが起こった。このアウトブレイクはふたつの理由で特筆に値する。まず、糞便に汚染された生産物がいかに遠くまで到達し、世界の食物連鎖にそってあらゆる人に危険をもたらしていることを示している。そして、病原体が糞便に汚染された環境を、移動の機会としてだけでなく、毒性をさらに強くするためにも利用していることも示している。

毒性の強化には、微生物がどのようにして遺伝物質を交換するかが関係している。遺伝子を親から子へと「垂直に」受け渡す私たちのような動物とは異なり、微生物は互いに融合して水平に遺伝子をやり取りすることができる。科学者はそれを「遺伝子水平伝播」と呼んでいる。それは微生物が出合う場所で起こるため、微生物が豊富な糞便で汚染された環境はかっこうの舞台となる。[59]

このやり方で多くの病原菌がより強い毒性をもつようになった。コレラも遺伝子水平伝播でパンデミックの殺し屋になったのであり、この場合はバクテリオファージ（細菌に感染するウイルス）がビブリオと出合って毒素を分泌する能力を付与した。また、MRSAも遺伝子水平伝播により生まれた。黄色ブドウ球菌が、別のウイルスからパントン・バレンタイン・ロイコシジンという毒素を分泌する能力を獲得するとともに、近縁の細菌から抗生物質に抵抗できるようになる遺伝子を獲得したのである。NDM-1プラスミドが細菌の種間を移動してその強力な薬剤耐性の能力を付与するプロセスも、遺伝子水平伝播である。[60]

ドイツで2011年のアウトブレイクを引き起こした病原体は、2度の遺伝子水平伝播によってその毒性を獲得していた。まず、あるバクテリオファージが大腸菌の無害な系統に感染して、それに志賀毒素を分泌する遺伝子を付与し、ＳＴＥＣを生み出した。そして次の遺伝子水平伝播によって、この病原体にさらに多くの毒素を分泌する能力と広範な抗生物質に抵抗する能力が与えられた。その結果できたのが、Ｏ１０４：Ｈ４と呼ばれるとくに毒性の強いＳＴＥＣの系統で、これは通常のＳＴＥＣの場合と比べて2倍の数の患者に命にかかわる合併症を引き起こす[61]。

この病原体は２０１１年より前のある時点でエジプトのフェヌグリーク農場で蔓延し、種子の奥に入り込んで、そこに隠れて農家が植え付け前に使う消毒剤の溶液から身を守ることができた[62]。ドイツの50の異なる会社が、目には見えないが汚染されている種子を16トン購入し、スプラウト生産用に国中の園芸家や農家に販売した。２０１１年の春、ハンブルク市内や周辺の人々がサラダや前菜に散らされたスプラウトを食べ、Ｏ１０４：Ｈ４が彼らの体内にこっそり入った[63]。

混乱してはっきり話せない人が大勢、診療所や病院へ押し寄せ始めた。彼らの「意識はもうろうとし、うまく言葉を見つけることができず、自分がどこにいるのかよくわかっていない」と、ハンブルクの腎臓専門医ロルフ・シュタールはいった。彼らは胃腸炎を患い、血性下痢も起こしていた。子どもたちは発作を起こし、透析をする必要があった。ある女性は大腸に壊疽が生じ、左側結腸を切除しなければならなかった。彼女は筋肉が痙攣して話すことができないでいた。それは「まったく新しい臨床像」だったとシュタールは語った。

アウトブレイクが終息するまでに、ヨーロッパ全土で４０００人が発病した――おもにドイツだが、少数ながらフランスでも発生した。50人近くが死亡した。生存者の中には、感染の結果として、発作も含め重い神経症状を発症した人もいる[64]。

これでこの病原体が消えたわけではない。O104：H4はヒトの体内で乱暴を働いたあと、ウシの場合と同じようにして体外に出た。そして、アウトブレイクがおさまったあと数か月間それが続き、生存者は便器の中に病原体を出し続け、無傷な病原体が環境中へ戻る安定した流れができ、病原体は環境中で遭遇したほかの微生物と混ざり、相手を見つけることになる。[65]

私たちはこの新たな衛生の危機がもたらす病原体と格闘する一方で、かつての衛生の危機によって大量に生み出され、貧困が蔓延し統治力の弱い世界の多くの場所でいまだに衰えていない病原体とも直面する。ニューヨークの最初のコレラの流行から178年間を早送りして、イスパニョーラ島、そしてハイチに目を向けてみよう。大多数の人々が、19世紀のニューヨーク市民と同じ排泄物処理の方法を用いていた。2006年の時点で、ハイチの人口の19パーセントしかトイレを使っていなかった。「子どもがうんちをしなければならないときは、小さな壺の上に座らせる」と、ハイチ最大のスラム、シテ・ソレイユの住人が説明してくれた。そして「すんだら、それを空き地に放る」。遠回しに「空飛ぶトイレ」と呼ばれるものを使う人もいた。現地を監視しているハイチ・グラスルーツ・ウォッチというNGOのジャーナリストが書いているように、彼らは「ビニール袋」に排便して、「それをごみの山や近くの水路に投げ入れる」のである。そして、ハイチの通りや空き地に捨てられた排泄物は、簡単には移動しない。それを海へと洗い流すはずの雨水の流れはいつも、ビニール袋や発泡スチロールの容器、野菜くず、捨てられた靴など、さまざまな分解段階にあるごみで妨げられている。[66]

南アジアのスラムに住む人々も同じように人間の排泄物にさらされている。ニューデリーのエクタ・ビハールのスラムで私が会った子のように、小さな男の子が、不法居住地を抜ける溝をまたいで平然としゃがんでいても、さらには20メートルも離れていないところで、しなやかなサリーをまとった女性とその幼い３人の子どもたちが溝のほとりの埃だらけの地面にかがんで遅い昼食を食べていても、誰も気にしない。インドの５０００以上の町のうち２３２の町にしか人間の排泄物を運び去る下水システムがなく、それもよくても部分的である。ほかの人々はみな、世界中の26億人の人々と同様、戸外で用を足さなくてはならない。あるいは何らかの形の乾式便所を使う人もおり、これはインドに１２０万人いる「手作業の糞尿処理人《マニュアル・スカベンジャー》」によって定期的に空にされ、彼らは19世紀のニューヨークの糞尿処理人《ナイト・スカベンジャー》と同じように、素手やブリキ缶で排泄物を集める。そして、こそぎ取った排泄物をかごに入れ、所定の投棄場所、たとえば近くの水がたくさんあるところへ運ぶ[67]。処理人が集めようが、下水システムが運び去ろうが、開発途上国の人間の排泄物の圧倒的大多数は、最後には人々が家事に使うのと同じ小川、川、湖、海に、微生物の量がまったく減らないまま行きつくのである[68]。

十分な下水設備をもたない数十億人の人々にとって、この問題はいつまでも続く公衆衛生の悲劇である。毎年２００万人近くが下痢で死亡し、ほかにも大勢が腸内寄生虫による問題、住血吸虫症、失明の原因になるトラコーマのような、衛生的な汚物処理システムがあれば防ぐことのできる病気で死亡している。しかしそれは彼らだけの問題ではない。みんなの問題である。なぜなら、人間の汚物で汚染された環境を無視すれば、病原体が増殖し、広まって、私たちみんなに影響を及ぼすかもしれない新たなパンデミックを生み出すからである。

ハイチではそれはコレラだった。

2010年1月にマグニチュード7・0の地震でハイチが荒廃した10か月後、国連平和維持軍の分遣隊が、当時、コレラが流行していたネパールのカトマンズから直接やってきた。彼らはポルトープランスの北の山地にあるアルティボニット川の上流のキャンプに配置された。この施設は、名目上は国連のキャンプだが、ネパール人兵士が設計して建設した。ハイチには下水システムがなかったため、彼らは独自に廃棄物投棄システムも建設した。地元の人々は昔からそれではうまくいかないと知っていた。キャンプから出た生汚水が、川へ流れ込む小川に注いでいたのである。キャンプの近くに住む人たちにはそれが見え、そのにおいがし、あとで記者たちもそう書いた。[69]

援助に来た人々が人間の排泄物をハイチの水路に投棄する以外、選択肢を見出せなかったのは、このときだけではない。2010年のもっと早い時期に、赤十字社とそのほかの援助機関が、1万5000個のケミカルトイレから未処理の排泄物をサッカー場4つ分の広さの内張りをしていない穴に捨てていたが、それは首都であるポルトープランスに不足しがちな飲料水を供給するクルドサック平野帯水層の上にあった。[70]

そのケミカルトイレの内容物によってハイチの水が病原菌で汚染されたという証拠はないが、ネパール人兵士の汚水投棄の場合は違った。兵士たちが到着して何日もたたないうちに、コレラ菌がアルティボニット川に入った。コレラに汚染された川の水は、何千人ものハイチ人農民がイネを栽培しているこの川のデルタに流れ込んだ。農民はデルタの塩分を含んだ水に膝までつかって、水の流れを変えて灌漑用水路に入れ、汲み上げて浴びたり飲んだりして暮らしていた。彼らに助かる見込みはなかった。ほかのハイチ人も同様で、彼らはコレラにさらされたことがなく、コレラに対する免疫をまったくもっていなかった。1年もたたないうちに、ハイチには世界のほかのどこよりも多くコレラの被害者が存在するようになった。[71]

ニューデリーでも同様に、十分な下水設備がないことが原因で、NDM-1産生菌が地元の水に入った。2010年の調査で、飲料水から集められたサンプルの4パーセントと、通りや路地の水たまりから集められた171のサンプルのうち51サンプルで、NDM-1産生菌が見つかった。[72]地元の人々がインドの汚染された水からNDM-1産生菌に感染したのかどうかは不明だが、それはありそうなことである。同じことがほかのところでも起こった証拠がある。[73]

もっと広い枠組みで考えると、本当の問題は別のところにある。排泄物が管理すべき問題になるのは、その量が増えて、捨てるのに使えるスペースを超えたときだけである。すなわち、それはヒトおよび動物の個体群の規模と密度の直接的な結果である。不潔なのは症状にすぎない。本当の問題は過密にある。

第4章 過密

19世紀中頃の都市の膨張がなかったら、ニューヨークにおいては1832年のコレラの流行が最後の流行となっていたかもしれない。

この流行の激しさが、それ自体の衰退につながった。夏の終わりには、コレラに感受性のある人は市内にいなくなってしまった。報告された発生件数は5800件を超えたが、（軽い症例はたいてい報告されなかったため）総発生件数の1〜30パーセントにすぎなかったと考えられる。報告された死亡者数はおよそ3000人に達した。報告されていない症例の多さを考慮に入れると、コレラは全市に入り込んだようである。残った人々は感染しても生き延びた人々だった。[1]これらの生存者は、現代の実験で証明されているように、この病原菌に対して免疫をもっていただろう。1832年の終わりのニューヨーク市民がコレラで汚染された水を大量に飲んだとしても、コレラが再流行することはなかったはずである。[2]

こうしてニューヨークにいつもの活気が戻ってきた。8月半ばに著名な商人のジョン・ピンタードが、「店はみな開き、歩道には梱や箱が並び、通りは荷車や運搬台車でごったがえしている」と手紙に書いている。「（パール・ストリートの）うちの織物類を売るこのバザールが死の陰の谷のように静かで陰鬱に見えた7月半ばとなんという違いか……今はどこも生き生きとにぎわい、微笑む顔、請求書を作るのに忙しい店員、箱を開けたり詰めなおしたりするポーター、どの表情も喜びと活気にあふれている」[3]

しかしコレラが去ったわけではなかった。おそらく市の周辺の海岸水域や地表水の中に気づかれずに隠れていたのだろう。簡単に見落とされる散発的で孤立した症例をいくつか引き起こしたかもしれない。あるいは「生きているが培養困難な」状態、つまり細胞が縮んで、複製をやめ、条件がよくなるまで待つ、一種の仮死状態に退避していたのかもしれない（牛乳の中の病原細菌や汚水の中の細菌は、それぞれ低温殺菌や塩素処理の攻撃を受けると、そのような状態に退避する）。どちらの場合も、コレラの存在が隠され、１８３２年の流行の記憶がしだいに薄れていった。[4]

その間に、新たな流行のための燃料が蓄積された。

１８３２年のコレラの流行から１８４９年の流行までの間に成長した世代で、密集した都市生活についての前例のない実験が展開した。ヨーロッパと北アメリカ中の人々が、鉄粉が磁石に引き付けられるように、急速に成長する都市に引き寄せられた。１８００年から１８５０年の間に、フランスとドイツで都市の人口が倍増した。およそ同じ時期にロンドンの人口は3倍になった。１８３０年から１８６０年の間にアメリカの都市人口は５００パーセント以上の成長をみせ、国の人口に比べると3倍の速さで増加した。[5]

大勢の人々が新しい製造業の仕事を求めて都市に群がり、その仕事は彼らが見捨てた農場の仕事より給料がよくて安定していた。しかし、産業化によって急激に進んだ経済の変化は、別のあまり予想されていなかったやり方でも大規模な人口移動を引き起こした。たとえば、1845年に蒸気船がある特別なジャガイモの荷をアイルランドに運び、ニューヨークに大勢の人間がやってくる原因となる出来事が始まった。[6]

何百万人という貧困にあえぐアイルランドの小作農は、ジャガイモ——彼らはそれを「天からの賜り物」と呼んだ——に頼って暮らしていた。平均的なアイルランドの労働者は1日に4・5キロ以上ジャガイモを食べたが、それはおよそ、現代の一般的なアメリカ人が2週間で食べるジャガイモの量である。そして、さらに多くのジャガイモを燃料として燃やした。これはもともとジャガイモが好きだったからではなく、デンプンを多く含み、カロリーが高く、育てやすいからである。イギリスの差別的な政策の結果、アイルランドの小作農は生産力がほとんどない土地をわずかしかもたず、それで家族を養わなければならなかった。ジャガイモが彼らが自給できる唯一の作物だったのである。[7]

しかしこのイモへの過剰な依存により、彼らはそれをむしばむ病原体に対し危険なほど無防備だった。そのような病原体のひとつが、1845年にジャガイモの荷に入ってやってきた。そのジャガイモは、「植物の破壊者」を意味するギリシア語にちなんで命名された病原真菌に感染していた。ジャガイモ疫病菌（*Phytophthora infestans*）はメキシコのトルーカ渓谷で生まれた。それがアイルランドで１８４５年になるまで見られたことがなかったのは、スピードの遅い帆船の時代には、この菌に感染したジャガイモはすべて岸に着く前にドロドロになっていたからである。しかし、蒸気船によって旅が短くなってからは、感染したジャガイモも無傷で届くようになった。それを植え付けると、ジャガイモの中にいた病原菌が広がり、目に見えないうちに危険な胞子が近くの株へばらまかれる。感染した株は十分正常に見えるが、地下では根が腐っている。農民が土の中を動き回ってジャガイモを引き抜くと、地面から現れたイモの房は臭いベタベタしたものでおおわれている。農民は、だめになったジャガイモを山積みにして捨てることにより、知らないうちに病原体が確実に戻ってこられるようにした。毎年、春になるとその山から再び菌が出てきて、翌年の作物をだめにするのである。[8]

ジャガイモの収穫量が徐々に減り、飢饉が始まった。１５０万人が死亡した。そしてもう１５０万人がジャガイモ疫病で荒廃した田舎から逃げ出し、それぞれの地主から援助を受けて海を渡った。地主たちは、アイルランド政府が求めたように飢饉の救済にもっと貢献するよりも、農民の渡航を促すほうを選んだのである。[9]

１８４７年から１８５１年の間に、アイルランドから85万人近い難民がニューヨークに上陸した。[10] 旅を続けてこの国の内陸部へ入ったのはもっとも裕福な人々だけである。残りの、技術をもたない労働者や元召使いは、１８４７年に地元のアイルランド語の新聞が書いているように、「航海のための旅費を払い食料を得るのにかろうじて足りる金しかなく」、食べるものも住むところもなくて、到着した港、マンハッタンに住みついた。そこはまもなく地球上でも有数の過密な場所になる。[11]

島の上には広がる余地がなかった。急成長する製造業や港湾地区と市内の離れた部分を結ぶことのできる高速の輸送網もなかった。地元の人々も新しくやってきた人々も同じように、働き口、あるいはせめてその可能性があるところの近くに住む必要があった。桟橋のフジツボのように、人々はそうした経済活動の中心地の周辺に群がった。

アイルランドの飢饉難民の多くが住みついたのが、ごみで埋め立てたコレクト・ポンドの上に建設された、5本の道が交わる交差点にちなんでその名がつけられたファイブ・ポインツという区画である。

彼らがやってきたことで、住宅ブームが起こった。新来者を収容するため、土地の所有者はこの地区のもともとは2・5階建てだった木造建築の上に無計画に建て増しをした。また、裏庭に新しい家を建て、7・5×30メートルの土地に2軒、さらには3軒詰め込んだ。そして、納屋をアパートに改造し、屋根裏や地下室を賃貸ししたが、窓のない寝室は天井が低すぎてその中で立てないほどだった。[12]それでもファイブ・ポインツの住宅需要を満たせなかったため、土地所有者たちはテナメントを建てるために古い木造建築を取り壊し始めた。テナメントは4階建てや6階建てのれんが造りの建物で、できるだけ多くの人を中に詰め込めるように特別な設計になっていた。1824年にファイブ・ポインツのモット・ストリート65番地に最初のテナメントが建てられ、地元の記者が書いていているように、「ただれた腫物の上に成長するいぼのように」周囲の建物の上に突き出ていた。裏の敷地にさらに多くのテナメントが建てられ、当然ながら表の建物の半分の大きさしかなかった。この「裏長屋」には裏にも横にも窓がなく、このため唯一の開口部は、物干し綱でつながれた建物と建物の間の屋外便所でいっぱいの薄暗い路地に面していた。土地所有者の中には、敷地に3つ目のテナメントを押し込んだり、便所のそばの中庭に小さな掘っ立て小屋を建てる者もいた。[13]

住宅ブームも過密の一因となった。土地所有者たちは、自分が建てた暗く狭苦しい住居に住まなかった（テナメントはその前にあった木造の建物より高くて奥行きがあったため、当然、内部はさらに暗かったが、当時利用できるようになっていたガス照明を所有者が取り付けることはめったになかった）。[14]それよりも彼らはテナメントの建物を「転貸人」へ貸し、転貸人は1階で酒場や食料雑貨店を経営し、部屋を貸し出した。そうやって金を稼ぎ、非常に高額な料金を請求したため、300パーセント近い利益を得ることもまれではなかった。しかし、高い賃貸料は過密を助長した。それは、金に困った居住者が、部屋代を払うために自らも有料の下宿人を置かざるをえなかったからである。ファイブ・ポインツの住人の3分の1近くが、下宿人と同居していた。[15]シダー・ストリートの典型的なテナメントの部屋では、13・4平方メートルの部屋に5家族が住み、ふたつのベッドを共同で使っていた。[16]

ファイブ・ポインツの住居でもっとも惨めなものは地下にあった。ファイブ・ポインツを含む第6区では、1100人以上が地下室の安宿も含め地下に住んでいて、寝棚——具体的にいうと横木の間に帆布を1枚広げたもの——ひとつに週37・5セントの使用料を取られることもあった。

ニューヨークの医者たちは、彼らの青白い顔を一目見てカビ臭いにおいをかげば、地下室の住人であるのを見抜くことができると断言した。そのひとりが述べているように、そのにおいは「髪や皮膚はもちろん、あらゆる衣料品、とくに毛織物」に浸み込んだ。

以前は、貧しい人々は町や村の周辺部に分散して住んでいた。ファイブ・ポインツはそれとは逆のパターンで、彼らをみなひとところに集めた。売春婦たちは、この中心部に位置するスラムは客をつかまえるのに便利だということに気づいた。市内のあちこちの貧しい人々が、ファイブ・ポインツの崩れた建物にすみかを見つけた。ひとり当たりの平均所得は市で最低で、ギャング、犯罪、売春が横行した。ファイブ・ポインツのようなスラムは、人類学者のウェンディ・オレントが「疾病工場」と呼ぶものになった。スラムは、エンジンが燃料を燃焼させて運動に変えることができるように、病原体を捕まえてそれに鞭を当ててエピデミックにすることができた。そしてマンハッタンでは、どこか遠くの孤立した場所ではなく市の中心部で、ファイブ・ポインツの疾病工場が赤々と燃え上がっていた。

市当局者は、ファイブ・ポインツが市の残りの部分にもたらしている健康被害の問題について、ぼんやりとしか理解していなかった。あるとき、彼らはこの地区の一部を取り壊して刑務所を建てることを検討した。しかし、そのかんばしくない場所がもとで囚人の間に病気が発生することを恐れて、とりやめた。外部の者はたいてい、ファイブ・ポインツは別世界の光景であり、おもに彼らの鋭敏な道徳意識から自分たちにとって脅威となると考えた。ジャーナリストや作家が、彼らが「スラミング」と呼んだ流行の先端を行く活動のひとつとしてこの地区を見て回り、有罪を宣言した（今日でも、ファイブ・ポインツに関する1927年の本を基にしたマーティン・スコセッシ監督による2002年の映画『ギャング・オブ・ニューヨーク』で、彼らの嫌悪のこだまを聞くことができる）[17]。

そして、評論家が道徳的不快感を伝える（チャールズ・ディケンズはスラムのことを「ぞっとする」とか「胸が悪くなる」とか表現した）定期報告を発表する一方で、市全体に蔓延する伝染病に火をつけることになる群衆が増え続けた。1850年には、ニューヨークのスラムには1平方キロにおよそ7万7000人が押し込められていた。それは、現代のマンハッタンや東京の中心部の6倍近い人口密度であり、それまでに存在したどの集団と比べても、1000倍以上の密度だった[18]。

17年の不在ののち、コレラは1849年に激しさを増して戻ってきた。多くのエピデミックと同様、市の周辺部の小規模でかろうじて気づくことのできるような発生で流行が始まった。1849年の冬、ニューヨーク号という郵便船がルアーブルからニューヨークの港に着いた。旅の間に7人の乗客がコレラで死亡していた。市の検疫官がこの船の300人余りの乗客を税関倉庫に押し込め、そこを間に合わせの検疫病院にした。その後の数週間で、その倉庫兼病院で60人がコレラにかかり30人以上が死亡した。市内の人々が知らないうちに、別の150人が倉庫の壁をよじ登り、小さな船に乗ってこの大都市に逃げ込んだ。

1849年1月、コレラが市内の移民の下宿屋で発生し、それは感染した脱走者がやってきたせいで、起こったのかもしれない。続いて冬の数か月間、小康状態が続いた。その後、5月にコレラはファイブ・ポインツに侵入した。水道水がなく、複数の家族が食事を用意し、食べ、一緒に眠る部屋では、コレラ菌は簡単に人から人へうつった。コレラ菌を含んだ便が手にくっつき、共有の寝具や衣類にはねかかり、住民はそれを屑屋へ売ったり公共の蛇口で洗ったりした。温かい水域をさまようハリケーンのように、エピデミックは強さを増していった。

いったんコレラ菌が地下水に入ると、コレラが市内のいたるところで爆発的に発生した（1842年に汚染されていないニューヨーク州北部の水源からパイプで引かれてきた水が利用できるようになっていたが、市の3分の2は依然として街角の浅い公共井戸に頼っていた）[19]。衛生局が4つの公立学校を閉鎖してコレラの病院として使い、学童をコレラが蔓延する通りに追い出した。遺体は何時間、ときには何日も放置されたのちに、ようやく集められてランドールズ島の共同墓地へ運ばれ、そこで1832年にパリでされたのと同じように、広く浅い壕に重ねて埋められた。

夏には、ザカリー・テイラー大統領は、この都市の荒れ狂う伝染病をおとなしくさせるために、1日の「国を挙げての祈禱、断食、悔い改め」を呼びかけることくらいしかできなかった。最終的には5000人以上が死亡することになる[20]。

本来なら、19世紀に始まった都市化の実験は失敗していたはずである。歴史学者のマイケル・ヘインズが、19世紀半ばにはアメリカの大都市は「事実上、死体安置所」になり、その第一の人口統計学的特徴は高い死亡率であると書いている。死者数が出生数を上回った。食料と有給の仕事は手に入りやすかったが、都市に住む5歳未満の子どもの死亡率は田舎に住む子どもの場合の2倍近くあった。1830年にニューイングランドの小さな町に住む10歳の子どもは、50歳の誕生日を迎えるものと期待できた。その同じ子どもがニューヨークに住んでいれば、36歳になる前に死んでいるだろう。イングランドとウェールズの1851年から1860年までの人口密度と幼児期の死亡率をグラフにプロットしたら、上向きの直線になるはずである。[21]

生き残った人々も、都市生活の代償に苦しんだ。不健康は彼らの成長に悪影響を及ぼした。1820年から1860年の間に生まれた陸軍士官学校生の平均身長は、この国が都市化を進めるにつれ、1センチ余り低くなった。もっとも低い新入生は、もっとも人口密度の高い都市の出身だった。マンチェスター、グラスゴー、リヴァプール、ロンドン、そしてほかにも過密な都市生活が定着しているところならどこでも、同じような生育不良のプロセスが進行した。[22]

産業都市が生き残ったのは、生命維持装置をつけた死にそうな患者のように、移民というかたちで新しい血が注がれ続け、減少して死につつある集団に補充がなされたからである。ニューヨークで1849年にコレラが流行したあとの数年、月におよそ2万3000人の割合で移民がこの都市に流れ込み続けた。彼らの数はこの都市から流れ出る死体の行列のあとを埋めるに足る数を上回った。[23]

一方で、住宅に関する新たな規制により、この市のひどさが徐々に緩和されていった。改革運動を推進するジャーナリストで写真家のジェイコブ・リースが、新しい技術であるフラッシュを使った撮影をしてスラム街の暗い片隅の様子をとらえ、人々を愕然とさせた。彼の1889年の著書『残りの半分はどのように生きているか *How the Other Half Lives*』は、ニューヨーク市のテナメント改革の運動を燃え上がらせる一因となった。初期の改革のひとつである1901年のテナメント条例は、市の建物は外側の窓、換気、室内トイレを設置し、防火対策をするよう求めている。

過密を前提とするファイブ・ポインツは、住宅改革の時代を乗り切ることができなかった。その多くは単純に取り壊された。この界隈のうち細長い区画が今日のチャイナタウンになった。そして、コレクト・ポンドのあった場所は、金網フェンスがめぐらされ舗装された小さな公園になり、周囲は高等裁判所、市庁舎、ニューヨーク市保健局のクリニックなど人目を引く官庁のビルで囲まれている。行きかう人々は、かつてそこにどんなものにしろ不穏な地区があったとは決して思わないだろう。

スラムの最後の痕跡が、2001年9月11日のテロ攻撃でワールドトレードセンターが崩壊したときに失われた。ファイブ・ポインツの人工遺物の唯一のコレクション――1990年代の初め、裁判所のために場所を空ける目的で5本の道が交わる交差点が取り壊される前に考古学者が収集した、磁器、ボーンチャイナ、ティーセット、タバコのパイプ、貯水槽、屋外便所といったものの破片80万個――が、その地下室に保存されていたのである。[24]

住宅改革のおかげで、きわめて密集した都市でさえ健康的に生活できる場所になりうる。一般に、今日では都市に住む人々の方が田舎に住む人々より長く生きる。健康への負担は少ししか残っていない──たとえば肥満率が高いこと、汚染にさらされやすいこと[25]。

しかし、ニューヨークのような都市がその過去をきれいに洗い流したように見えても、衛生革命と同様、そうした都市が恩恵にあずかった住宅革命は部分的かつ選択的だった。それは世界の比較的貧しい国の多くに浸透していないし、その考え方が家畜に適用されたこともない。インドでは、ひとつには貧困、ひとつには統治力の欠如により、住宅規制は19世紀のニューヨークなみに不十分で、きちんと施行されていない。

ムンバイでは、ダラビのようなスラムのもっとも過密な通りには1平方キロ当たり55万人がいて、それは19世紀のファイブ・ポインツに押し込められていた人間の密度の7倍を超える[26]。田舎からの移住者は通りに屑鉄と防水布で作った掘っ立て小屋に住んでいる。彼らは、私のいとこが住んでいるような、市内の中産階級のアパートの入り口周辺に群がっている。何年か前のある朝、いとこの部屋の格子窓のそばに座ってお茶を飲んでいると、ヒューという大きな音が聞こえ、続いて通りから土煙が上がって、何か騒ぐ声がした。上の階の狭いセメントのテラスが建物からはずれて下の路地にまっすぐ落ち、がれきの山になって土埃を上げているのだった。叔母といとこはその様子に少しの間静かに驚いていたが、カラスが誰かのトーストをひったくっていったときに起こるのと同程度の興味しか示さず、心配したりはしなかった。

このような都市の老朽化を示す光景は、将来、もっとありふれたものになるだろう。それは、産業化の時代に始まった都市化のプロセスが加速しているからである。当時も都市化は急速だったが、まだ限られていて、世界的に都市の中より外に住む人の方が多かった。２０３０年までにそれは変わるだろうと、専門家は推測している。人類の半分以上が大都市に住むようになるだろう。[27]そうした主要な大都市のうち、ヨーロッパや北アメリカの都市のように健康的で十分規制されているのは一握りだけだろう。多くはむしろムンバイのようになる。20億人がダラビのようなスラムに住んでいるだろう。[28]急増する家畜の数は、現在、１９６０年までの１万年の家畜化の歴史における累積頭数より多く、家畜もスラムで暮らしているようなものである。世界のブタとニワトリの半分以上が工場式畜産農場で飼育されており、世界の牛肉の40パーセント以上が、何百万頭も詰め込まれた飼育場で生産されている。[29]

スラムの拡大が、２０１４年のエボラの流行があれほど致死的で長く続いた理由のひとつである。２０１４年より前は、エボラのアウトブレイクが数十万人規模の町より大きなところで起こったことはなかった。１９９５年にエボラのアウトブレイクを経験したコンゴ民主共和国の町、キクウィトには40万人が住んでいた。ウガンダのグルには、２０００年にそこでエボラが発生したとき、10万人余りが住んでいた。[30]これらの場所は比較的小さく辺鄙なところにあるため、２０１１年のある科学論文のタイトルにあるように、専門家は一般にこのウイルスをアフリカにおける「マイナーな公衆衛生上の脅威」と考えた。[31]

しかし、その後、このウイルスが西アフリカに広まり、そこで人口統計学的に著しく異なる状況にある土地に侵入した。エボラは、合計すると３００万人近い人口を有する３つの首都を襲った。アフリカの西海岸にあるギニアの首都コナクリ、コナクリの２６５キロ南にあるシエラレオネの首都フリータウン、フリータウンの360キロ南にあるリベリアの首都モンロビアである。これらはWi-Fiや最新設備を完備した広々とした高層アパートが立ち並ぶ都市ではない。アウトブレイクの最中に西アフリカのスラムのぞっとするような写真があちこちのウェブサイトや新聞に派手に掲載されて、ようやく多くのニュース視聴者が知ったように、超過密で、無計画に開発され、混沌としている[32]。

群衆は、エボラやそのほかの病原体にとって少なくとも3つよいことがある。まず、病原体の伝染速度が急上昇する。エボラがひそかにゲケドゥを出てギニアとリベリアの密集した首都に入ると、その伝染速度は急激に上昇した[33]（天然痘ウイルスが都市の中心部に出現しときにも同じことが起きたことがあり、生態学者のジェームズ・ロイド＝スミスが推測しているように、それとよく似たサル痘も、汚染された肉や感染者の体とともにキンシャサのような都市に入れば同じことが起こるかもしれない[34]）。

次に、病原体はこのような比較的大きな集団ではずっと長く勢いを保つことができる。2014年の流行より前に21回あったエボラのアウトブレイクは、それぞれ数か月以内に食い止められていた。だが、エボラが西アフリカとそこに林立する都市を襲った10か月後、流行を抑えられなかっただけでなく、まだ急激に拡大していた。3000人以上が死亡し、6000人以上が罹患していた。「これまでにエボラでこのような経験をしたことがない」と、国連の伝染病対応を調整しているデイヴィッド・ナバロは述べた。都市環境の特性が、違う結果を招いたのである。「都市に入ると、別次元のものになる」と彼はいう[35]。

しかし、群衆の影響の中でももっとも重要な点は、彼らのせいで病原体がさらに致死的なものになるところにある。これは、群衆に蔓延する病原体がもつ特有の進化論的有利性と関係がある。たいていの場合、毒性は病原体の伝染能力にとって有害である。インフルエンザのように人々が互いに息を吹きかけあうとき、あるいはコレラやエボラのように互いに接触するときに伝染する病原体について考えてみよう。うまく伝染するかどうかは、感染者と非感染者の社会的接触に依存する。非感染者が感染者の呼気を吸い込むか体液に触れるかする必要がある。そうしなければ、病原体はどこにも行けない。したがって広がることができない。

社会的接触に依存しているせいで、このような病原体にとっては毒性が厄介な問題になる。毒性が非常に強ければ、犠牲者は病気になり、さらには死亡するかもしれない。感染者はベッドでひとりで最期を迎えるか病院の病棟に隔離されるかして、仕事で握手をしたり列車でほかの乗客に息を吐きかけたりするようなことはない。感染者が死ぬと、遺体は遺棄されるか焼かれるか埋められるかするだろう。それは中に潜む病原体が誰かほかの人に移る前かもしれない。これは重大な不都合である。そしてこのため、毒性が非常に強い系統はそれほど毒性が強くないものより死に絶える可能性が高い。進化論的にいって毒性は抑制されるはずなのである。

しかし、ある種の人間の行動が、毒性に対するこうした歯止めを解除し、きわめて致死的な系統さえも繁栄できるようにする。一例が、近親者に死なれた親戚たちに遺体に手を触れるよう求める埋葬儀式である。たとえばウガンダのアチョリの人々の葬儀の伝統では、親戚は遺体を沐浴させるよう、会葬者は儀式として死者の顔に触れるよう求められる。同じような儀式が、２０１４

年に西アフリカでエボラが流行したときに重要な役割を果たしたとみられ、その場合は病原体は毒性が弱くなくてもかまわない。エボラのように即座に犠牲者を殺す病原体でも新たな犠牲者に広まることができるのは、感染者が死んでいても社会的接触が続くからである。[36]

スラムの群衆や工場式畜産農場の動物の群れも同じ働きをする。過密状態の場合、病原体を広げる社会的接触は犠牲者が病気になり死にかけているときも続く。病床が居間や台所にあって、友人や親戚が容易に病人に近づくことができる。病院の病棟はいっぱいで、ベッドにはそれぞれ何人もの患者が押し込められ、心配する親戚たちがそのわきでうろうろしている。病気の動物が健康な動物と一緒にケージに詰め込まれている。そのような条件下では、病原体は通常なら毒性が強くなると受ける制限を何も受けず、より毒性が強くなるように進化する。犠牲者がどれだけひどい病気になっても、広まることができるのである。[37]

つまり、それは世界でもっとも危険な病原体、すなわち社会的接触に依存せずに広がるものと同じくらい毒性が強いものにもなれるということである。そうした病原体は環境中で安定しているか媒介動物に運ばれるかのどちらかである。たとえばコレラのような殺し屋、結核を引き起こす結核菌（*Mycobacterium tuberculosis*）、天然痘ウイルスなどである。これらの病原体の場合、犠牲者が死んでも、ほかの生きた犠牲者が拾ってくれるまで環境中に残存することによって広がることができるため、毒性は伝染能力にとって不利な条件とはならない。マラリアを引き起こす熱帯熱マラリア原虫（*Plasmodium falciparum*）のような、媒介動物によって伝播される病原体にも同じことがいえる。犠牲者がどんなにひどい病気になっても、蚊が刺し続けているかぎり、病原体は広がり続ける（それどころか、毒性が感染力を向上させることさえある。具合が悪くて寝たきりの犠牲者はそれほど病気がひどくない者と比べて蚊に刺されやすいからである）[38]。社会的接触によって広がる病原体は、普通、比較的穏やかであるように運命づけられている。しかし、過密状態ではそうした病原体さえも殺し屋になる。

過密状態で病原体の毒性が強くなる様子は、インフルエンザの場合を見ればよくわかる。近年、大規模な集団で生活する動物やヒトにウイルスが感染したことで、より毒性の強い新しい系統のウイルスが多数生み出されている。

インフルエンザウイルスはもともとは野生の水鳥がもっていたウイルスだが、かなり前からヒトを含むほかの種にスピルオーバーして適応してきた。３つの型があり、B型とC型のインフルエンザウイルスはヒトに適応した病原体で、症状の軽い季節性インフルエンザを引き起こす。A型はもともとの保有動物であるカモ、ガン、ハクチョウ、カモメ、アジサシ、渉禽類にとどまっていたウイルスである[39]。

たまにA型ウイルスが家禽の群れにスピルオーバーすることがある。それは中国南部でとくによく起こり、そこでは伝統的な農業のやり方のせいで、飼育されているアヒルと野生の水鳥が容易に接触でき、インフルエンザが家禽の群れに広まるチャンスが十分にある。しかし、家畜化された鳥は、野生のものと異なり、インフルエンザウイルスに対して免疫をもっていない。その体内でウイルスは自由に複製し、「高病原性鳥インフルエンザ」（ＨＰＡＩ）と呼ばれるより致死的な新しい系統を進化させる。[40] これは非常に安定したプロセスであり、科学者たちは実験室で、たんにウイルスを繰り返しニワトリを通過させることにより鳥インフルエンザのより致死性の高い系統を作って、それを再現することができる。[41]

高病原性鳥インフルエンザの蔓延に関する重要な項目のひとつが、この病気に感染する家禽の群れの大きさである。感染したニワトリは、ウイルスに殺される前の数日間だけ、糞の中にウイルスを出す。周囲に感受性のある家禽の群れがいなければ、数学モデルが示しているように、伝染は2〜3週間のうちに自然に終息する。飼育している家禽の密度が低い地域では、この致死的なウイルスの基本再生産数は1より小さい。[42] だから、2000年に至るまで科学者たちは鳥インフルエンザのことを、2014年に西アフリカの密集地で発生するより前のエボラについて考えていたのと同じように、「あまり重要ではない感染症」とみなしていたのである。[43]

しかしその後、中国の養鶏場の数が増え規模が拡大し始めた。2009年には中国の「ブロイラー」――卵を産ませる目的ではなく、食肉用に飼育されるニワトリ――の70パーセント近くが、飼育場で2000羽を超える他の鳥と一緒に育てられていた。さらに大きな飼育場も一般的になってきた。2007年から2009年の間に、100万羽以上飼育している養鶏場の数が60パーセント近く増加した。[44] 家禽の国際取引のペースも上向いた。2008年には1970年の20倍のニワトリが国境を越えて出荷された。[45]

群れがより大きくなり、より多くの家禽が移動することで、野生の鳥の縄張りや渡りの経路と家禽との間で接触が増え、野生の鳥から飼育されている鳥へのインフルエンザウイルスのスピルオーバーがより頻繁に起こるようになった。そして、こうしたスピルオーバーが今度は、より大きな群れに感染してより長く大規模なアウトブレイクを引き起こすことができる高病原性鳥インフルエンザウイルスの出現頻度の増加をもたらした。こうした変化の結果、致死的なウイルスが一線を越えて、家禽で流行を持続できる病原体になった。数学的モデルによれば、鳥インフルエンザウイルスの基本再生産数は、養鶏が盛んに行なわれている場所では10を超える。[46]

このウイルスの基本再生産数が増加するにつれ、それが引き起こすアウトブレイクの頻度と規模も増大した。１９５９年から１９９２年の間、致死的な鳥インフルエンザのアウトブレイクはおよそ3年ごとに起こっていた。多くの場合、感染した鳥は50万羽以下だった。１９９３年から２００２年の間には毎年1回、２００２年から２００６年の間には10か月ごとにアウトブレイクが発生した。これらのアウトブレイクのおよそ半分で、一度に数百万羽の鳥が感染した。[47]

超大型養鶏場がもたらした拡大するウイルスの脅威が、何年もの間、世間の注目を浴びなかったのは、おもに高病原性鳥インフルエンザウイルスが鳥に限定されていたからである。ヒトには感染しなかったのである。その後、１９９６年に中国でも有数の家禽生産地域である広東省のある小さな飼育場で、野生の鳥のインフルエンザウイルスがガチョウに感染するようになった。[48]「Ｈ５Ｎ１」と呼ばれるようになったこのウイルスは、それまで見られなかったふたつの能力を進化させた。めったに野生の鳥では見られないほかの鳥インフルエンザと異なり、このウイルスは渡り鳥を含めさまざまな野生種を襲った。そしてヒトにも感染できたのである。[49]

人々は、感染した鳥と密に接触することによってH5N1にさらされた。通常のインフルエンザの症状ではなく、重篤な肺炎、場合によっては臓器不全が生じた。感染した人の半分以上――59パーセント――が死亡した。[50] そしてウイルスが広まった。家禽の国際取引により、H5N1がタイ、インドネシア、マレーシア、カンボジアなど少なくとも8か国の家禽の群れに持ち込まれた。[51] そして、渡り鳥がH5N1を中東とヨーロッパへ運んだ。[52] これを書いている時点で、北アメリカには入っておらず、それは北アメリカと、旧世界のH5N1に侵された地域との間を渡る鳥の種が少ししかいないからである。しかし、それは変わるかもしれない。シベリアでベーリング海を越えて北アメリカへ渡るカモ、ガン、ハクチョウと一緒にいる渡り鳥に、このウイルスが断続的に見つかっているのである。ベーリング海を越える鳥が感染したら、北アメリカでもH5N1が問題になるかもしれない。[53]

今日登場しているさまざまな新しい病原体のうちでもH5N1のような新型インフルエンザウイルスについて考えたら、たいていのウイルス学者が夜眠れなくなるだろう。H5N1やほかの新型鳥インフルエンザがヒトとヒトの間で効率よく伝染するようになったら、死亡者数はたちまち相当なものになるだろう。死亡率が低くても季節性インフルエンザで大勢死亡しているのは、このウイルスがヒトとヒトとの間で非常にうまく広がることができるからにすぎない。毎年、季節性インフルエンザは世界中で50万人もの人々の命を奪っている。それは、すでに私たちに適応していて、私たちもそれに適応しているインフルエンザウイルスによる死亡者の数である。季節性インフルエンザと同じくらいよく伝染し、死亡率がわずかに高いような新型インフルエンザウイルスなら、何百万人も倒すことができる。
現在のところ、H5N1は人獣共通感染症の病原体である。簡単にはヒトからヒトへ広がることができず、2014年の夏にこのウイルスに接触したと考えられる人は何万人もいるのに、667件しかヒトでの発生が報告されていないのはそのためである。[54] しかし、進化するにつれ、H5N1のヒトへの感染力が強くなる可能性がある。現在のところ、このウイルスは少なくとも10の異なる系統分岐つまり「クレード」に進化し、すべて異なる能力と性質をもっている。[55] なかにはすでに、H5N1のヒトへの伝播率が上昇するかもしれないと科学者が考えるような変異を起こしているものもある。たとえばエジプトに特有のあるクレードは、ほかのものに比べて、ヒトの細胞との結合がうまくできるようである。2009年から2013年の間にH5N1で病気になった人の半数以上がエジプト出身者だったのは、おそらくこのためだろう。[56]
そしてこのウイルスは進化し続けている。H5N1のような鳥インフルエンザが人獣共通感染症の病原体を卒業してヒトに適応した病原体になる場合、必要な適応が起こる可能性があるのは、感染した鳥とかかわる仕事をしている人々の体内だろう。ウイルスが彼らの体内で遭遇するチャンスと障害について理解するため、私は広州へ飛んだ。機内では、すでにインフルエンザの季節がやってきていることが見て取れた。実際、2〜3週間前に広東省でH5N1によって39歳のバス運転手が死亡し、香港では家禽の大量処分が始まっていて、その多くが中国南部の省で飼育されたものだった。飛行機全体が咳をしているようで、高い咳、低い咳、長い咳、短い咳、湿った咳、乾いた咳のオーケストラのようだった。腕で口をおおって咳をする習慣は、同乗の乗客たちの間にはまだ定着していなかった。人々は身をかがめて、思いきり咳をしていた。私の隣に座っていた背の高い若者は、飛行中、熱心に新聞を読んでいた。だが着陸後、エチケット袋を顔に当てて咳をして痰の塊を吐き出し、袋をまたシートのポケットに押し込んだ。[57]

広州の江村にある家禽市場に到着した。そこでは野外の卸売市場で、何千羽というニワトリ、アヒル、ガチョウが金網の囲いの中に入れられていたが、進行中のH5N1のアウトブレイク、あるいはバス運転手の死についての通知はなかった。鳥たちは十分に健康そうに見えたが、2006年のある調査によれば、じつは100羽に1羽はH5N1に感染していたという。[58] 江村の労働者たちがこの話を知っていたのだとしても、彼らはそんな素振りは見せなかった。アメリカでは、高病原性鳥インフルエンザウイルスに感染した鳥を扱う家禽産業の労働者は、エボラと闘うために臨床医が着るのと同じ精巧な防護服を着る。[59] しかし、江村の労働者は素手で、マスクもせず、簡単なゴム長靴とエプロンをつけているだけだった。一つひとつの囲い――動物園にある一般的なサルの檻ほどの大きさ――の世話をしている中年の夫婦が、長い金属製のフックを使って鳥の首をひっかけ、無頓着にプラスチックの箱に詰め、箱はあとでトラックに積み込んだ。死んでいる鳥は、きつく蓋をした青いプラスチックの樽に詰め込むだけだった。こうした樽はどの囲いのそばにもひとつずつ置かれていた。

彼らの無頓着さは、経験から身についた身近なものへの無関心さからきているのだろうと私は思った。労働者たちは、世話をしている鳥のウイルスに汚染された排泄物にまみれて生活していた。彼らは毎日囲いの中で過ごし、ケージに入れられた鳥の背後にあるごみが散らかった空き地で野菜を育て、毎晩、同じ敷地内にあって数百メートルしか離れていない背の低い汚れたセメントブロックのアパートへ帰っていった。埃――羽の一部、砂、乾燥した糞――があらゆるものの上に積もっていた。コンクリートの通路の上にひもで吊るされている湿った灰色の洗濯物の列や、囲い地の真向かいにある小さな店のカップ麺やビスケットのたわんだ段ボール箱にもだ。労働者のアパートの窓は埃でくもっていた。

市場で仕事をしているくず拾いも同じようにウイルスにさらされていた。彼らは市場の柵のすぐ外の防水シートでおおわれた手作りの掘っ立て小屋に住んでいた。私は、彼らがシャベルを肩にかついで市場をぶらぶら歩き、鳥の囲いから濡れてどろどろしたものを集めて2・5メートルほどの高さに積むのを見た。山は彼らの小屋の隣にもあった。

江村の家禽市場では、鳥の排泄物に含まれるどのウイルスにも、何にも邪魔されずにそこの労働者に侵入できる機会がいくらでもあった。川が海に流れ込むのと同じように自由に人体に入ることができるのである。

H5N1が正確にどのようにしてヒトへ感染する能力を得たのかは不明である。ほかの家畜の群れ――ブタ――が一役買ったのではないかと推測する専門家もいる。鳥インフルエンザがヒトへうつることに対する生物学的障壁のひとつが、鳥に適応したウイルスはヒトには存在しない鳥のシアル酸に結合するという事実である。理論上、H5N1やそのほかの鳥に適応したウイルスが、ヒトのシアル酸に結合できるように自然に変異する可能性はある。しかし、新型インフルエンザウイルスがその能力を獲得するもっとずっと速い方法があり、それは再集合と呼ばれるものである。これにより、あるウイルスが別のウイルスから新しい遺伝子のかたまりを獲得し、この新たに獲得した遺伝子とともに、その新しい遺伝子が与える能力をすべて獲得することがある。鳥インフルエンザウイルスが、たとえば季節性インフルエンザを引き起こす比較的穏やかなもののように、すでにヒトに適応している多くのインフルエンザウイルスのひとつと再集合を起こす可能性がある。そうすれば、新型鳥インフルエンザウイルスも、ヒトに効率よく伝染する能力を獲得できる。

この種の再集合は、両方のウイルスが同時に感染した細胞でしか起こりえない。しかし、ヒトインフルエンザウイルスはヒトのシアル酸に結合し、鳥インフルエンザウイルスは鳥のシアル酸に結合するから、ヒトは簡単には鳥インフルエンザに感染せず、鳥は簡単にはヒトインフルエンザに感染しない。このため、多数の家禽が国境を越えて移動し、中国南部のいたるところやほかの場所で何千人もの人々が鳥の排泄物にさらされていても、ヒトと鳥のインフルエンザウイルスが直接遺伝子を交換する機会はほんのわずかしかない。

そこで登場するのがブタである。ブタはその細胞の表面にヒトのものと似たシアル酸だけでなく鳥のものと似たシアル酸ももっている。それは、両方の種類のウイルスが細胞に結合できることを意味する（ウズラの場合もそうなのだが、ウズラの飼育規模が小さいことから、インフルエンザの流行に大きな役割を果たしているとは考えられない）。ヒトと家禽の群れまたは野生の水鳥の両方と接近して暮らしているブタが、鳥のウイルスとヒトインフルエンザのパンデミックの間の謎のミッシングリンクかもしれない。ウイルス学者はブタのことを新型インフルエンザウイルスの系統が生まれるための完璧な「混合容器」だといっている。[60]

　そして中国で家禽の群れが大きくなったように、養豚場の規模も大きくなり、鳥インフルエンザがブタにスピルオーバーする可能性が増している。[61] １９８５年までは、中国のブタの95パーセントは、年に1頭か2頭しか育てない田舎の家庭で飼育されていた。[62] ２００７年には、中国のブタの70パーセントが、何百頭ものブタが押し込められた養豚場で飼育されるようになっていた。２０１０年には中国は世界最大の豚肉生産国になり、世界で飼育されるすべてのブタの半分に相当する6億6０００万頭のブタを飼育し、生産量はアメリカなどの国々の5倍を上回った。[63]

　江村を訪れてから数日後、私は深圳《シェンチェン》から郊外へ1時間ほど車で走って、人がまばらにしか住んでいない産業地域にある非合法の養豚地区である光明《クウアンミン》新区の楼村《ロウツウン》に着いた。そこにはおよそ１０００人の養豚農家が、数千頭のブタとともに、鉄屑や竹でできた長く背の低い掘っ立て小屋に住んでいて、この政府所有の土地の賃貸料は共産党員の息子が不法に受けとっていた。通路にそって、雌鶏の小さな群れがいくつかと、群れから離れた病気らしいブタが何頭か、自由に歩き回っていた。養豚農家は深い長靴をはいて、食堂などから集めた残飯から、桶の中で湯気を立てている、ブタに食べさせるためのどろどろしたごった煮を作っていた。

　注意を引かないようにゆっくりと車を走らせていると、たまたま出会った赤い頬をした夫婦から、彼らの小屋へ手招きされた。ここで私は、いかに簡単にブタと鳥とヒトのインフルエンザウイルスが混ざりあうことができるか見た。その夫婦はブタのにおいが充満する土間を、古いマットレス、何本かの棒、使い古しのビニール袋でかこって、わずかしか家具のない、暗いいくつかの区画に分けていた。そのひとつの、石で円形に取り囲んだくすぶる炉火のそばで、水に野菜が浮かんだバケツを脇に置いて、若い女性が背中を丸めていた。一方の低い壁にそって家族の洗濯物が干してあった。信じられないくらい鮮やかな赤のスニーカーが1足、高い木製の棚に置かれていた。

同じ屋根の下の、10メートルも離れていないところで、数百頭のブタがのろのろ歩き、鼻を鳴らしていた。そこには少なくとも300頭のブタがいて、間に60センチくらいの泥の通路がある細長い囲いの中に詰め込まれていた。それぞれ90キロ以上あって、大半が、糞や餌の残りがこびりついた互いの体の上で体を丸めてぐっすり眠っていた。ずんぐりした体の上にある、どっしりしたあごとだらりと垂れた長い耳のついた頭が、ひどく大きく思えた。

豚小屋を通り抜けると、そのすぐ向こうに広くて浅い池が見えた。ブタの排泄物を蓄え、その中で魚を養殖する、肥料溜めとして使っているのだと、農家が話してくれた。それは、アメリカの開発業者が郊外のショッピングセンターの外に作る観賞用のアヒル池と同じくらい流れがなく浅かった。この池が通りかかった水鳥を引きつけたことは疑う余地がない。鳥が上を飛んだときに、ウイルスで汚染された鳥の糞がこの地区に多数点在するブタの餌入れのひとつに落ちるというのは、十分にありうることだった。その上、夏には、養豚農家は風を入れるために小屋のトタン屋根を取り外してブタとその餌を外気にさらす。

この溜め池を見ていると、楼村のブタが鳥インフルエンザとヒトインフルエンザの両方にかかるのが容易に想像できた。その体内で、次のパンデミックのインフルエンザウイルスが生まれるかもしれない。

Ｈ５Ｎ１がヒトの病原体に進化しようが忘れ去られてしまおうが、新型インフルエンザウイルスのリスクは残っている。ヒト、鳥、ブタの群れがますます大きくなり、パンデミックを起こす力をもつ新しい系統を生み出し続けるからである。本書を書いている間にも、少なくともふたつの新型インフルエンザウイルスが出現したことが知られており、どちらもヒトに感染する能力を新たに進化させた。

２０１２年の夏、アメリカで、通常はブタに感染するウイルスであるＨ３Ｎ２の変異株がヒトへ広まり始めた（科学者はインフルエンザウイルスを、その表面のタンパク質の種類によって分類している。それぞれ表面に、ヘマグルチニン［赤血球凝集素］というタンパク質［Ｈ］の16ある亜型のひとつと、ノイラミニダーゼという酵素［Ｎ］の９つある亜型のひとつをもつ[64]）。人々はステート・フェア（州の家畜品評会）でブタのウイルスに感染した。そこでは、州のいたるところから来た何百頭ものブタが豚小屋に集められていた。ブタの群れは小屋の中に、ウイルス学者のマイケル・オスターホルムが「空気伝染性のウイルス雲」と呼ぶものを発生させ、地元の人々はたやすくそれを吸い込んだ[65]。

私は、地元のメリーランド州のステート・フェアで直接それを見た。人々は、中国南部で感染した鳥の排泄物に囲まれて暮らす家禽産業の労働者や養豚農家と同じように無頓着に、豚小屋とその中を漂う空気伝染性のウイルス雲の中に入ったり出たりしていた。見物人たちは、ブタが眠っている埃っぽい小さな囲いの間を自由に歩き、ビールの入ったプラスチックのカップを持って、かがみこんでこの動物をかわいがった。巨大な扇風機が豚小屋の暑く埃っぽい空気をあちこちに吹き飛ばし、見物人の髪を乱した。「あのブーちゃんを見て！」。十代の女の子が友だちにいうのが聞こえ、見ると、彼女の靴には豚の汚物がこびりついていた。「あの子、すごくかわいい！ なんて太っちょなの！」。ブタの世話をする人の中には、金のかかるホテルの部屋の代わりにブタの囲いを使っている人もいた。ある囲いの中では、小さな女の子をふたり連れた夫婦が折り畳み椅子を置いて、ポテトチップスをむしゃむしゃ食べていた。別のところでは、干し草の俵の上にたわんだマットレスを積み重ねて毛布でおおい、枕を置いてあった。そこで眠った人は誰だろうとウイルスだらけの空気を一晩中吸い込んだはずである。

2011年から2012年の間に、ブタからH3N2v（H3N2型ウイルスの変異株）が321人のヒトに感染を果たした。[66] それはたいした人数ではないが、それまでヒトに感染したことのなかったブタのウイルスにしてはたいした数で、H3N2vのホモサピエンスへの適応が進むのは「前例がない」とオスターホルムは述べている。このウイルスは、種の壁を越え、繰り返し接触することで、ヒトの中で複製する能力を備えた突然変異体を生み出すことができたのである。「私たちは身のほど知らずに運命を試している」とオスターホルムは話した。[67]

2013年2月、中国東部で別の新しいインフルエンザの系統がヒトに感染し始めた。このH7N9型ウイルスは、重篤な肺炎で入院した3人の患者から発見された。系統発生学的な解析から、この新しいウイルスは複数の再集合の産物であり、前年に上海近郊のどこかで発生したアヒル、ニワトリ、野生の渡り鳥のウイルスが関与していると考えられた。できたウイルスがその後、おそらく家禽の群れで増殖したのだろう。

ウイルス学者がH7N9の拡大について心配するのは、家禽自体は病気のかすかな兆候も示さなかったからである。ヒトでのH5N1の発生の場合、それに付随して家畜化された鳥の群れでアウトブレイクが起こり、不完全ではあるが事前の警告となった。H7N9についてはそのような警告はなかった。鳥は感染しても病気にならなかったから、ヒトでの感染はいきなり始まったように見えた。また、このウイルスはヒトでも病気となって現れず、静かに広がることができるようだった。ある研究では、感染症にかかった前歴がなくても、家禽を扱う労働者の6パーセント以上がH7N9に対する抗体をもっていることがわかった。

その年の秋にヒトへの感染の第2波が始まり、この場合は中国南部だけでなく中国東部も含むずっと広い地域に及んだ。ウイルスに感染した人々の大多数が生きた家禽に接触したことがあったため、鳥がその流行の背後にいる見えない犯人だったと考えられる。2015年2月までに、H7N9は600人以上に感染した。

H5N1やH3N2と同様、これはパンデミックの候補になれるようなヒトからヒトへ容易に感染する力は獲得していない——今のところは。これらの新型インフルエンザのひとつ、あるいは現代の家禽やブタの超大型飼育場から出現し続けるそのほかのウイルスのいずれかが、最後にはヒトからヒトへの感染ができるような遺伝子の組み合わせをもつようになるかどうかは、現時点ではまだわからない[68]。

1918年に、現代になって最悪のインフルエンザが襲ってきた。このパンデミックのウイルス——H1N1——は、第一次世界大戦の間の塹壕戦という著しく過密な条件下で増殖し毒性を強めた。世界中で4000万人以上の死者を出し、その大半がウイルス感染の合併症である細菌性肺炎によるものだった（今日では、耐性菌によるものでないかぎり治療可能である）。

H1N1はその後、見えないところに去った。まるでこのウイルスが消滅したようだった。しかし、消えたわけではない。ちょうど1832年の秋にニューヨークでコレラがそうしたように、どこかへ引きこもったのだ。そして、コレラと同じように、感受性のある人々の十分に大きな集団が形成されて再び活躍できるようになるまで、静かにしていた。それは1世紀近くたった2009年に起こり、それほど致死的ではないがそれでも強力な「豚インフルエンザ」のパンデミックにつながった。

ウイルス学者のマリク・ペイリスは、香港で会ったとき、このウイルスの1世紀にわたる隠れ家はブタの体だったと語った。

楼村の豚小屋を去るとき、養豚農家のあとについて1列になってブタの囲いの間の暗い通路をドアに向かってのろのろと歩きながら、私はそのことを考えていた。囲いの反対側の端にいた1頭のブタが目を覚まし、私たちの方に向かってほかのブタの上に這い上がり始めた。突然、柵の扉を支えにして後ろ足で立って肩の高さになり、大きな頭をかしげて片方のアーモンド形の淡い緑色の目を私に向けた。まるで何か至急いわなければならないことがあるかのようで、私は少しの間、目をそらせずにいた。しかしそのブタは、ホエザルの低い吠え声のような恐ろしい音を出しただけだった。私は顔をそむけ、ドキドキしながら、ほかの人たちのあとについて行った。背後では、私たちの動きによってかすかに移動した空気の中で、ブタの群れの中に潜んでいた病原体とヒトの群れの中に潜んでいた病原体とが混ざりあった。

第5章 腐敗

スピルオーバーし、広がり、病気を起こすことができる病原体は確かに危険な生き物だが、それはパンデミックを引き起こす病原体に至る何段階もある道のりの半ばにすぎない。

その道のりの後半がどうなるかは、社会がどう対応するかによって決まってくる。ときには病原体が津波のように崩壊をもたらすことがあるのも事実で、襲撃があまりに急だったり、激しかったり、不可解だったりして、社会が何をすればいいのかわからなくて手遅れになることもある。しかし、多くの場合、きわめて不完全なものでも集団的防衛――たとえば、病人を隔離し、病気の広がりを互いに警告する――が防波堤のような働きをして、死と破壊の波を弱めることができる。

それにより、病原体と人類との闘いを五分五分にまでもっていくことができる。生物学的観点からいって、人と人の協力は驚異的なことである。たいていの哺乳類は、互いに協力するのは血のつながりがあるときだけである。私たちはそうではない。人類は地球上のほかのどの種よりも頻繁に、強く、大規模に協力する。私たちの祖先は一緒に大きな獲物を狩り、互いに看病しあった。そして、他人も見たり聞いたりできる本や物語のかたちで自分の知識を伝えた。社会的協力ができる優れた能力のおかげで、人類は地球の資源や生息環境を支配するようになった。それは、ほかの種より攻撃的だからでも賢いからでもなかった。協力的行動が可能にした複雑な技術のことを考えてみるといい。今日、私がこの文章を書いているラップトップは、血筋や世代や大陸を超えて無数の人々がそれぞれの専門知識を役立てて、大きな力をもつ道具の大量生産と世界中の無数の人々への普及を実現した結果生まれたものである。どんなに精力的で賢い人でも、個人で孤立して働いていたら、成し遂げることはできなかっただろう。

新しい病原体から身を守るために協力戦略がとくに重要なのは、それが効果をあげるために必ずしもハイテクの介入法や病原体自体についての高度な理解を必要としないからである。病原体がどのようにして広まるかについてきわめて初歩的な認識しかもっていない社会でさえ、協力して働く能力を活かすことによって、効果的な封じ込め策を実施できる。ウガンダのアチョリの人々は、その伝染病についての伝統的信仰が医療人類学者によって研究されてきた、アフリカでも数少ない民族集団のひとつである。多くの人が、病気は魔法と霊を通して広がると信じている。それでも、病気の流行に対する彼らの伝統的な反応は、病原体が広がるのを抑制する。伝染病の最初の兆候があると、彼らは協力して病人を隔離し、アフリカチカラシバの長い棹でその家に印をつけ、外部の人に病気に見舞われた村に入らないように警告し、交際、性交、特定の食物を食べること、伝統的な埋葬習慣など、病気を伝播する可能性のある多数の行動を控える。[1]

もっと大きなきちんと組織化された社会では、検疫や高速の長距離通信によって可能になることなど、協力行動に基づいたさらに効率のいい封じ込め策を実施できる。その態勢は十分に整っている。なんといっても、現代社会の制度の多くは、税金を払ったりインフルエンザの予防注射を受けたりするような比較的平凡な集団行動でさえ、実行させるために非協力的な者を罰しそれ以外の者を励まして、もともとある協力の能力をさらに高めるようにできているのだから。
したがって、パンデミックが進展したとき、それは特別攻撃的な病原体が意識の低い犠牲者を利用したり、私たちがうっかり伝播の機会を豊富に与えたりしたことだけが理由ではない。私たちに深く根付いた非常に微妙な協力行動の能力が発揮されなかったことも一因である。
一般的にいって、それは十分な数の個人が公衆の利益より自分自身の私的な利益を追求することを選んだときに起こる。当然のことながら、そのような選択がなされる条件を数量化しようとするさまざまな経済理論や生物学的理論がある。それを考える簡単な方法が、個人にとっての犠牲と便益を検討することである。犠牲つまり協力の代価には（ほかにもあるがとくに）私益を追求する機会を失うことなどがあり、その一方で便益には（ほかにもあるがとくに）他人からの互恵的行動の可能性が増えることや非難の免除がある。犠牲が便益を上回らないかぎり、人々は協力するほうを選ぶだろう。たとえば税金を支払うことについて考えてみよう。私にとって犠牲は、税金の分は、たとえば新しいカウチを購入するのに使えないことである。だが便益は、政府が、私が使っている公立図書館の資金を出し、国税庁の係官を私のところへ派遣しないことである。だから、私は税金を払う。[2]
しかし、協力に伴う犠牲が便益を上回ったら、きっと私は払わないだろう。それが19世紀のニューヨークで市全域に及ぶ規模で起こったことであり、今日でも世界規模で多数の国で起こっている。新たに産業化しつつある都市をコレラが制するのを可能にした要因――政治的統治への信頼の欠如と産業経済の急速な成長――は、同時に利己的行動が報われるようにする条件でもあった。新たな富や権力の恩恵は私益を追求する勢力の関心を引いたが、彼らの行き過ぎを抑えるために必要な規制基盤がまだできていなかったため、彼らがそうした恩恵を追求することで公衆衛生に害を及ぼしたときもほとんど罰を受けなかった。私益追求勢力の権限と影響力が公共団体より勝ったため、コレラを食い止めて打ち砕いていたかもしれない戦略が水泡に帰したのである。

19世紀のニューヨークにおけるもっとも露骨な例が、この市の飲料水供給の乗っ取りである。すでに述べたように、コレクト・ポンドが汚染され、ハドソン川とイースト川の水は塩分を含んでいたため、マンハッタン島の淡水の供給量は不足していた。しかしこの市には、テナメントや屋外便所の下の汚染された地下水を飲む以外に、もうひとつ選択肢があった。今日のウェストチェスター郡にあたるところから南へ38キロ流れてイースト川へ注ぐ淡水の川、ブロンクス川から取水する方法である。

1797年にドクター・ジョーゼフ・ブラウンという医師とウィリアム・ウェストンという技師が、ニューヨーク市が公共の上水道を建設して、汚染されていないきれいなブロンクス川の水を市民に供給してはどうかと提案したことがあった。そのようなシステムなら予算的に無理なくできた。ブラウンとウェストンの推定では、20万ドルかかり、市はそれを新たな税金で支払うことができるはずだった。技術的にも実現可能だった。工業先進国のいくつもの大都市で清潔な水を供給する手の込んだシステムが建設されている最中で、たとえばフィラデルフィアは、蒸気機関によって川の水を貯水池へ汲み上げ、それからパイプで住民へ供給した。そのような方法なら、確実にニューヨーク市民の飲料水も糞便性細菌で汚染されていないものにできたはずである。ブロンクス川の水はニューヨーク市とその屋外便所より上流を流れており、ブラウンとウェストンは、この水を砂と小石の層を通す、現在では「緩速濾過」と呼ばれている方法で濾過することを計画した。その方法なら、水の中の細菌と原生動物が90パーセント以上除去できたはずである。[3]

そして、当時の人々の目にも明らかなほど、市民の生活の質が大きく改善されただろう。ニューヨーク市民はしばしば市の通りの清掃や消火のための水が不足していることについて苦情を申し立てていた。彼らは不潔な通りの健康への影響について心配し、それは社会通念からいって、「悪疫性の病気」が悪化するのを許して市民の健康を危険にさらしていた（1799年にニューヨークの主要な医師のグループが、「悪疫性の病気の原因を除く方法を提案するにあたり、我々は淡水を豊富に供給することがきわめて有力だと考えている」と報告している）。そして、市民は火事を恐れて暮らしていた。1830年代のニューヨークでは、少なくとも日に1回は火災警報が鳴った。一度の大火災で、木造建築の区域がまるごと破壊されることもあった。1835年12月には一度の火災でウォール・ストリートの南とブロード・ストリートの東の建物がすべて焼け落ち、それには500以上の店舗が含まれていた。ブラウンとウェストンによって提案された公共の上水道は、これらふたつの問題を両方解決するものだった。[4]

しかし、政治権力と富を追求する勢力により、この計画は断念させられた。

都会風にあか抜けた魅力的な法律家――あるいは『ハフィントン・ポスト』紙が2011年に書いたように「アメリカ建国時代の反逆児」――アーロン・バーは、ウェストンとブラウンがブロンクス川から取水するという提案をしたとき、ニューヨーク州の上院議員だった。[5]バーは観念主義者ではなかったが、政治的野心をもっていて、それは当時とくに盛んだった政治闘争の中で身を処すことを意味していた。まだ若いこの国で連邦の機関を強化したいと考える主として銀行家と事業家からなる連邦党員と、彼らに反対する小規模農家やそのほかの懐疑的な人々を代表する共和党員の対立である。バーは上流階級の生まれであるにもかかわらず、共和党員と運命を共にし、彼らの影響力を強める方法を考え出した。新しい銀行を作るという方法である。[6]

1791年、連邦党員のアレグザンダー・ハミルトンが、彼が創設した銀行バンク・オブ・ニューヨークの認可を州から得た。共和党員にいわせれば、ハミルトンの銀行は彼らを差別した（それは本当だったのかもしれない。ハミルトンの伝記を書いたロン・チャーナウは、「銀行業務への申込者に対する純粋に政治的な差別は、当時の風潮や、ビジネスを政治から画する線が曖昧なこととよく一致していた」と書いている）。共和党員の要求を満たす新しい銀行は、ハミルトンの銀行に対して政治的な釣合いをとるおもりとして機能した。問題は、そのような銀行を設立するには州から許可を得る必要があり、認可された会社は公共の利益になることを証明しなければならないことだった。新たな認可がただの銀行ではなく民間の水道会社兼銀行に対するものである場合の方が、その証明は容易だった。

しかし、バーが民間水道会社兼銀行の認可を得る前に、ウェストンとブラウンの公共上水道についての提案を頓挫させる必要があった。彼は、この計画が利用するかもしれない州の基金の使い道を制限した。そして、公共上水道の建設には、ブラウンとウェストンが提案した20万ドルではなく、100万ドルかかると、仲間の州議会議員に話した。[7]

このような妨害で、ブロンクス川から取水するという実現可能で人命を救えるブラウンとウェストンの計画は、州の認可を得ることができなくなった。彼らの提案が消えるとすぐに、バーとニューヨーク市議会の同調者たちが、民間の水道会社兼銀行であるマンハッタン社設立の認可を勝ち取った。[8] この設立許可により、会社は個人の投資家から200万ドルを集めることを許された。これは、ウェストンとブラウンがブロンクス川から取水するのに必要となると当初推定した額や、ボルティモアなどほかの市がそれぞれの都市水道計画のために集めた額の10倍に相当した。また、マンハッタン社は、集めた資金のうち水道に必要でないものを銀行などほかの事業で使うことを許された。[9]

組織されてほとんどすぐ、会社は上水道の計画を縮小し始めた。最新の蒸気機関を使わないことにしたのである。そのかわりにウマを使ってポンプを動かした。[10] また、市内に400万リットル近い貯水池を建設するのもやめた。それに比べればきわめて少ない量――0・001パーセント余り――しか蓄えられない小さな貯水槽を作ることにしたのである。[11] 鉄製のパイプを使用するのもやめ、木製のパイプを使うことにした。[12]

さらに悪いことに、この銀行の認可にあたり、ブロンクス川の汚染されていない水に対する排他的な権利が認められ、その水を市内へパイプで供給するための資金が十二分にあったにもかかわらず、この会社はもっと安価で容易に取水できる水源、すなわち排泄物でいっぱいの不潔なコレクト・ポンドから取水することにした。コレクトの水は「胸の悪くなるような」しろもので、人間が飲むのに適さないと非公式に認めていたにもかかわらず、それをしたのである。「貧しいブロンクスは永久に無視されるだろう」と、会社のある役員が親戚への手紙の中で小ばかにしたようなことを書いている。[13]

会社の計画にニューヨーク市民は憤慨した。ある新聞の特派員は、コレクトの「悪臭を放つ」水を供給することにより、マンハッタン社は何千人もの血で手を汚すことになると書いた。[14] また、ある住民は、「市がこのように会社によってもてあそばれ、利用されるとは、言語道断だ」と、地元新聞に書き送った。[15] 商人のニコラス・ローは、この会社は「黄熱病よりひどい悪疫」だといった。[16]

こうした不満は、マンハッタン社の認可を取り消す理由になってもよかった。ほかの州は、公共の利益にそわない会社の認可をあたりまえのように取り消していた。オハイオ州、ペンシルヴェニア州、ミシシッピ州は銀行の認可を取り消したことがあった。ニューヨーク州とマサチューセッツ州は、道路の維持を怠ったという理由で有料道路会社の認可を取り消したことがあった。しかし、マンハッタン社の包括的な認可は、何も手出しができないようになっていた。権利と補助的権限が永久に保証されていたのである。[17]

その後の数年、マンハッタン社はニューヨーク市の上水道に17万2261ドルしか支出しなかった。[18] そして、そのかなり多額の資金の残りを、１７９９年にウォール・ストリート40番地に開業した銀行に投入した。じつはこの銀行は、それを設立した共和党のエリートたちの利益につながるものだった。市長のデウィット・クリントンはマンハッタン社の役員も務め、９０００ドル（今日のドルでいうと15万ドル以上に相当する）近い融資を受けた。バーは12万ドルの融資――マンハッタン社が上水道に費やしたのに近い額――を受けた。[19]

バーは政治的にも恩恵をこうむった。反連邦党であることが十分に証明され、１８０１年、共和党の大統領トマス・ジェファソンの副大統領の地位にまで出世したのである。[20] バーのライバルであるアレグザンダー・ハミルトンでさえ認めざるをえなかったように、マンハッタン社は「道義の点では完全に怪物」だが「利益を上げ影響力を及ぼすのに非常に都合のよい道具」だった[21]（ハミルトンの痛烈なコメントはバーを怒らせ、彼はハミルトンに決闘を申し込んだ。１８０４年７月11日の朝、バーはパリセード峡谷［ハドソン川沿いに延びる絶壁］の崖の下でハミルトンを撃ち殺した[22]）。

マンハッタン社は汚染された地下水を50年間ニューヨーク市民に供給し続け、１８３２年と１８４９年のコレラの流行はどちらもその間に起こっている。この会社は19世紀末に、自らを水道会社と称する見え透いたごまかしをついにやめ、１９５０年代まで続けることになるギリシア神話の水の神オーケアノスの社章以外は、水道事業者としての波乱に満ちた過去を隠すようになった。ニューヨークをコレラで汚染したこの会社は、今日ではアメリカ最大で世界第２位の銀行ＪＰモルガン・チェースとして知られている。[23]

マンハッタン社の事例は、コレラが蔓延する、そのほかの水に恵まれない都市に警告を与える話として役立ってもよさそうなものだった。しかし実際にはまったく逆だった。１７９５年から１８００年の間に、マサチューセッツ州では18の民間水道会社が生まれた。１７９９年から１８２０年の間に、ニューヨーク州で25の民間水道会社が開業した。[24] ロンドンでは、１８０５年から１８１１年の間に、都市生活者に水を売るために５つの民間会社が設立された。[25] ほとんどの場合も、成長しつつある町や都市へ清潔な水を供給するのに必要な投資額が、民間会社があげられる利益を大幅に上回っていた。彼らは資金が尽きるか、規模を縮小して、より利益のあがるそれほど野心的でない計画――取水しやすいが汚染されている可能性のある水を供給するようなもの――に見直した。利益が「十分に大きくて重役たちがすべてのニーズを提供するのに適切なシステムを建設する気になるようなことはめったになかった」と、水の歴史を研究するネルソン・マンフレッド・ブレイクは書いている。[26] 計画がずさんで管理も不十分なこれらのシステムは、マンハッタン社のひどいシステムと同じように、コレラが広がるのを防ぐのではなく、より効率的にコレラをまき散らす働きをした。

清潔な飲料水の恩恵を受けられなくても、集団行動により、まず感染者がコレラ菌を市内に持ち込むのを防いで、ニューヨークでのコレラの流行を回避することができたはずである。イデオロギーや利益のことで頭がいっぱいの腐敗した政治的指導者たちは、この封じ込め策も使えなくした。

彼らは検疫を実施することもできたはずである。ヴェネツィアで１３７４年に初の検疫法が制定されたとき、腺ペストを入れないために、この都市の門と港が40日間閉鎖された（この手法の名称 quarantine は、イタリア語で「40日」を意味する *quarante giorni* に由来する）[27]。これは、40日以内に目に見える病状として現れる腺ペストの病原菌のようなものに対しては非常によい封じ込め策である。ある歴史家が述べているように、それだけ長期間、隔離を続けたら、人間と船と品物は「医学的に無害」である[28]。

西ヨーロッパでは17世紀の終わりには、地中海の主要な港はすべて、ラザレットと呼ばれる厳重に監視された要塞を建設して、船、船客、品物を隔離した。同じような方策を陸上で実施するため、兵士の列をコルドン・サニテール（防疫線）に配置した。最大級のもの――バルカン諸国に幅約30キロで約1900キロにわたって大勢の兵士が並び、検疫に従わないで通ろうとする者を見たら撃つよう命令されていた――は、18世紀にトルコにペストが入るのを防いだ。

歴史家の中には、ヨーロッパがついにペストを制圧し、1850年までにペストが消えたのは、検疫と防疫線を実施したおかげだとする人もいる[29]。歴史家のピエール・ショーニュは、それは「バロック時代のヨーロッパの最大の勝利といってもよい」と述べている[30]。また、歴史家のジョン・ダフィーがいうように、19世紀前半にニューヨークで黄熱病の流行が終息したのも、船の検疫のおかげだったのかもしれない[31]。

しかし、19世紀の間に国際貿易が拡大するにつれ、検疫と防疫線は貿易にとって不当に大きな損害をもたらすものとみなされるようになった。社会改革主義者と自由貿易提唱者は、国境を閉じるのでなく、むしろもっと開くよう求めた。検疫は「商人に対するはなはだ不当な暴虐である」と、1798年にニューヨークの一流紙が非難している。[32] 医師のダニエル・ドレイクによれば、検疫でこうむる事業損失は「破滅的」だった。[33] それに加え、イギリスの医師ヘンリー・ゴールターは「検疫は役に立たないし、それがその国の商取引関係や海運業に与える損害は、何の埋めあわせもないまったくの害悪である」と述べている。[34]

その上、感染症が人から人へ広がる――このため検疫のような隔離策が有効である――という考え自体が時代遅れで、19世紀のフランスの医師ジャン＝バプティスト・ブイヨーが述べているように、「まもなく消え去ると期待すべき科学の迷信」とみなされるようになった。[35] チャールズ・マクリーンは1824年に、検疫というより「専制政治のエンジン」に対する痛烈な批判を書いた本に「検疫法の悪弊、および悪疫性の伝染病が実在しないこと」という標題をつけた。[36]

19世紀の医学界のエリートたちは、病気は伝染するのではなく、臭い瘴気やガスの雲のような、環境現象の結果だと信じていた。ニューヨークの住人で医師のジェームズ・R・マンリーが1832年にそれを要約して書いているように、コレラは「空気伝染する病気で……風の翼に乗って運ばれる」というのである。[37] もしそうだったら、船の往来や人々の自由な移動を妨げることに何の意味があるだろう。[38]

伝染病が実在することは十分に明白なのだから、そのような信念をもち続けるには、頭の中で何らかの離れ業をする必要があった。人々が遠く離れて暮らしていて、お互いの飲料水を汚染する可能性がそれほどない田舎では、コレラのような病気も、ペストや天然痘のような昔から検疫で防ぐことのできた病気とまったく同じように、ひとりの病人から別の人へ順々にわかりやすい広がり方をして、家庭から家庭へ整然と移動する。しかし、医学界のエリートたちはたいてい都市に住んでいた。彼らは田舎の人々の経験を無視する傾向があったし、いずれにしても都市では流行の様相が異なっていた。そこではコレラのような病原体は、社会的接触と、多くの人々が飲む汚染された水によって広がる。アウトブレイクは劇的かつ同時に始まり、まるですべての人が逃げられない病気の雲のようなものに包まれたか、集団中毒に襲われたかのようだった。そして、ほかの人は病気にならないのに一部の人たちだけが病気に倒れたら、医師は、それは彼らが道徳的に堕落した状態にあるからだといった。そして、飲んだくれや売春婦やそのほか評判の悪い者たちは品行方正な市民よりかかりやすいのだと説明した（この場合も、都合の悪い反証を退けるのは簡単だった。モントリオールの人々が、コレラが「品行方正な」人々を襲っていると新聞に投書したとき、それを信じない編集者は彼らの手紙を掲載するのを拒否した。あるいは、「品行方正な」人がコレラで死んだら、医療関係者はその人物がひそかに何か不道徳なことをしていたに違いないと主張した[39]）。

医学界と貿易関係者が検疫に対してこのように観念論的な反対をしたため、ニューヨークの検疫法を制定しようという決意はコレラがやってくる前の数年でしだいに弱まっていった。1811年、市議会と州議会は、検疫を執行する権限を港にいる地方の検疫官に移譲した。1825年、彼らは、広東またはコルカタからやってきたすべての船について検疫規定を免除した（なぜこのふたつの都市が免除されたのかは不明である[40]）。検疫の実施は地方の検疫官に任され、よくても少しずつしか実施されなかった。到着する船の三等船室の乗客は検査されることもあったが、一等船室の乗客は健康であろうがなかろうが免除された。その気になれば検疫官に賄賂を贈って検疫を回避することもでき、警備の甘い検疫センターから逃げ出したり、たんに自分は健康だと嘘をいったりした。船は簡単に検疫規定を無視した。たとえば、ニューヨーク市の場合のように、港の検疫官が埠頭に船をつける前に検疫で2～4日過ごすように要求するなら、船長は、そのような規制のされない、近くのニュージャージー州やスロッグスネックの港へ船を向けるだけのことだった。[41]

それでも、ニューヨークはもう少しでコレラに対する検疫法を制定するところまでいった。ニューヨーク州の知事は、1832年の春にコレラが大西洋を渡ってカナダに入るのを注視していた。心配になった知事は、ルイス・ベックという医師を派遣して、この病気がニューヨーク市に危険を及ぼすおそれがあるかどうか判断するための州規模の予備調査を実施させた。

ベックは詳しい調査をして、コレラ患者がエリー運河にそって発生し始めており、さらにはニューヨーク市へ向かって南下していることを発見した。現代の手法で彼のデータを可視化したものからもその様子がわかる。当時の基準からいっても、知事に検疫を勧告するのが適切だっただろう。コレラの発生パターンは、「コレラが伝染性であるという考えを支持している」と思われると、ベックは認めている。[42]

しかし、それは錯覚にすぎないと、彼は続けた。実際には、移民、貧乏人、具合が悪くなった酒飲みだけ、そして「村の不潔な部分」にのみ発生していると述べた。品行方正な人が病気になったのは、「大量のグリーンピースを食べた」せいか、「キュウリやそのほかの野菜を食べ過ぎた」

せいだと彼は説明した。[43] ニューヨーク市が恐れるべきことは何もなく、検疫は必要ない。「検疫法によってコレラを国から締め出すことができないことには、まったく議論の余地がないと思われる」とベックは報告した。[44]

そしてこのため、コレラは妨げられることなくニューヨーク市へ向かって水路を下った。地元の人々は、緑色の未熟な果物を避けるようなことをしたり、かかりつけの医師から勧められた、労働、食物、性行為をほどほどにするという、立派な中流階級の道徳規範を採用したりしてこれに備えた。[45] 運河町の人々は、コレラの蒸気を吸い取るために、棒に大きな肉片をつるした。コレラを含む空気を除こうと、タールを何樽も燃やす人もいた。[46]

ニューヨーク市が実施しなかった3つ目の封じ込め策は、今日でもあまり実行されていない。病気の発生と蔓延に関する公的な警報を敏速に発表することである。

ニューヨーク市長と市の衛生局は、商取引を混乱させるのを恐れて、市民に彼らの間で発生している伝染病について知らせるのを拒んだ。コレラに襲われたほかのどの町や都市も同様で、コレラがその地域社会で爆発的に発生したのを認めず、「未知の病気」による「突然の死」について漠然とした報告を発表した（病気が発生していない近隣の町は病気をその名で呼ぶのをそれほど嫌がらず、そのためコレラの蔓延についてのニュースは知れ渡った）。[47]

1832年の夏にコレラ患者が殺到したため、ニューヨーク市の著名な医師たちが市長に公的な警報を発表するよう求めた。しかし、市長も衛生局もコレラの発生を完全に否定した。[48] 市当局の「のろく頑固な」態度に憤慨し憂慮した主要な医師のグループが、「地域社会の人々の命より金銭を」大切にしていると自治体（彼らは「コーポレーション」と呼んだ）を非難する、辛辣な一般向けの報告書を発行した。

そのために彼らがこれほど頑固にこの市におけるコレラの存在を否定したのは明らかである――医師会全体の一致した証言によって事実が立証されたあとでさえ……現在、我々に助けを求めて叫んでいる何千もの人々の苦しみに関し、コーポレーションの犯罪的怠慢に何か弁解の余地があるかどうか、我々は市民の良識に訴える……威厳を添えるどころかあなたが名誉を汚しているその地位からそろそろ解任されるべきである。[49]

市当局は、アウトブレイクの数週間前にコレラに感染した船がやってきたことの証拠の隠滅もしたのかもしれない。市がコレラに感染した船の乗客の検疫をひそかに行なっていたという港の医師の主張について調べていた調査官が、そのほかの点では完全な検疫病院の記録が、問題の数か月分――1832年の4月、5月、6月――消えていることに気づいたのである。[50]

公正を期すためにいえば、19世紀の指導者たちが病気への対応策を実施するか否かについてしなければならなかった選択は、同じように説得力のあるふたつの選択肢の間の選択ではなかった。選択は予測可能な犠牲と予測不可能な便益の間で行なわれた。彼らは、検疫とコレラについての市民への警告が個人の利益を損なうことは知っていたが、対策が本当に市民を守ることになるのかどうか確信がもてなかった。そんなときに彼らが、ほとんど不確実な公益よりほぼ確実な個人の利益を選んだのは当然のことである。それに、彼らに別の方法を選択する義務はなかった。

しかし、20世紀までにそれは変わった。1851年から10余りのヨーロッパの国がロシアも加えて一連の国際会議を開き、それぞれの国境内の感染症の存在に関し互いに警告する条約をまとめた。50年に及ぶ厳しい議論の末、1903年までに、互いにコレラとペストの発生状況を報告し、コレラの海上検疫を実施し、コレラに感染した港を出た船の検査を他国に許すことで合意し、国際衛生条約に盛り込んだ。

しかし、国際的な合意にもかかわらず、大きな力をもつ私益追求勢力は彼らの取り組みを妨害し続けた。条約が署名されてほんの数年しかたたないうちに、感染症のアウトブレイクを隠す、きわめて大胆でよく調整された国際的共同謀議が起こったのである。

1911年にイタリアのナポリでコレラが発生した。それは、数百万人の観光客が来ることが予想される建国50周年を国を挙げて祝う直前のことだった。イタリアの首相は、国民の健康より通商と威信を守ることに関心があり、公衆衛生当局に送った電報の中で、国際衛生条約を無視する意向を明らかにした。国内で進行しつつあるコレラの流行について、「目標は、可能なかぎり秘密にし、それを維持することだ」と指示したのである。そして「政府は怠慢な者はすべて容赦しない」とも。

イタリアの政府当局は新聞社と記者に月に50〜150リラの秘密の顧問料を払って、憂慮される「C」がつく言葉に言及するのを避けさせた。また、「コレラ」という言葉を含む電信を傍受し検閲した。そして、ニュースを漏らすおそれのある人物の電話を盗聴し、投獄すると脅した。医学団体に対して夜間の強制捜索を実施し、コレラの教材を没収した。また、発生した各症例に関する記録を保存し続ける一方で、症例報告に太字の「機密」という言葉と「NB（注意）公式の報告書は刊行されなかった」という注意書きのスタンプを押した。コレラの犠牲者は真夜中に病院へ運ばれ、地元新聞は「コレラは発生していないし、発生したこともない！」と書き立てた。

アメリカの政府当局も隠蔽工作を黙認した。国務長官が「イタリアにおけるコレラの存在に関する不必要な周知はなされないだろう」と、びくついているイタリアの政府当局を電報で安心させた。イタリアが厄介なコレラを慎重に扱うと約束するかぎり、アメリカは国際衛生条約の拘束を無視した。「健康証明書は、作成後、封印されて船長に渡され、内容は領事と医官だけに知らされ、船長さえ内容は知らない」と国務長官は断言した。公衆衛生局長官はコレラに襲われたイタリアへの旅行のリスクについて国民にはあえて警告せず、その一方で私信で個人的な知りあいにその夏にイタリアを訪れる計画を取りやめるよう助言した。フランス政府もイタリアの共同謀議の内容に同意した[51]。

歴史学者のフランク・スノーデンの推定によれば、イタリアで秘密にされたコレラの流行は1910年から1912年の間に1万8000人もの命を奪い、フランスとスペインの両方に広がった。秘密にされたイタリアでのコレラの流行がようやく歴史的文献に現れるのは数十年後で、スノーデンによって詳細が暴露されたが、当時、ドイツの小説を注意して読んだ人にはわかったかもしれない。ドイツの小説家トーマス・マンとその妻がこの秘密のコレラの流行期にイタリアを訪れていたのである。１９１２年にマンは中編小説『ヴェニスに死す』を刊行し、その中でドイツ人作家がヴェネツィアを訪れ、この都市が何らかの「名状しがたい恐怖」に支配されていることに気づく。この作家は結局、熟れすぎたイチゴを食べて死ぬのだが、それはマンと同時代の人々から一般にコレラ感染の重要なリスク要因であると信じられていた。

　イタリアの隠蔽工作はかなり大胆なものだったが、それが最後というわけではない。政治的指導者は、国民の健康より通商や国の評判を優先させ続けた。２００２年、中国政府はＳＡＲＳの出現を正式の国家機密として扱った。広東省保健局の報道官が、起ころうとしているエピデミックに関する情報は「党の宣伝部」からのみ発表され、その病気に関して報じた医師やジャーナリストは誰であれ罪に問われるおそれがあると述べたと、評論家のマイク・デイヴィスは伝えている。仏山《フォーシャン》市からの数少ない新聞報道――原因不明の呼吸器障害による死亡が続発したことだけに言及していた――からわかること以外、国際社会や世界中の公衆衛生当局はこのアウトブレイクについて何も知らなかった。[52]

　国際社会がこの新しい病原体の出現のことをようやく知ったのは何か月もたってからで、ある地元住民がオンラインで知りあった人へのメッセージの中で広州で起こったことについてたまたま言及した。メッセージを受け取った人がそれをドクター・スティーヴン・カニオンという元海軍大尉に転送し、この人物が２０１３年２月10日に、ある国際的な医学会が運営する感染症の報告システムである新興感染症監視プログラム（ＰｒｏーＭＥＤ）へ次のような質問を投稿した。「今朝、私はこのＥメールを受け取りました」と彼は始めている。「そしてその後、そちらのアーカイブを検索しましたが、それに関することは何も見つかりませんでした。この問題について何か知っている人はいませんか？　『広州での病気の流行について聞きましたか？　教師のチャットルームで知りあった人がそこに住んでいて、病院が閉鎖され、人々が死んでいると書いています[53]』」

アウトブレイクのニュースが世界保健機関（ＷＨＯ）の北京事務所に伝わったのちも、中国当局は情報の公開を拒否し続けた。彼らは、「非定型肺炎」で少数ながら死者が出ていることを認めた。少なくとも最初は、ＳＡＲＳ患者が治療を受けている陸軍病院をＷＨＯの調査チームが調べるのを妨害した。中国の厚生大臣が公式にこの新しい殺人ウイルスの存在を認めたのは、驚いたＷＨＯが旅行者に香港と広州へ行かないよう勧告したあとにすぎなかった。そのときでさえ、大臣は病原体は封じ込められており中国南部は安全だと主張したが、結局、そのどちらも本当ではなかった[54]。

キューバ政府も同じように２０１２年のコレラのアウトブレイクについてのニュースを差し止めた。『マイアミ・ヘラルド』紙によれば、キューバの当局者が地元の医者に、コレラによる死亡を「急性の呼吸不全」によるものとして記載するよう命じた。「我々はコレラという言葉を使うことを禁じられてきた」とある地元男性が新聞に話し、そしてすでに違反したとして逮捕され拘留されている人々がいるといった。コレラが広がり続けているというニュースが国外へ漏れたが、政府はコレラのアウトブレイクは制圧されたと発表した。2012年12月、彼らはコレラのアウトブレイクについて報じたあるジャーナリストを拘留した（この国の2000年のデング熱のアウトブレイクについて公表した医者は、1年以上刑務所に入れられていた）[55]。コレラのことを報道すれば、ジャーナリストのローズ・ジョージがタンザニアのダルエスサラームで政府の役人からいわれたように、「面倒なことになる」のである[56]。

サウジアラビア政府は、2012年秋にジッダの病院の患者に最初に現れた新型コロナウイルスを発見したウイルス学者を沈黙させようとした。この新しいウイルスがSARSに似た脅威となることを認識していた、この病院のウイルス学者アリ・モハメド・ザキ博士は、自分が発見したことをPro－MEDに投稿し、世界中にいる6万人の登録者に警戒を呼びかけた。誰もが認めるように、ザキ博士の素早い警告により、世界的アウトブレイクを回避することができた。さっそくこのコロナウイルスの塩基配列が分析されて診断検査法が考案され、世界中の公衆衛生当局が、中東呼吸器症候群（MERS）と呼ばれるようになるものの犠牲者をさらに100人以上発見した。ザキ博士によれば、サウジアラビアの厚生大臣は喜ばなかったという。「彼らは私に対して非常に攻撃的だった」。そして「調査チームを送って調べ……今では病院の経営陣に私を辞めさせるよう圧力をかけている」と、彼は述べている。パンデミックを防いだのかもしれないこの人物は、職を失い、エジプトへ移らなければならなかった[57]。

新しい病原体についての情報を握りつぶしてきたのは、弾圧の噂がある政府だけではない。民主的な選挙で選ばれたインド政府も、NDM《ニューデリー》－1という言葉を隠そうとした。NDM－1とインドの医療ツーリズム産業でのその蔓延に関する報告が最初に発表された国際的医学文献は、2010年8月、『ランセット』誌に掲載されたイギリスとインドの科学者の共著論文だった。それが公表されるとすぐに、インドの医療ツーリズムの擁護者はNDM‐1の公衆衛生上の重要性を否定し始めた。インド政府の保健研究長官ドクター・ヴィシュワ・カトーチは「そのようなスーパーバグはどこにでもいる」と鼻であしらい、「インドにもほかの国と同じように問題はある」と述べた。NDM―1に関する調査と、それが最初に分離されたニューデリーの都市名にちなんでこのプラスミドが命名されたのは、「インドの医療ツーリズムの評判を傷つけようとする陰謀」だと、『インディアン・エクスプレス』紙は見解を述べた。それに加え、NDM―1に関する調査の結論――医療ツーリズムのビジネスを抑制する必要があるかもしれないというもの――は「不公正で恐ろしい」と『ザ・ヒンドゥー』紙は書いた。[58]

インド政府はNDM―1の研究に関与していたインドの科学者を攻撃し、手紙を出したり個人的に会ったりして、この新しい病原体についての調査が法律違反であることをほのめかした。厚生省から研究者たちに宛てた手紙には、「権限をもつ適切な者から許可を得る必要がある」そして「その際、実施する研究についての詳細を説明するよう求められる」と、書かれている。この調査の指揮をとっていたカーディフ大学のティモシー・ウォルシュはスパイとして告発され、嫌がらせの手紙が殺到しているという。インド政府にいわせると「私は悪魔の化身で、朝食に赤ん坊を食べる」のだそうだと、彼は語る。NDM―1に関する国際共同研究がインド政府の介入によって急に短縮され、ウォルシュがこのプラスミドに関する調査を続けるためにインドでサンプルを得るには、ジャーナリストに協力を求めざるをえなくなった。[59]

19世紀は「悪徳資本家」とあざけられる「倫理にもとる資本主義者」が台頭したことで知られているが、私益を追求する勢力の手に前例がないほど力が集中したのは20世紀以降のグローバル化によってである。世界100位までの経済規模の組織のうち国は49しかなく、51は民間の法人である。[60] 2016年には、世界の上位1パーセントの豊かな人々が、地球の富全体の半分以上を支配しているだろう。[61]

これら私益追求勢力の影響力は、彼らを規制しようとする公的機関の影響力よりまさっている。そして、私益が国民の健康の利益に反する場合もそうで、ひどい目にあうのはたいてい国民の健康の方である。そのよい例が抗生物質の使用の領域にある。

抗生物質の不適切な使用――使用量が感染症を抑えるのに正確に必要な量よりも多いか少ない場合――が抗生物質に耐性をもつ病原菌の発生につながることは、かなり前から知られていた。その概要を最初に述べたのが、ペニシリンを発見した科学者アレグザンダー・フレミングである。彼は1945年のノーベル医学生理学賞の受賞スピーチで、「ひとつ警鐘を鳴らしたい」と語った。「殺すには不十分な濃度のものにさらすことによって、実験室でペニシリンに耐える微生物を作るのは難しいことではなく、同じことがときおり体内でも起こっている」と述べ、先見の明をもって次のように続けた。

ペニシリンが店で誰にでも買えるときがやってくるかもしれない。すると、知識のない人が安易に過少服用するかもしれず、体内の微生物を致死量以下の薬にさらすことによって、それに抵抗性を与える危険性がある。ここで仮想の例を示そう。喉が痛いX氏はペニシリンをいくらか買い、連鎖球菌を殺すのに十分ではないが、ペニシリンに耐えるように訓練するには十分な量を服用する。その後、彼は妻に感染させる。X夫人が肺炎にかかり、ペニシリンでの治療を受ける。しかし、そのときには連鎖球菌はペニシリンに耐性をもっているため、治療は失敗する。X夫人は死亡する。X夫人の死の責任はおもに誰にあるのだろう。もちろん、ペニシリンの不注意な使用でこの微生物の性質を変えたX氏だ[62]。

フレミングは抗生物質の過少投与について警告したが、同じような危険性が過剰使用にもある。しかし、抗生物質の慎重な使用が公衆衛生のニーズを満たしたのに対し、奔放な使用は私益追求勢力のニーズを満たした。多くの国で、病院の医師は病棟の全員に無差別に抗生物質を投与する方が便利だと思った。そして患者は、抗生物質が効かない風邪やインフルエンザ、そのほかのウイルス感染症のために抗生物質を飲んで安心した。農家は家畜に抗生物質を与えることで利益をあげた。まだ明らかになっていない理由で、抗生物質は家畜の成長を速め、工場式畜産農場での旺盛な生育につながった（「成長促進」を目的とした家畜への抗生物質の少量投与は、アメリカのすべての抗生物質の消費の80パーセントを占めている）。化粧品会社は、石鹸やハンドローションに抗生物質を入れることにより、市場を拡大した[63]。２００９年に、アメリカの人間と動物は、年間1万5800トンを上回る抗生物質を消費している。[64]「フレミングの警鐘は、マネーが落ちる音でかき消されて聞こえない」と、ある微生物学者が書いている。[65]

抗生物質の消費に対する規制が少ないインドのような国では、過剰使用が蔓延している。きわめて高額な抗生物質さえ処方箋なしで入手できる。薬を1クール分買うことのできない貧しい人は、1度に1錠か2錠飲み、まさに現代のX氏である。毎年数十万人のインド人が適切なときに適切な抗生物質を入手できないために死亡している一方で、風邪や下痢のような非細菌性の疾患のために日常的に抗生物質を使っている人もいる。調査の結果、インドでは呼吸器の感染症や下痢――抗生物質の使用によって軽減できる見込みのない疾患――の患者の80パーセントもの人々に抗生物質が与えられているのではないかといわれている。しかし、この危険で無駄な使用をなくす正確な診断は高額で受けるのが難しい。それに、抗生物質の処方箋に従って調剤する薬剤師は、薬を売る会社と同様、それで暮らしを立てているのである。[66]

抗生物質は、うまく管理していれば何百年も感染症を有効に治療できていたかもしれないと、専門家はいう。しかし、実際には病原細菌はひとつまたひとつと、無差別にさらされてきた抗生物質の猛攻に圧勝する方法を見つけてきた。私たちは今や、一部の専門家が「治療不能な感染症」の時代と呼ぶものに直面している。イギリスの国立抗生物質耐性モニタリング研究所のデイヴィッド・リヴァーモアが2009年に書いているように、すでに感染症の「増えつつある少数派」が「技術的に治療不能」になってしまった。[67]

抗生物質の使用の管理で問題を解決できるのはほとんど確実だろう。ガンビアのようにそれを手に入れるのが難しいためであろうが、スカンジナヴィアのようにより慎重に制限しているためであろうが、抗生物質を控えめに使用するところでは、薬剤耐性微生物の率が低い。フィンランド、ノルウェー、デンマークだけでなくオランダでも、病院においてさえMRSAはまれである。1998年以降、オランダの病院に新たに入院した患者は、綿棒で拭ってMRSAの検査をし、陽性とわかれば抗生物質で治療して、明らかに菌がなくなるまで隔離する。2000年にオランダの病院では、ブドウ球菌の系統の1パーセントしかメチシリンとその類縁化合物に耐性を示さなかった。デンマークでは国のガイドラインで抗生物質の処方を制限し、1960年代後半にすべてのブドウ球菌の18パーセントがMRSAだったのが、10年たたないうちにわずか1パーセントにまで減った。[68]

しかし、薬剤耐性細菌の被害が増えても、既得権益を有する団体は問題があることを認めたがらず、弱い公的機関はなおさら彼らに異議を唱えることに消極的である。アメリカでの抗生物質の消費を鈍化させる――そして家畜や薬剤業界に加え医者や病院の経済的利益を脅かす――試みは難航を繰り返した。

1977年、アメリカ食品医薬品局（FDA）がペニシリン系とテトラサイクリン系の抗生物質を成長促進を目的とした家畜への使用から除くことを提案したが、議会がこの動きを妨げた。その後、2002年に食品医薬品局は、その行為が人間において高いレベルの薬剤耐性感染症を引き起こすことが証明できる場合のみ、家畜での抗生物質の使用を規制すると発表した。だが、それを信じる専門家さえ、関連性の決定的な証拠を示すのは不可能に近いことを認めている。そしてついに２０１２年、複数のＮＧＯが共同で起こした訴訟に応じるかたちで、連邦裁判所が食品医薬品局にこの行為を何らかの方法で規制するよう命じた[69]。２０１３年12月、食品医薬品局は家畜での抗生物質の使用に関する一連の任意のガイドラインを発表したが、それが抜け道だらけだったため、もっと厳しい管理を求めているある活動家は、「業界への早めのクリスマス・プレゼント」だといった[70]。

政府は、病院や診療所における抗生物質の使用の抑制にも同じように抵抗している。２００６年、疾病対策センターは10年間手こずったのち、病院で薬剤耐性細菌が広がるのを防ぐ方法に関する任意のガイドラインを発表した。このガイドラインは一貫性のない寄せ集めだったため、それを実行に移す「取り組みが妨げられた」と政府監査院が報告しており、これについてはジャーナリストのマリーン・マッケーナがＭＲＳＡについての自身のエピソードで詳しく述べている[71]。

２０１４年９月、ついにホワイトハウスがこの問題に関する一連のガイドラインを発表した。政治的指導者たちがようやく商業的利益を守ろうとする人々に異議を申し立てたのかどうかは、いまだに不明である。このガイドラインは大まかにふたつに分けられる。抗生物質の使用を規制する――そして製薬会社、農家、病院の利害と直接対立する――ものと、古いものに取って代わる新しい抗生物質と診断検査法の開発を促進するものである。抗生物質の開発が遅れたのに対し診断検査法の開発が急速に進展したのには、何か意味がありそうである。消費を制限することになるガイドラインの履行は、新たな諮問委員会と作業部会の決定を待って、２０２０年まで延期された。しかし、政府はすぐに、製薬業界に思いがけない大きな収入をもたらす計画を発表した。

高度耐性細菌を特定する迅速な診断検査の開発に2000万ドルの賞金を出すというのである。[72]

薬剤耐性病原体の弊害は、有効な治療法が存在しないために感染症で死ぬ人々以外にも及んでいる。ずっと大きな集団が、限られた少数の抗生物質しか効かない感染症にかかるだろう。彼らは、よくある感染症のように見える症状を出して病院や診療所にやってきて、不適切な抗生物質で誤った治療を受ける。調査によると、MRSAの患者の30～100パーセントが最初に効果のない抗生物質での治療を受けたと考えられる。[73] 有効な治療が遅れると、病原体の増加を許してしまい、ついには手遅れになる。たとえば単純な尿路感染症が、ずっと重大な腎臓の感染症になる。そして腎臓感染症が命にかかわる血流の感染症になる。[74]

それから、私や息子が体験したような感染症がある。かつては、ブドウ球菌に感染しても、私たちのようなそのほかの点では健康な人間が本当に悪影響を受けるようなことはなかった。それは入院で弱った人や、急性期リハビリ施設、長期の介護施設の問題だった。しかし1999年当時、膨大な量の抗生物質が使われたため、薬剤耐性をもつ黄色ブドウ球菌が大量に生じ、毒物を分泌する能力を獲得し、それが最初に出現したアメリカの病院から抜け出した。2001年には、アメリカの国民の8パーセントでおもに鼻の内側に、MRSA細菌がコロニーを形成していた。[75] 検査者が体のもっと人目につかない部位からサンプルを採取していたら、その数はさらに大きくなっていたかもしれない。2年後には、17・2パーセントの人にコロニーが形成されていた。MRSAによって健康な人々にもっともよく起こるのは、たんなる皮膚や軟部組織の感染症ではない。たとえば傷口、歯科の処置、あるいはうまく切開できなかった腫れ物を通ってMRSAが体内のもっと深い部分に侵入し、その結果は悲惨である。肺の組織を破壊する感染症（壊死性肺炎）といわゆる人食い細菌による疾患（壊死性筋膜炎）は、いくつもある不快な——そしてしばしば死に至る——可能性のうちのふたつにすぎない。アメリカでは2005年までにMRSAが感染症を130万件以上引き起こし、専門家が公衆衛生の危機と呼ぶものがこの国の緊急救命室や診療所で起こった[76]。

今のところ、MRSA株は通常、院外で感染が起こり、なかでも「USA300」株はペニシリンとそのほか類似の「βラクタム系」抗生物質に耐えるが、それ以外の抗生物質に対してはまだ感受性がある。壊死性肺炎にかかったら、それもあまり役には立たないかもしれない——患者の38パーセントは入院して48時間以内に死ぬ——が、それでもまだあるだけましである[77]。しかしそれも長くはないだろう。βラクタム系以外の薬剤に耐性があるブドウ球菌の株もすでに見つかっている[78]。

これから新しい薬が現れそうな兆しはほとんどない。抗生物質はあまり長い期間使われないため、製薬会社が新しいものを開発する市場インセンティヴがほとんどない。できたばかりの抗生物質の市場価値は5000万ドルしかなく、そのような薬を作るためにかかる研究開発費を考えれば、製薬会社にとって微々たる金額である。その結果、1998年から2008年の間に食品医薬品局が承認した新規の抗生物質は13しかなく、そのうち新しい作用の仕組みをもつものは3つしかなかった[79]。アメリカ感染症学会によると、2009年には何百もの開発中の新薬のうち抗生物質は16しかなかった。NDM－1の生産能力が付加されたもののような、もっとも耐性が強く治療が難しいグラム陰性菌を標的とするものはなかった。[80]

民間の利益集団の増大する力の餌食になって、結果として病原体が広がるのを許したのは、アメリカ政府だけではない。それは第一級の国際機関である世界保健機関（ＷＨＯ）にも起こった。

この機関は、１９４８年に国連により、国連加盟国から集めた分担金を使って世界の人々の健康を守る活動を調整するために設立された。しかし、１９８０年代から１９９０年代初めにかけて、国連のシステムに対して懐疑的な主要支援国は、徐々に公的資金をしぼり始めた（国連予算に１９８０年に実質ゼロ成長、１９９３年に名目ゼロ成長の方針が導入された）。[81]予算不足を埋めあわせるためＷＨＯは民間資金に目を向けるようになり、援助国だけでなく民間の慈善活動、企業、ＮＧＯからもいわゆる任意拠出金を集め始めた。１９７０年には、こうした任意の寄付はこの機関の予算の４分の1を占めていた。そして２０１５年には40億ドル近い予算の４分の３以上を占めるようになった。

この任意の寄付が減少しつつある公的資金の代替にすぎないのだったら、ＷＨＯの活動の仕方に大きな違いはないだろう。しかし、そうではない。公的資金（加盟国からの毎年の分担金による）には何も条件がついていない。分担金はたんに査定されて徴収され、その金をどのように使うか決めるのはＷＨＯである。だが任意の寄付の場合は違う。寄付をすることにより、個人の寄付者はＷＨＯの支配権を買う。彼らはＷＨＯの優先順位を考慮せず、どんなものでも自分たちの好きな特定の目的にその金を割り当てることができるのである。[82]

こうしてＷＨＯの活動は、もはや世界の人々の健康にとって重要なことではなく、寄付者の利害によって決められていると、『ニューヨーク・タイムズ』紙のインタビューでマーガレット・チャンＷＨＯ事務局長が認めている[83]。そして、彼らの利害は、ＷＨＯの活動に顕著な歪みをもたらした。通常予算はさまざまな健康キャンペーンにそれぞれの世界的な健康被害の大きさに比例して配分されているが、ＷＨＯの２００４〜05年度の予算を分析したところ、任意拠出金の91パーセントが世界の死亡数の８パーセントしか占めていない病気に割り当てられていたことがわかった[84]。

ＷＨＯの討議の多くは非公開で実施されるため、民間の寄付者の影響力がどれほどのものか十分にはわからない。しかし、利害の衝突があることは明白である。たとえば、マラリアが実際に減少すれば、マラリアを防ぐ殺虫剤の市場が消えるにもかかわらず、ＷＨＯがマラリア対策の方針を定めるのに殺虫剤の製造業者が協力している。患者が必要とする治療を受けやすくなる比較的安価なジェネリック医薬品のせいで莫大な金額を失いそうだという事実があるにもかかわらず、ＷＨＯが医療アクセスに関する方針を決定するのに製薬会社が協力している。加工食品や飲料の会社が、ＷＨＯが肥満と非感染性疾病に関する新たな構想を立てるのに協力しているが、彼らの財務の健全性は、まさにこうした問題に寄与していることが知られている製品の販売に依存している[85]。

ＷＨＯの完全性が利益集団によって損なわれてくるにつれ、公衆衛生の諸課題への世界の対応を効果的に指揮する能力も低下してきた。２０１４年に西アフリカでエボラが流行したとき、弱体化したＷＨＯは、即座の対応を喚起することができなかった。その理由としてひとつわかったのが、雇用していた職員の完全性についてＷＨＯが妥協せざるをえなかったということである。彼らは、世界の人々の健康に対する熱意ではなく、政治的理由で任命されていた。病気の発生国が、採掘企業やそのほかの投資者を動揺させないように流行を実際より軽く扱いたがるとき、政治的意図をもって任命されたＷＨＯの地元職員はそれに従った。ＡＰ通信にリークされた内部文書からわかるように、彼らは流行を認めることを拒否し、結局、封じ込めは手遅れになった。彼らは、エボラに関する報告をＷＨＯの本部へ送らなかった。ギニアのＷＨＯ職員は、エボラの専門家が発生国を訪れるためのビザを取るのを断った。それは正確には隠蔽工作ではなかったが、ＷＨＯのポリオの責任者であるブルース・エイルワードは、２００４年秋のＷＨＯの活動はエボラの流行を抑える取り組みを支援するどころか、結局「損なう」ことになったと認めた。[86]

ＷＨＯのリーダーシップが有効に機能しなくなる一方で、健康に関する世界的な民間団体が成長している。ＷＨＯのような公的なものをしのぎ始めたものもある。コンピュータの巨大企業マイクロソフトの共同創立者であるビル・ゲイツは、世界のハイテク経済から蓄積した富を使って、２０００年に世界最大の民間の慈善団体であるビル＆メリンダ・ゲイツ財団を設立した。ゲイツ財団はまもなく世界的な保健研究への投資者としては世界第３位になり、これを上回るのはアメリカとイギリスの政府だけで、ＷＨＯへの単独寄付者としても世界最大級になった。[87]今日、世界の保健戦略を定めているのはＷＨＯではなく、個人が運営するゲイツ財団である。２００７年、この財団は資源をマラリアの根絶に向けるべきだと発表したが、それはこの病気をコントロールするほうが安全で現実的だというＷＨＯ内外の科学者の間でかなり前に確立された合意に反している。それにもかかわらず、ＷＨＯはすぐにゲイツの計画を採用した。これをＷＨＯの古知新《こちあらた》マラリア対策部長があえて公然と疑問視したが、あるマラリアの専門家が述べているように、すぐに彼は「休暇」をとり、その後、彼の声は聞かれない。[88]

ゲイツ財団の善意の人々に、彼らが公共の利益のために世界規模の保健キャンペーンを推進できなくなるような直接衝突する利害関係はない、というか少なくとも私たちが知っているものはない。[89]しかし、もしそうだったとしても、彼らにその責任を負わせる仕組みはない。公的規制に縛られない強力な民間団体は、慈善の意図をもっているときでさえ、王族に似ている。支配権を彼らに譲ってしまった今では、彼らが善良であることを望むしかないのである。次のパンデミックに対する共同防衛を開始できるかどうかはそれにかかっている。

もちろん、たとえ政治的指導者たちが腐敗していて政治制度が腐っていても、それでも人々は互いに協力できる。彼らは自ら事にあたり、病原体を抑え込む彼ら自身の協調的な取り組みに着手することができる。たとえば、19世紀にニューヨーク市の指導者たちが市民にコレラの蔓延について注意を喚起しなかったとき、医師たちが個人的に結束して自分たちで定期報告書を発行した。

このような行動は有意義である。そして極端な出来事は人々の結束を強める傾向がある。9・11テロ攻撃のあとや最近のハリケーン直後のニューヨーク市民のことを考えてみるといい。しかし、パンデミックを引き起こす病原体に襲われたときには、別のことが起こる傾向がある。

戦争行為や破滅的な嵐とは異なり、パンデミックを引き起こす病原体は、信頼関係を築いたり、共同防衛を促進したりはしない。それどころか、新しい病原体という特異な精神的経験のせいで、むしろ疑いと不信を人々の間に育てる可能性の方が高く、体を破壊するのと同じくらい確実に社会の絆を断ち切るのだ。

第6章 非難

ポルトープランスの町外れにある海岸のスラム、シテ・ソレイユの平坦な広い道路をガイドと私がゆっくりと車を走らせていると、通りの人々が警戒してこちらに目を向ける。埃っぽい平坦なこの地区にはほとんど樹木がなく、太陽が掘っ立て小屋や崩れかけた弾丸だらけの建物に陽光が降り注いでいる。平日の昼頃だが、スラムの高い失業率にもかかわらず、通りは空っぽだ。2013年の夏に私がシテ・ソレイユを訪れたのは、コレラの流行に対してもっとも弱い人々がそれに関してどのように思っているのか知るためだった。しかし、小さな日陰の中でひっくり返したバケツに座ったり、小屋の前の土が踏み固められた広場をぶらぶら歩いたりしながら私たちを見ている何人かの人々に近づく気になれない。私たちが通ると彼らは眉をひそめるが、それが日差しが目に入るからか、何かほかのことのせいか、それはわからない。

市のごみ捨て場がある地区の端へ向かって進み続けると、暴力の気配がしだいにはっきり感じられるようになる。ポルトープランスのごみをあさって生計を立てている人々が歩き回っていて、道路の遠くの方でかたまって話している人々が見える。私には彼らは近づきやすそうに見えるのだが、彼らのところへたどり着く前に、ごみ捨て場の門の前に配置されていたヘルメットをかぶった警備員に止められる。そして、制服を着た役人のつきそいなしで歩き回ってはいけないと、厳しくいわれる。政府の許可があるという目に見える証拠がなければ、誰かが「ばかなまねをする」かもしれないというのである。それでは私たちには意味がないし、警備員のひとりがリップクリームの容器らしきものを片方の鼻の穴につっこんでいて、それがいくぶん彼の権威を傷つけている。私たちは嫌々ながらも、とにかく車の中に戻る。頭をひっこめる前に何枚か写真を撮ると、彼が怒って窓をこつんと叩く。そして、私がたった今したことを誰かが見ていたら、石を投げられるかもっと悪いことになっていただろうと、小言をいう。

私たちは、ごみが散乱する海岸で見つけた人たちに話しかけた。近くに係留してある小さな木造のボートのどれかで仕事はないかと、10人余りの若者のグループがあたりをあてもなくうろついていた。車を停めると、すぐに彼らに取り囲まれた。爆破されたセメントの建物の中に集まってもつれたロープをほどいている漁師たちは、私たちに話しかけたり、写真を撮らせたりしてはくれなかったが、若者たちは話をしてくれた。それでも、数分後には私たちに去るようにいった。この地区のどこか奥深くで争いが始まろうとしていた。スラムから出る道を進むと、UNの文字がくっきりと書かれた2台の白く輝くトラックが私たちの前で止まり、戦闘服に身を固めた兵士が次々と吐き出された。彼らはライフルを手に1列になって、何か目的がある様子で海岸と反対の方向へ速足で去っていった。

この動員の詳細は不明だが、進行中のコレラの流行が地元住民と外部の者——とくに国連の平和維持部隊――の間の暴力的な衝突の歴史に火をつけたことは知っていた。兵士たちが最初にこの国にやってきたのは２００４年だった。本来、彼らの任務はハイチの平和と秩序の維持を目的としていたが、大多数のハイチ人は、この国連の存在を、20世紀に3度ハイチへ派遣されたアメリカの部隊が引き上げたあとを引き継ぐ一種の占領だと解釈した（流出した２００８年の電信の中で認めているように、アメリカ大使は国連部隊を「ハイチにおけるアメリカ政府の政策的利益の実現のために欠くことのできないツール」であると認識していた）。１９９０年代以降、その利益とはおもに、解放神学者で退陣させられたハイチの元大統領ジャン＝ベルトラン・アリスティドを支持する闘志たち、つまりアメリカの指導者たちが「犯罪組織のメンバー」と呼ぶ者たちを鎮圧することだった。シテ・ソレイユは闘争と犯罪の両方の拠点だった。

そのため、ハイチにおける国連の活動を取り巻く状況はあまり平穏ではなかった。たとえば２００４年から２００６年にかけて、国連部隊は、ハイチの警察と自警武装集団が推定３０００人を殺し、何千人ものアリスティドの支持者を投獄するのを助けた。[1] ハイチのある国会議員は、国連部隊は「我々の喉に刺さった魚の骨」だといった。[2]

コレラの流行は、地元住民と国連の兵士の間で暴力が再燃するきっかけとなった。サン・マルクで群衆が地元のコレラ治療センターに投石し、国連部隊が彼らに向けて発砲した。別の場所でも、赤十字社の診療所に投石する学生たちが、ライフル銃を持つ兵士に阻まれた。ポルトープランスでは、コレラ患者を治療するために設置されたテントを暴徒が破壊した。[3] カパイシアンの状況も悲惨で、暴徒が警察署を焼き払い、全市が封鎖された。学校、店、事務所が閉鎖される一方で、援助隊員はオフィスビルに隠れ、壁は「UN＝コレラ」と読める落書きでおおわれた。コレラが不和と暴力を燃え上がらせたため、国連の人道支援の責任者はこの病気は「国家安全保障にとって脅威」だといった。[4]

コレラ暴動は19世紀からあった。ヨーロッパ全土とアメリカで、コレラの発生に続いて発作的な暴力行為が広がり、歴史学者のサミュエル・コーンが述べたように「憎しみのパンデミック」が怒ったイヌのように病気のあとをつきまとった。[5]

それは一見、あまり筋が通っていないように思える。社会的ストレス――たとえば命にかかわる伝染病の発生――の時期にふさわしい健全な反応は、侵入者を前にしてさらに結束を強め、手をたずさえ協力しあって抵抗することのはずである。ところが現実には、評論家のスーザン・ソンタグが書いているように、新しい病気の流行はしばしば「道徳と習俗との容赦のない堕落」（『隠喩としての病い エイズとその隠喩』富山太佳夫訳）を表面化させる。[6] その上、「不吉な予感を抱かせる」と医療史研究家のロイ・ポーターは書いている。[7] そして、エピデミックによって燃え上がる不和は、一般化も拡散もされない。ハイチであったように、それは多くの場合、犯人の可能性があるグループや社会的要因の中でも、そのエピデミックにとくに責任があると名指しされる特定の集団――スケープゴート――にレーザーのように強く集中して向けられる。

部隊をスケープゴートと呼んだからといって、国連の兵士と地元のハイチ人の間に敵意の根拠が何もなかったわけでも、国連の兵士がコレラの蔓延に関与していなかったわけでもない。それどころか、国連はコレラに襲われたネパールの兵士を雇い（彼らには、アメリカが自国の兵士に支払う額に比べればほんのわずかな額しか払わずにすんだ）、コレラをハイチに持ち込んだのはこれらの兵士だった。しかし、部隊が病原体を持ち込んだとはいえ、論理的にいってそれがこのように国中に広まったことの責任を彼らに負わせることはできない。貧困、清潔な水の不足、先の地震によって起こった断層のずれのような、彼らにはすぐにはどうにもできないもっと大きくて根深い問題がかかわっていた。部隊が攻撃されていた当時、彼らがコレラの流行に積極的に寄与していたわけでもない。それどころか彼らとその関係者は、明らかに支援をしようとしていた。[8]

そう多くはないがいくつかの心理学的な調査により、スケープゴートへの責任転嫁がもっとも起こりそうな社会的経済的状況についていくつか手掛かりが示されている。これらの調査は、さまざまな実験条件下でスケープゴートを非難しようとする被験者の意思を測定しようとするものである。ある調査では、社会的危機に対する自分の無力さや、政府にはそれから自分を守ってくれる力がないことを再認識させられた被験者は、たんに危機の存在を伝えられただけの被験者と比較して、スケープゴートを罰したいという強い欲求を表明した。また、自分も危機にいくらかでも寄与していることを再認識させられた別の被験者も、同じようにスケープゴートを罰することに熱心だった。[9] 別の調査では、自分の生活をあまり支配できていないと感じる被験者は、支配していると感じる被験者に比べて、スケープゴートにされる集団が力をもっていると思っていた。[10] 誰がスケープゴートかということも問題になる。無能、弱い、あるいは社会的権力を制限されているように見える集団は、非難の対象になる可能性が比較的小さい。もっとも標的にされやすいのは、社会的危機に加担していそうで（たとえば環境破壊の場合は、アーミッシュと対極にあるような団体）、力をもち、それでも謎めいて見える集団だということが研究により明らかにされている[11]。

スケープゴーティングの心理学に関する著書のある精神科医のニール・バートンは、それを一種の投影とみなしている。無力さと共犯の意識は、人々がもともと抹消あるいは逃避したいと思っている不快な感じであり、逃避するひとつの方法がそれを他者へ投影することである。そして、そのような他者が罰せられると、それまでの無力感と罪悪感が優越感さらには「敬虔さや独善的な義憤」に変わる[12]。

だから、新しい病原体によって起こるエピデミックが、これほどひんぱんにスケープゴートへの暴力的な攻撃につながるのかもしれない。新しい病原体はよく理解されておらず、もっぱら無力で腐敗した社会制度をもつ社会を襲うため、そのようなエピデミックはとくに人々の自分の周囲に対する支配感を崩壊させてしまう。同時に、戦争や洪水の影響と同じように、その惨禍から逃げることはできない。そして、特定の人々だけ被害を受けるのは、共謀して何か悪事がなされているせいではないかという疑念を抱かせる。

古代の人々は、社会的危機のときに生じるスケープゴートに罪を転嫁したいという衝動を、効果的な儀式に取り込んだ。古代ギリシアでは、病気の流行やそのほかの社会的危機のとき、「ファルマコス」と呼ばれる乞食や犯罪者が、儀式にのっとって石を投げられ、打たれ、社会から追放された。古代シリアでは、王室の結婚式のとき、悪の乗り物とされた雌のヤギが銀で飾られ、荒地へ追われて1頭だけで死ぬ。「スケープゴート」という言葉自体、旧約聖書のレビ記に記されている儀式に由来し、その中で神はアロンに、贖罪の日のために2頭のヤギを生贄にするよう命じる。1頭は殺される。そして、もう1頭のヤギは「アザゼル」と呼ばれ、象徴的にイスラエル人のあらゆる罪を負わされ、砂漠に送り出されて孤独に死ぬ。欽定訳聖書で「スケープゴート」と訳されているアザゼルのヤギというこの儀式の生贄は、飢饉から伝染病まで、いつどんな災難が起こるかわからない世界で生きる無力感と罪悪感を消し去りたいという人々の欲求を劇的に表現したものである。[13]

スケープゴートへの攻撃はエピデミックの最中にとくに破壊的な影響を及ぼす。それはエピデミックを制圧して苦しみを軽減できる可能性がもっとも高い人々を標的にすることが多いからである。

19世紀の間、暴力の標的にされることが多かったのは医師や宗教的指導者だった。1832年にコレラがヨーロッパを襲ったとき、社会から「余剰」とみなされた人々を除くために病院が患者を殺しているという噂が広まった。人々は地元の医師たちに石を投げつけて乱暴し、遺体を解剖するという特別な目的のためにコレラ患者を殺していると非難した。イギリスとフランスで1832年の2月から11月の間に、当時の人が「些細な騒動《ペティ・テューマルト》」と呼んだ投石事件から何百人も参加する乱闘まで、暴動が30件以上勃発した。[14]

ニューヨークでのコレラのアウトブレイクのとき、暴徒が検疫センターやコレラの病院を襲撃し、保健当局者がコレラで死んだ人の遺体をテナメントから運び出すのを妨害した（ある衝突では、保健当局者は棺を窓から地面へ降ろさなければならなかった）[15]。1834年にコレラに襲われたマドリードでは、市民が修道士と修道院――彼らは王位を狙う王弟を熱心に支持していた――が井戸を汚染してコレラを広めたと確信するようになった。怒った暴徒がマドリードの公共広場に集まり、修道院とイエズス会の教会の建物を荒らし回って、14人の聖職者を殺害した。サン・フランシスコ修道院の修道士たちはひどい被害を受けた。刺されるか、井戸で溺れさせられるか、絞首刑にされるか、屋上から投げ落とされるかして、40人が殺されたのである。「血なまぐさい光景は夜がふけるまで終わらなかった」と歴史学者のウィリアム・J・キャラハンは書いている[16]。

移民も同じように暴力的なスケープゴート攻撃の標的にされた。医療従事者や宗教的指導者のように、彼らもアウトブレイクにいくらか加担しているとみなされた。移民地区と病気の罹患率の間に関連性があることは誰の目にも明らかだった。もちろん、都会のテナメントに移民を押し込めた建物の所有者や貿易や旅の経路を支配する通商大手も、比較的わかりやすいかたちで病気の蔓延に少なくとも同じくらい寄与していたが、暴力を受けずにすんでいた。そのかわりに、謎めいた文化をもち部外者の立場にある移民が、攻撃の矢面に立たされた[17]。

コレラがやってくると、地域社会はかつては歓迎していた通りすがりの移民や旅行者に部屋を貸すのを断った。「困ったよそ者は通りや野原」あるいは「おもに布、そして少しの板と棒でできた」ベッドで寝るしかなかったと、1832年にケンタッキー州レキシントンの地方新聞が書いている[18]。エリー運河にそって並ぶ町の住人は、船をその水域に入れさせないか、通り過ぎる船に乗っている人を誰も上陸させず、さらには家に帰ろうとしている乗客さえも上陸させなかった。[19]

コレラを広めたとして非難される移民の集団は、数十年の間に変わっていった。1830年代から1840年代にかけては、それはアイルランド人だった。「はなはだしく汚い習慣をもち、酒におぼれ、市の最悪の部分に寄り集まっており」、「下層の」アイルランド人がコレラに「もっともよくかかった」と、1832年にニューヨーク市衛生局が書いている。アイルランド人が「今年、コレラをもってきた」、「そして彼らはつねに惨めさと貧困をもたらすだろう」と、フィリップ・ホーンが日記に不満げに書いている。[20] 1832年に、ペンシルヴェニア州の森の中の人里離れた空き地に住んでいた57人のアイルランド移民――フィラデルフィアとピッツバーグの間に新しく敷設される鉄道線路のための道を切り開くのに雇われていた――が隔離され、その後、秘密裏に虐殺され、彼らの小屋と身の回りの物は完全に焼却された。「みんな大酒飲みで、みんな死んだ！」と地元の新聞が喜々として報じた。[21] 2009年の調査により、殴られてへこみ、多数の銃弾を撃ち込まれた労働者たちの頭蓋骨が集団墓地から発掘された。[22]

1850年代には、コレラに続いて発生した暴力の波がイスラム教徒、とくにメッカ巡礼をする巡礼者に打ち寄せた。イスラム教の戒律は、すべての信者に少なくとも一生に1度、サウジアラビアの都市メッカの約20キロ東にあるアラファト山への巡礼を実行するよう求めている。[23] 国際貿易と船舶輸送のペースが上向くにつれ、ハジ（メッカ巡礼を終えたイスラム教徒）の数も増えだした。1831年には11万2000人の巡礼者がメッカ巡礼に参加した。1910年には推定30万人になった。[24] それに続いてコレラのアウトブレイクも起こった。1865年の最大級のアウトブレイクでは、コレラによって1万5000人の巡礼者の命が奪われた。[25]

これによって、メッカ巡礼が西洋にコレラをもたらすのではないかという西洋の支配者層の懸念——西洋の都市でも好んで発生することが証明されているにもかかわらず、彼らはコレラは不潔なアジアの病気だといい続けた——は大きくなった。1851年から1938年の間に一連の国際会議が招集され、それが結果的に1903年の国際衛生条約につながり、世界保健機関の前身となったのであるが、この会議ではとくに西洋社会を汚染しないようにメッカの不潔なものを選択的に封じ込める方法に議論が集中した。「メッカはヨーロッパにとって危険な場所であると私は思う」、「西洋世界にとって永遠の脅威だ」と、イギリスの医師W・J・シンプソンは述べた。そしてさらには、「ぼろや髪や皮膚に伝染病をつけた、むさくるしいジャガンナート（ヒンドゥー教のヴィシュヌ神の化身）の軍隊が、ヴェネツィア、ロンドン、あるいはワシントンの、当代有数の才能があり美しい人々をいつ何千人も殺すかわからない」と、別の有力なイギリス人がいっている。[26] また、それに加えて別の人物が、インドからのメッカ巡礼者の厄介なところは、彼らは「生死にほとんど注意を払わない」が「彼らの不注意が彼ら自身のものよりずっと貴重な命を危険にさらす」ことであるといった。[27] このフランス人は、メッカ巡礼者だけは海路で旅するのを全面的に禁止して中東から完全に締め出し、砂漠を通るキャラバンでメッカまで旅させることを勧めた。[28]

1890年代にはニューヨークで、コレラのせいで東ヨーロッパからの移民が侮蔑されるようになった。彼らはその前の数年にわたってこの都市に流れ込んできていて、一緒に持ち込まれるかもしれないコレラだけでなく彼らに対する社会の恐怖がどんどん高まった。著名なニューヨーク市民たち――彼ら自身もっと早くに流れ込んできた移民の子孫なのだが――が、固く門戸を閉ざすよう要求した。

1892年にヒュー・グラント市長は「コレラが持ち込まれる恐れがまったくなくなるまで、この国へのさらなる移住を防ぐ」よう、ハリソン大統領に手紙を書いた。この国の権威ある新聞も賛成した。『ニューヨーク・タイムズ』紙は一面記事で「コレラの危険が問題になっている」と報じている。「無知なロシアのユダヤ人やハンガリー人がこの国へ避難するのを拒否していたなら、アメリカがもっとよい状態だったのは明白である……これらの人々はひいき目に見ても不快で、現在の状況では、彼らはこの国の健康状態にとって現実の脅威である……忘れてならないのは、コレラが下層民の家から始まったことである[29]」

1893年、コレラに感染した移民に対するヒステリーが高まる中、ニューヨーク市当局が、ドイツのハンブルクから移民を運んできたノルマンニア号の検疫を実施した。この船は、途中でコレラによる死亡者を出していたのである。市当局者は乗客をファイアー・アイランドにあるホテルに収容したかったのだが、彼らが上陸できないでいるうちに、武装した暴徒が埠頭に集まってきて、ホテルを焼き払うと脅した。2日間、暴徒は閉じ込められた乗客をののしり、彼らが船から降りられないようにした。彼らを安全に上陸させるために、州兵と海軍予備隊による2個連隊を呼ばなければならなかった[30]。

コレラに誘発された19世紀の暴力的なスケープゴート攻撃は、この病原体の破壊力を増大させたが、おそらくコレラによる死者の増加にはあまり大きな役割を果たさなかっただろう。医師や移民に対する暴力は、確かに人々が医療を利用する機会を減らしたが、当時のコレラ治療の状況――たとえば大量のカロメルという水銀剤、タバコの煙による浣腸、電気ショック、蜜蠟で直腸をふさぐような処置――を考えると、人々の生存の可能性を下げるのではなくむしろ高めただろう。現在では、封じ込め策が実際に有効なので、反対のことがいえる。今日では、医療従事者や封じ込めのための彼らの行動が攻撃されれば、病原体はより多くの人々の命を奪う。[31]

2014年に西アフリカでエボラが流行したとき、まだ感染力のある遺体を安全に移動させようとした医療従事者たちは、追いかけられ、嘘をつかれ、乱暴された。ギニア第二の大都市ンゼレコレでは、地元の市場を消毒するためのチームが到着すると暴動が起こった。ゲケドゥの近くでは、村人が村と幹線道路を結ぶ橋を焼いて、医療従事者を追い払った。近くの別の村では、8人の医療従事者と政治家とジャーナリストからなるチームがエボラについての情報を伝えようとしたところ、暴徒に襲撃された。2日後、彼らの遺体――うち3人は喉を切り裂かれていた――がその村の小学校の浄化槽から見つかった。ギニアのある村長は、医療従事者について、「我々は彼らに少しもいてほしいと思わない。彼らはこの地域でウイルスを運んでいる」と『ニューヨーク・タイムズ』紙に説明した。[32]

解説者はしばしば、西アフリカの西洋医学への不信を説明するのに、病気の伝播をめぐる迷信的な信仰を指摘するが、おそらく感染国での最近の歴史的出来事がもっと大きな役割を演じているのだろう。ギニア、リベリア、シエラレオネの人々は、エボラがやってくる前に20年以上、軍による人権侵害と残虐行為に苦しみ、権限をもつ人間への大衆の信頼は徐々に損なわれてきた。職務権限を持つ医療従事者がたいてい外国人だという事実も、地元住民の信頼を得る助けにはならなかっただろう。

南アフリカでは、政府自体が、命を救う封じ込め策、すなわちエイズを治療する抗レトロウイルス薬療法を攻撃した。１９８５年に開催されたエイズに関する国際科学会議で、アメリカ国立衛生研究所は、ウガンダの学校の生徒の3分の2、そしてケニアの人口のなんと2分の1がＨＩＶに感染していたと報告した――ただし、その根拠となった分析がずさんなものだったことが判明した。この主張は著しい誇張だったが、この新しいウイルスは「闇の奥」で生まれたものだという考えが、西洋のジャーナリストの間で共感を呼んだ。アフリカでのＨＩＶの影響についてのセンセーショナルな話は、ケニアのダニエル・アラップ・モイ大統領がいったように「形を変えた新たな人種差別運動」（ローリー・ギャレット『カミング・プレイク』野中浩一・大西正夫訳）になった[33]。西欧の科学者たちとニュースメディアの、ＨＩＶが広がった責任はアフリカ人にあるというほのめかしに怒ったタボ・ムベキ南アフリカ大統領のような反アパルトヘイトの指導者たちは、そもそもＨＩＶが存在するという考え自体を退けた。エイズは栄養失調と貧困による病気を指す今はやりの言葉にすぎないと、ムベキ大統領はいった[34]。何年もの間、ムベキ政権は南アフリカの患者にエイズの治療薬を提供するのを拒み、寄付された薬の使用も制限した（そのかわりに、政府はレモンジュースとビートの根とニンニクの治癒効果を大げさに宣伝した）。２０００年から２００５年の間に30万人以上の南アフリカのエイズ患者が、有効な治療を受けられなかったため若くして死亡した。[35]

アメリカで初期の封じ込めの取り組みを妨げたのが、HIVのリスクがもっとも高い同性愛者と注射による薬物使用者に対する敵意だった。疾病対策センターは、過度に「露骨」とみなされたHIVを避ける方法（安全なセックス）に関する指導を含んだ教育プログラムへの資金提供を保留した。アメリカ上院議会は、同性愛を「助長する」場合はエイズ教材への資金供給を禁じた。20年以上の間、政府は、薬剤の使用を認めることになるのを恐れて、HIVに感染するリスクを下げるはずの、注射での薬物使用者へ消毒済みの注射器を与えるプログラムへの連邦政府の補助金支出を禁止した。[36]

エイズ患者は仕事を首になり、保険、医療保険、そのほかのサービスを受けられなくなり、暴行の対象にされた。1992年の調査では、HIV感染者およびエイズ患者の20パーセント以上が、HIVに感染していることで肉体的苦痛を与えられたことがあると答えた。ハイチ人のいくつかの集団がHIVに感染していたことに科学者が言及してからは、ハイチ人も同じようにのけ者にされた。こうした事例の多くは、同性愛の男性での流行の急拡大と、西洋の観光客をハイチへ呼んだ買春ツアーのブームに由来するのだが、ハイチ自体がその不衛生な条件とエキゾチックなブードゥーの儀式でウイルスを広めたという考えが大衆の想像力をかきたてた。1982年に、「アメリカの同性愛者集団へ持ち帰られたハイチのウイルスが流行しているのではないかと我々は考えている」と、アメリカ国立癌研究所の医師が報道陣に語っている。[37]

「ハイチ人は仕事、友人、家、そして移住する自由を失った」と、ハイチ系アメリカ人の作家エドウィージ・ダンティカは回想する。「私自身も含め、子どもたちは学校で同級生からあざけられ殴られた。ある子どもは屈辱に耐えかねて学校のカフェテリアでピストル自殺をした」という。こうしてハイチの観光産業は破壊された。[38]

ウエストナイルウイルスがアメリカにやってきたことも、嫌悪する――そしてまったくの的外れの――集団をスケープゴートにして非難する機会を人々に提供した。現代になってからは病原菌の戦争への利用はめったに試みられたことがなく、試みられた場合でもたいていが失敗しているという事実があるにもかかわらず、アメリカの政治機構のいくつかの部門はかなり前からバイオテロのことで頭がいっぱいになっていた。日本の狂信的教団であるオウム真理教のメンバーが、エボラのアウトブレイクが起こっているときにザイールを訪問したことが知られているが、どうやら彼らはそのウイルスを兵器にするのは難しすぎると思ったようだ。その上、1981年にオレゴン州でカルトの指導者バグワン・シュリ・ラジニーシの信者がサラダバーをサルモネラ菌で汚染する事件があり、ウエストナイルウイルスがやってくる直前には、実際の生物兵器そのものよりむしろ生物兵器についての不安のほうが大きくなっていた（これは、5人が死亡し17人が病気になった2001年のアメリカでの炭疽菌攻撃より前のことである）。[39]

それでも、1999年にウエストナイルウイルスがニューヨークにやってきたときには、政府当局者はすぐに、憎むべきイラクのサダム・フセイン大統領の手によるバイオテロ攻撃を疑った。

つまらない証拠が注目された。かつて疾病対策センターが1985年にウエストナイルウイルスのサンプルをイラクの研究者に送っていたし、ミカエル・ラマダンというイラク人亡命者が、フセインがこのウイルスを兵器化したと主張していた。とりわけ、ラマダンは自分はサダム・フセインの影武者として働いたことがあるといった。ラマダンは１９９９年の回想録『サダムの陰で *In the Shadow of Saddam*』の中で、「１９９７年、我々が会ったほとんど最後のときに、サダムは私を彼の書斎に呼び出した。それほど得意そうな彼はめったに見たことがなかった。デスクの右側の一番上の引き出しの錠をあけて、革表紙がついたかさばる書類を取り出し、その抜粋を読んで」、「ウエストナイルウイルスＳＶ１４１７株――都市環境のあらゆる生命の97パーセントを殺す能力をもつ」の詳細を述べたという。[40]

ウエストナイルウイルスの毒性についての目に余る誇張をわきにおいても――それは1パーセント未満で、鳥から蚊、そしてヒトへという複雑な伝播経路に依存し、実際にはヒトからヒトへ直接うつることはない――、ラマダンの説明は非現実的に思えた。この本の抄録を掲載したタブロイド紙、ロンドンの『デイリーメイル』でさえ、もしかするとこの本は詐欺かもしれないと認めざるをえなかったし、出版社は面白い話を出版したかっただけだと認めた。それにもかかわらず雑誌『ザ・ニューヨーカー』は、作家のリチャード・プレストンによる、フセインがウエストナイルウイルスを兵器化してそれをニューヨークにまいた疑いについて詳しく説明する長い記事を掲載した。

ＣＩＡの生物兵器のアナリストたちは「不安」がっていると、プレストンは書いている。ＦＢＩの首席科学顧問は、ウエストナイルウイルスのアウトブレイクが自然のものに見えるという事実は、それがじつはテロリストの計画だという考えを裏付けるものだと、プレストンに話したという。「私がバイオテロ事件を計画していたとしたら、きわめて巧妙に事を行ない、自然のアウトブレイクのように見せるだろう」と彼は説明した。さらに、リチャード・ダンジグ海軍長官は、バイオテロは「証明するのが難しい」と述べた。しかし「反証するのも同じくらい難しい」のである。[41]

SARSが引き起こしたような短期間のエピデミックでさえ、暴力的なスケープゴート攻撃につながった。2003年、トロントのある住人がこのウイルスに感染して香港から帰ったあと、数百人のカナダ人がSARSで病気になった。トロントの2か所の病院を閉鎖しなければならなかったし、必須ではない医療サービスはすべて止まり、病院を訪れたことのある何千人もの人々が自主的に10日間の自宅待機をした。スペインとオーストラリアは病気に見舞われた都市を訪れないよう警告を発表した。続いてパニックによるヒステリー状態になり、あらゆる種類のアジア人——海外に旅行したことがあろうがなかろうが——が気づいたら社会的排除の対象になっていた。[42]

中国系カナダ人は地下鉄で避けられた。[43]「くしゃみか咳をしたら、列車を空っぽにできた」と、ある人は回想した。白人のカナダ人は、廊下でアジア人のそばを通るときは上着を引き上げて顔をおおい、アジア人の同僚がいたら職場でマスクをした。あるアジア系カナダ人は、同僚が「俺にいわせれば、地域全体を封鎖すべきだね」と言っているのを耳にしたという。家族は子どもにアジア系の子と遊ばないようにいい、雇用者はアジア系の志望者への仕事のオファーを取り消し、地主はアジア系の家族を家から追い出した。嫌がらせのメールが中国系カナダ人全国協議会のような組織に殺到した。ある手紙には、「おまえたちはネズミのように生活し、ブタのように食べ、汚い、汚い、汚い病気を世界中に広めている」と書いてあった。トロントにおける中国人所有の事業の損失は80パーセントに達した。「アジア人は、怖くてどこにも行けなかった」と、あるアジア系カナダ人は回想する。[44]

病気の流行によって燃え上がった暴力は、ヒト以外の動物にも向けられた。ライム病のアウトブレイクが始まった頃には、シカを標的にすることにも一定の意味があった。初期の調査で、この病気を運ぶダニがシカを栄養源にしていること、そしてシカが根絶された島でダニの個体数が減少したことがわかっていた。それに、全国のシカの個体数は1900年に25万頭だったのが1990年代中頃には1700万頭と急増していた。そして森を荒らし回り、郊外の芝生や庭を台無しにした。[45]

しかし追跡調査によれば、シカはダニの感染に何の関係もない。ダニはライム病を引き起こす細菌を齧歯類からもらうのである。それにもかかわらず、この枝角のある動物への殺害意欲が高まった。[46]コネティカット州、マサチューセッツ州、ニュージャージー州そのほかの町や郡は、鹿狩りのシーズンを延長し、以前は立ち入り禁止だった公有地を鹿狩りのハンターへ開放した。ナンタケット島では、テキサス州やフロリダ州のような遠方からオレンジ色のベストを着たハンターたちが押しかけてきて、獲物を求めて歩き回った。「なんとかしなければならない。そのせいで人が死のうとしている」と、ナンタケットの住人は言い張った。[47]ヒストリー・チャンネル（アメリカの民放テレビ局）はリアリティ番組を制作して、急速に拡大する狩りを記録し、迷彩服を着たハンターたちを追った。ハンターたちは、コネティカット州郊外の金持ちの住人を説得して彼らの地所で——番組のウェブサイトに書かれているように「自動車事故を起こし、ライム病を広げることで知られる」——シカを撃つ許可を得た（このシリーズのタイトルは悲しいことに「チェイシング・テイル」だった[48]（そのまま訳せば「尻尾を追いかける」だが、「無駄な努力をする」という意味がある））。

ホスニ・ムバラクの独裁政権も同じような大量殺戮を命じた。２００９年のH１N１型インフルエンザのパンデミックのときに、エジプトのブタを30万頭殺戮したのである。ブタがH１N１を広めるうえで何らかの役割を果たしていることの証拠はなかった。このウイルスはブタに由来し、だから初めのうちは「豚」インフルエンザと呼ばれたが、ヒト病原体であり、ヒトからヒトへ感染した。エジプトは当時、H１N１型インフルエンザの患者はひとりも発生していなかった。それにもかかわらず、政府の命令で、多数のブタがブルドーザーですくい上げられて軽トラックで運ばれた。ナイフとこん棒で殺されたものもいた。「多数のブタが穴に追い込まれて、生き埋めにされた」と『クリスチャン・サイエンス・モニター』紙は報じている。

大量殺戮はH１N１の蔓延を止めるのにほとんど役に立たなかった。しかし、ブタの所有者や、攻撃にさらされたエジプトの少数派キリスト教徒であるザバリーンと呼ばれるごみ収集人の暮らしを破壊した。

この場合、ひとつの病原体に反応して起こったスケープゴーティングのせいで、人々はほかの病原体に対して弱くなった。ブタはザバリーンが戸別に収集した家庭の廃棄物のうちの有機物部分を食べさせるのに使われ、国民の健康を守るうえで重要な役割を果たした。カイロでは、彼らのブタがこの都市のごみの60パーセントを処理した。ブタを奪われて、ザバリーンはごみの収集を完全に中止した。政府は彼らの代わりを見つけようとしたが、それが失敗すると――政府が雇った国際的な廃棄物収集会社はエジプト人がごみを定期的に回収する蓋つきの箱に入れてくれるだろうと考えたのだが、エジプト人はそんなことはしたくなかった――、通りにごみがたまり、エジプト人は汚物によって媒介される伝染病に脅かされた。現地を訪れた記者が「何曜日でも、どこかの地区がごみの『無人地帯』になる」と書いた。カイロのある地区のリーダーは、ブタの大量殺戮は「彼らが行なったもっとも愚かなことだった……十分に情報を与えられていない政策決定者によくあることだ」と述べた。

結局、エジプト国民は積み上げられたごみがもたらす病気のリスクをなんとか回避したが、ムバラク政権はそううまくはいかなかった。2年後のアラブの春の革命のときに倒れてしまったのである。[49]

医療関係者や医療介入に対する攻撃につながった社会的危機は、病気の流行だけではない。予防接種キャンペーンも同じような暴力的拒否や報復行為を誘発したことがある。ただし、原因は異なっても結果は同じである。病原菌を封じ込める取り組みの土台が揺るがされ、エピデミックが進行する。

ナイジェリア北部の村からロサンゼルスの郊外まで、世界中で人々がワクチンとそれを投与する人々を拒否し、イスラムを攻撃する陰謀だというものから赤ん坊を化学物質で汚染するというものまで、さまざまな悪行を理由に彼らを非難している。１９９８年に始まったＷＨＯのポリオ撲滅キャンペーンがよい例である。ワクチンの安全性と目的に関する噂が盛んに流れた。ナイジェリアでは、イスラム教の指導者が、ポリオのワクチンはＨＩＶで汚染されていて、ひそかにイスラム教徒を不妊にするつもりなのだといった。カノ州の知事は1年間このキャンペーンを休止させた。[50] パキスタンの北ワジリスタンでは、タリバンの指導者がワクチン接種のチームはスパイ活動の隠れみのだと主張した。[51] インドのビハール州とウッタルプラデシ州では、注射液がブタの血と避妊薬で汚染されていると人々が言い張った。[52] そしてこうした疑念はしばしば暴力へと発展した。ナイジェリア北部では、ワクチン接種医が乱暴され、家に入るのを妨害された。２０１２年、パキスタンでは、過激派が、接種業務の従事者に加えて自分の子どもにワクチン接種を受けさせることに同意した親も標的にし始めた。[53]

この暴力の背後にある理由が多様で、地域の実情に根ざしていることは間違いない。しかし、新しい病気のエピデミックに襲われた社会と同様、西洋主導のワクチン接種キャンペーンを拒否するイスラム教徒の社会も、アメリカやヨーロッパの反イスラム感情の高まりや迫りくる軍事介入の脅威といった、同じような生存の危機のただ中にあった。そして、ギニアの森の中で臨床医がエボラに手を貸しているように見え、19世紀のニューヨークでアイルランド人がコレラをうつしてまわっているように見えたのと同じように、西洋のワクチン接種実施者が破滅をもたらす者に見えたのかもしれない。実際、彼らは秘密主義の強制的なキャンペーンに関与していることが知られていた。１９７０年代の天然痘撲滅キャンペーンのとき、南アジアのアメリカ人種痘実施者が、ドアを打ち壊して、叫び声をあげている女性たちを押さえつけて接種した。[54] フィリピンでは、銃を突きつけて人々を集め、天然痘に対するワクチンを接種したことがあった。[55] 中央情報局（ＣＩＡ）は２０１１年に、パキスタンでアルカイダのリーダー、ウサマ・ビン・ラディンの暗殺につながる情報を集めるためのカモフラージュとして、Ｂ型肝炎のワクチン接種キャンペーンを利用したことがあった。[56]

理由が何であれ、ワクチンが拒否されたところではどこでもポリオが急増した。そして広がった。ナイジェリアのポリオウイルスは、ギニア北東部、ベニン、ブルキナファソ、チャド、マリ、ニジェール、トーゴへ広まった。インドのポリオウイルスは南へ向かってコンゴまで広がり、比較的高齢でワクチン接種を受けたことのない人々の間でアウトブレイクを引き起こした。「ふたつの病院が麻痺を起こした何百人もの人々でいっぱいになり、多くが死亡した」と、２０１０年にＷＨＯのブルース・エイルワード博士が『ニューヨーク・タイムズ』紙に語っている。その年、わずか２週間後に、インドのポリオウイルスによってコンゴで２００人以上が麻痺した。[57] ２０１３年には、パキスタンのポリオウイルスが、１９９４年以来、土着のポリオの伝染が認められていなかった中国と、悲惨な内戦による破壊の真っただ中にあるシリアに入り込んだ。[58] ２０１４年、ＷＨＯは国際的に懸念される公衆衛生上の緊急事態を宣言せざるをえなくなった。[59]

アメリカやヨーロッパでも、ワクチンと接種実施者への根強い不信により、いったんおとなくなっていた病原体がアウトブレイクを起こすようになった。アメリカでは、百日咳、麻疹、水痘の発生を減らすのにワクチン接種が決定的な役割を果たしたという事実があるにもかかわらず、1980年代に政府が就学前の子どもたちに一連のワクチン接種を受けさせるよう求め始めると、ワクチンへの抵抗と接種実施者への不信が高まった。ザ・リフューザーズのようなポップミュージックのグループ、そしてジェニー・マッカーシーやジム・キャリーなどの有名人が、ワクチン接種プログラムを激しく非難した。ワクチン接種のリスクを攻撃する何千ものウェブサイトがインターネット上に出現した[60]。

アメリカでのワクチンの拒絶も、ほかの地域と同じような考え方をしている。この場合に不信をあおっていると思われる生存の危機——大雑把にいえば工業による自然の汚染——はもっとぼんやりしているものだが、報復の標的になっているワクチンと接種実施者も同じように悪の力に汚染されているというのだ。もっとも一般的な反ワクチンの主張のひとつが、麻疹と流行性耳下腺炎(おたふく風邪)と風疹の混合ワクチン(MMRワクチン)が、よくわかっていないがますますありふれたものになっている自閉症を引き起こす不思議な力をもっているというものである。この主張は、19世紀に医者が遺体を解剖するために人々をコレラで殺したとか、ポリオワクチンはイスラム教徒を不妊にするために計画されたという主張と同じように、誇張された陰謀めいたものである。それは事実によってはっきりと否定されている。MMRワクチンと自閉症との間に関連性があると主張する1998年の研究論文が偽りであることは広く証明されており、掲載した雑誌はこの論文を撤回した。その上、2013年のある研究で、自閉症を生後6か月の子どもで有効に検出できることが明らかにされ、それは麻疹に対するワクチン接種をするよりかなり前のことで、両者の因果関係が否定された。それにもかかわらず、この主張はあいかわらず広まり続けている。[61]

もうひとつのよくいわれる反ワクチンの主張が、製薬会社がたんに金儲けのためにワクチンを押しつけているというものである。これも事実に反している。ワクチンの普及促進への会社の影響力は比較的小さい。それどころか製薬会社はワクチンは採算にあわないと考えており、1990年代から2000年代にかけて多くの会社がワクチン事業を完全に中止した。その結果、1998年から2005年の間、子どもの定期予防接種に必要とされる9種類のワクチンが慢性的な不足に陥った。[62]

しかし、自閉症を起こすことも製薬会社の最終利益を引き上げることもないとしても、ワクチンは込み入った工業プロセスが凝縮された結果できたものである。工業による汚染を恐れる人々にとって、それはワクチンを拒否する十分な根拠になる。結局のところ、家族にワクチンを避けるように勧めるワクチン懐疑論者も、弱めた病原体に体をさらして予防的にそれに対する免疫を増強するという、免疫付与の考えには反対ではない。たとえば雑誌『マザーリング』は、自然な子育ての方法に重点を置いているが、水痘に対するワクチン接種の代わりに、家庭で「ポックス・パーティ」を開いて、水痘に感染している子どもからほかの子どもへわざと感染させてはどうかと提案している。「パーティで、感染している子からほかの子どもたちへ向けて口笛を吹く」ことを、この雑誌は勧めている。彼らが反対しているのは、免疫付与自体ではなく、工業プロセスによる合成製品であるワクチンを直接体内へ注入して免疫を与えることなのである。[63]

この不信を受ける側にいる、ワクチンを奨励する小児科医や公衆衛生の専門家の怒りと欲求不満は、容易に想像できる。2005年にアメリカ小児科学会が調査した小児科医の40パーセント近くが、ワクチンを拒否する家族の治療は拒否すると断言した。[64] 2012年にアトランタで開かれた公衆衛生の専門家の集会で、ある発表者が「反ワクチン学」の集団に関する問題について論じた。途中で彼は漫画のキャラクターであるバート・シンプソンの頭のMRIのイラストを見せたのだが、その脳がきわめて小さいことが強調してあった。「これは反ワクチン学者のものかもしれないと思う」と彼が芝居がかった様子でささやくと、聴衆から忍び笑いが起こった。「いや、そんなことをいってはいけない！[65]」

ワクチン拒否が広まるにつれ、ワクチンが与えた病原体に対する抵抗力はすり減っていく。ワクチンに対する不信感が高まる中、アメリカの19の州が、親が「哲学的な」理由で学齢期の子どもにワクチン接種をさせないことを許可した。カリフォルニア州、オレゴン州、メリーランド州、ペンシルヴェニア州など14の州は、親が自分の子どもに実際にワクチン接種を受けさせるよりしないですませるほうが容易になるような法律を可決した。[66] 2011年には、8つの州の公立の幼稚園児の5パーセント以上がワクチン接種をしたことがなかった。[67] カリフォルニア州でも有数の裕福な郡であるマリン郡の学童の7パーセントが、哲学的理由でワクチン接種を受けていなかった。麻疹のような病原体に対する「集団免疫」の土台を揺るがすにはそれで十分である。集団免疫があれば十分な数の感受性のある人が存在しないため病原体は蔓延できないが、集団免疫がなければ病原体はワクチン未接種者と幼児などワクチンを接種できない者の両方に感染することができる。

麻疹は２０００年にアメリカから根絶されたと正式に宣言されていたが、２０１１年までに新たに1ダースを超えるアウトブレイクがあり、２０１４年カリフォルニア州のディズニーランドで始まったものもそのひとつである。このアウトブレイクで、２か月のうちに7州で１４０人が感染した（数か月後にカリフォルニア州知事は、個人的宗教的信条によるワクチンの免除規定を削除した）[68]。

ワクチン、とくにＭＭＲについての懐疑論がヨーロッパでさらに広まった。２００６年、フランス国民の半分以上が、求められている2回の麻疹ワクチンの接種を受けたことがなかった[69]。イギリスでも、２０１１年に国民の16パーセントが受けたことがなかった[70]。２００９年後半にブルガリアで麻疹の流行が始まり、ギリシアに広がって、最終的にはヨーロッパ中の36か国に広がった。フランスとイギリスはとくに大きな打撃を受けた[71]。２０１１年にはフランスで１万４０００人以上が麻疹にかかった。大陸全土で麻疹の罹患者は3万人を超えた[72]。

病気の流行やそのほかの社会的危機によって引き起こされる漠然とした恐怖と、それに続くお門違いの非難との結びつきを絶つことは可能だろうか。哲学者のルネ・ジラールの考えでは、新約聖書に書かれているイエスの迫害の物語が復活で終わるように、恐怖と非難のサイクルを終わらせるにはスケープゴートの潔白を立証する必要があるという。

おそらく今日では現代的な説明責任が同じような機能を果たすだろう。ハイチでは、人権派弁護士がそれをしようとしているが、潔白を立証するのではなく有罪を立証しようとしている。彼らは国連を訴えて、国連がコレラの流行にかかわったことを証明しようとしている。ハイチでエピデミックが勃発してまもなく、ハイチ人の人権派弁護士マリオ・ジョセフは、アメリカの弁護士と協力して、コレラの被害を受けたハイチ人から1万5000の告訴状を集めた。ハイチ政府は国連にハイチの法廷に対する免責を保証し、国連がその兵士に対する要求を処理するために設けるといった委員会は設立されておらず、ジョセフと同僚たちは、国連をアメリカとヨーロッパで提訴し、コレラの流行に対する謝罪と賠償金を要求することを計画した。[73]

ジョセフの事務所はポルトープランスの、重いドアの外側に真鍮《しんちゅう》の装飾がついた立派な家の中にあった。2013年に私が訪れたとき、中は暗くてうだるように暑く、少ししかない天井の扇風機がとてもゆっくり回っていたので、一体なぜスイッチを入れているのだろうと私は思った。窓にはガラスが入っておらず、道路からいつまでも続く交通渋滞の音が聞こえてくる。ジョセフは浅黒くて丸々と太っており、ライトブルーの半袖ワイシャツを着て、額や首に玉の汗を浮かべながら、ハイチへの帝国主義者や人種差別主義者の介入について激しく非難した。

「ネパール人が糞便を川に流し込み、多くの人々がその川の水を飲んでいる」と彼は話した。「これはあの占領部隊がもたらした厄災だ」

「彼らは人々に埋めあわせをする必要がある。人々に補償する必要がある。そしてそれから、このことについて謝罪する必要がある。国連は人々をネパールのコレラから守らなかったのだから！……これがアメリカやフランス、あるいはカナダやイギリスで起きていたらどうだろう。何が起きるだろう？……どうもわからない、我々がハイチ人だから？……黒人だから？　わからない！

ハイチ人だから？　わからない[74]」

ジョセフの主張は、国連はハイチの衛生状態を理解していたのだから、新たに危険な病原体を持ち込まないように適切な予防策を取るべきだったというものである。たとえば兵士に感染の兆候がないかもっと厳しく検査すべきだったし、基地での排泄物投棄のやり方が確実に衛生的なものになるようにすべきだった。そうしなかったことで、国連はガソリンをまいた積み薪の上に火のついたマッチを投げたのである。国連は不当にスケープゴートにされたわけではない。本当に非難に値した。そして裁判所で国連に説明責任を課すことで、それが証明されるはずである。

ハイチのコレラが本当にネパールから来たものだということに疑問の余地はほとんどない。科学者がハイチで流行しているコレラ菌のゲノムを、ネパールのコレラ菌のサンプルと比較したら、ほとんど完全に一致し、両者の区別の目安となる塩基対はひとつかふたつしかなかったのである[75]。それでも私は、たとえ誰かがほかの人に病原菌を感染させたと判断されるとしても、その人が法的に責任を問われるべきだという根本にある考え方に困惑せざるをえない。基地で衛生的な排泄物管理がなされていても、兵士の健康状態が厳しくチェックされていても、コレラがネパールからハイチへ来るのを防ぐことができなかった可能性はある。コレラを持ち込んだ人はおそらく無症状の保菌者で、体内に検出不能な病原菌がいることに気づいていなかったのだろう。また、たとえ国連の基地では彼の排泄物が処理されたとしても、ハイチ国内のほかの場所ではたいていどこでも処理されなかったはずだ。この点では、ハイチへコレラを持ち込んだネパール人兵士は私たちみんなと似たりよったりだった。世界の生物相と、そこで活動しているあらゆる病原体について、私たちはみな潜在的保菌者なのだ。

法廷で犠牲者の怒りを伝えるのは、通りでそれを実行に移すよりずっと建設的である。しかし、ジョセフが求めている判決は、スケープゴーティングに法の力を与えることになりはしないか。裁定をする人が違えば、「責任を取るべき」人間の集団に、２０１４年のギニアの医療従事者、１９８０年代のアメリカの同性愛者、１８３０年代のニューヨークのアイルランド移民も入れられるかもしれない。新しい病原体を持ち込んだ人々が正確に特定されたとしても、ハイチにおけるように、非難のどれだけの部分を彼らが引き受けなければならないのかははっきりしない。エピデミックは病気の持ち込みによるのと同じくらい、社会的条件が原因で起こる。西アフリカにおける森林伐採と内戦であろうが、ハイチにおける下水設備と近代的インフラの欠如であろうが、はたまた19世紀のニューヨークの過密と汚物であろうが、好都合な社会的条件がなければ、コレラやエボラの流行は決して起こらなかっただろう。そうしたことの責任を、西アフリカにおける医療従事者、ハイチにおける国連軍の兵士、19世紀のニューヨークにおけるアイルランド移民にも課すべきなのだろうか。

まるで、国連の兵士が責任を課されているが地元のインフラの貧弱さは非難されない、非難の標的が選択的であることを思い出させるかのように、ジョセフの事務所の薄暗い蛍光管がまたたいて、ふっと消えた。部屋にあるさまざまな機械——プリンタ、コンピュータ、のろくて役に立たない天井の扇風機——がみな止まった。たちまち部屋は闇に包まれた。私は椅子に腰かけたまま身を乗り出し、周囲を見回して身構えた。しかし、ジョセフは平然としていた。ポルトープランスの電気供給があてにならないことを知っていたからだ。「戻ってきますよ」と彼は静かにいって、私が彼の大きな机の上に置いていた電池式のレコーダーに向かって話し続けた。

新しい病原体が社会的絆の弱体化をたくらみ、政治的分裂を利用するやり方は、広範囲に及び、多様である。しかしそれでも、私たちには病原体を無力化できる最後の手段がひとつある。それはおそらく、もっとも強力な手段である。私たちは、きわめて高い精度で病原体を破壊したり阻止したりする特別なツールを開発できる。それは手に入れられれば誰にでも有効に使うことができるツールで、何も手の込んだ協力的な取り組みを必要としない。

そのツールとは、もちろん薬である。

適切な治療薬は、私たちがどんなやり方で病原体を広めても、それを意味のないものにする。適切な治療薬があれば、スピルオーバー、汚物、過密、政治的腐敗、社会的衝突があっても、病原体は広がらない。エピデミックとパンデミックは死産となり、実際には起こらずに気づかれないまま終わる。街角に薬屋があり、医者が処方箋を書いてくれれば、一人ひとりが自分で病原体を抑えることができる。

だが、まずはそうした治療薬が開発されなければならない。

第7章 治療

コレラがどのようにして広まり、どうやってそれを止めればよいかを突き止めることは、この病気に襲われた19世紀の社会のどの分野にとっても急を要する問題だったが、医学界ほどそれが重要な部門はなかった。この命にかかわる新しい病気の登場は、稲妻のように突然に医学の世界に課題をつきつけた。どの資料を見ても、医者や科学者は、コレラの謎を解明して病気にかかった患者を救うために猛烈に働いていたことがわかる。彼らは、多数の論文、講演、会議、論評で、この病気の病理や伝染について持論を展開した。そして、いくつも実験的治療法、コレラがどのようにして広がるかについての理論、その阻止を目的とした介入法を開発した。

だがそれでも何十年もの間、コレラに対して有効な治療薬を見つけることができなかった。できなかったのは、技術力が不足していたからではない。コレラの治療薬は滑稽といってもいいほど単純である。コレラ菌は、たとえば赤血球を破壊するマラリア原虫や、結核を引き起こし肺を破壊する結核菌のように組織を破壊することはない。HIVのように私たちの細胞を乗っ取って、細胞に私たちを裏切らせるようなこともしない。コレラは命にかかわる病気だが、この菌を体内で保有している期間は、残忍な攻撃者がやってきたというより不快な要求をする客に訪問されているのによく似ている。命を奪うのは、ビブリオが腸の中で複製しているときに引き起こす脱水症状である。それはつまり、コレラにかかっても生き延びるには、それに吸い尽くされた液を補充しさえすればよいということである。コレラの治療薬は、清潔な水に塩など簡単な電解質を少量加えたものである。この初歩的な治療法により、コレラの死亡率は50パーセントから1パーセント未満にまで下がる。ヒトの排泄物を飲料水から引き離すことによってコレラを防ぐのも、同じように19世紀の技術で十分できそうなことだった。古代の水道と貯水池でもそれは可能だったのだから。[1]

できなかったのは、コレラの性質についての観察が足りないせいでもなかった。科学者や医者は、コレラがヨーロッパに出現したごく初期から、コレラと汚い水との関連性に気づいていた。この伝染病は、モスクワではモスクワ川のほとり、ワルシャワではヴィスワ川の岸に沿って、ロンドンではテムズ川の岸に沿って、ひどい被害をもたらした。フランス人外科医ジャック・マチュー・デルペシュは1832年に、イングランドのコレラは中心点から周辺へ広がり、「その中心点は川岸だった」と書いている。同年、別のフランス人解説者が、コレラが「腐敗した物質でいっぱいの」泉から広がり、いったん放棄されたら、「さらにコレラが発生することはなかった」と述べている。[2] 1833年にある医学部教授が、コレラによる死亡者の発生場所と局所地形およびその不潔さとを関連付けたケンタッキー州レキシントンの市街地図さえ発表している。塩水による治療法にも同じことがいえる。それが最初に提案された——そしてそれを支持する確かな証拠があった——のは1830年代のことである。[3]
19世紀の医師たちは、適切な観察をし、コレラを治療する適切な技術をもっていた。問題は、その適切な観察と適切な技術が肝心な点から外れていたことにある。

1962年、科学者で科学哲学者でもあるトーマス・クーンが、科学によって多くのことが明らかにされると、逆説的に、同じくらい多く制約を受ける可能性があることを説明した。科学者たちは、クーンがパラダイムと呼ぶもの、すなわちなぜ物事がそのように作用するのか説明する理論上の構成概念のプリズムを通して現実を理解する。パラダイムは科学的な観察を説明する枠組みを提供する。それは精緻な線画のようなもので、科学者はそれに色をつけ細部を書き加え、そうすることでパラダイムを補強し質を高める。現代の生物学にとってそのようなパラダイムを構成しているのが進化論であり、現代の地質学にとってはプレートテクトニクスである。

19世紀の医学のパラダイムはヒポクラテスの理論だった。ヒポクラテスの原理によれば、健康と病気は、気象条件や局所地形のような大きく無定形の外的要因と固有の内的要因との間の複雑で特異な相互作用の結果だった。健康を維持し回復するということは、これらさまざまな要因の間のバランスを修正することだった。

こうした考え方は、古代ギリシアの医師ヒポクラテスの信奉者たちによって最初にまとめられ、何千年もの間、ほぼ変わらない形で伝えられてきた。健康と医学に関する60ほどの論文を集めた紀元前5世紀の『ヒポクラテス全集』は、2世紀の医師ガレノスによるその考え方についての

1万ページに及ぶ労作とともに、6世紀以降、医学教育の標準になった。1200年には、ヨーロッパで医師免許の交付を受けるにはこれらの著作を勉強しなければならなくなっていた。ヒポクラテスとガレノスの原本の英語およびフランス語の主要な翻訳が19世紀の間にいくつも世に出た。[4]

クーンは、そのようなパラダイムがなかったら科学は存在しえないと考えた。知ることのできる事実や問いうる疑問の数は潜在的に無限である。何かがなぜそのようなやり方で起こるのか皆目見当もつかなければ、科学者はどの疑問を問いどの事実を集めればいいのか知りようがない。たいていの科学的活動の根底にある「どうして」という疑問にたどり着きようがない。

しかし、パラダイムは有用であると同時に、科学者にとって破壊的なジレンマをもたらす。パラダイムは期待を生み、期待は科学者の認知力を制限する。心理学者たちは、「確証バイアス」と「変化盲（変化の見落とし）」という、よくあるふたつの認知上の障害について説明してきた。確証バイアスの問題とは、人々が自分の期待を支持する一部の証拠だけを選択的に気づき、憶えているというものである。人は見ると予想しているものを見るのである。また、人は予想に反する変則的なものに気づかないこともあり、これが「変化盲」である。変化盲に関するある調査では、実験者は、面接を受けている人が瞬間的に気をそらされている間に面接者をひそかに別の人物に入れ替えて、意図的に被験者の予想に反したことをする。被験者は、意識にその変化を銘記しないほどその知覚侵害に順応した。まるでそれがまったく起こらなかったかのように。[5]

確証バイアスと変化盲のふたつは、期待に反する観察結果――クーンがアノマリー（変則性）と呼ぶもの、つまりパラダイムから逸脱する事実――を無視するやり方である。コレラがヒポクラテスの原理にそったプロセスをたどらないとき、ヒポクラテス派の医者たちはそれを認めなかったが、それにこれらふたつの認知バイアスが一定の役割を果たしていたのは明らかである。しかし、クーンはもうひとつの認知的ジレンマにも言及している。人はアノマリーを認めざるをえないときでも、否認する場合があるというのである。

クーンは、被験者にトランプのカードを確認するよう求める、１９４９年の認知的不一致に関する調査を挙げている。大部分は正常だが、赤のスペードの6や黒のハートの4といったように、数枚が異常なカードになっている。このようなカードを識別するよう求められた人は、「ほとんど何の躊躇もなく」すぐにそれらを普通のカードとみなしたと、彼は書いている。被験者が見たものは異常な赤いスペードの6だったのだが、彼らが見ているといったのは普通の黒のスペードの6、あるいは普通の赤のハートの6だった。これは一種の確証バイアスである。だが、面白いのは、彼らが異常なカードを何度も見せられたときに起こったことである。彼らはしだいにこのカードに何かおかしなところがあると気づくようになるのだが、それが正確に何なのかわからなかった。なかには、アノマリーであることを受け入れるのを拒否し、動揺する人もいた。ある被験者は、「何だか知らないけど、うまくやれない。もうトランプなんて見るのも嫌になった。どんな色をしていたか、スペードかハートかなんてわかりゃしない。スペードっていったいどんな形をしていたかさえも怪しくなってきた」（『科学革命の構造』中山茂訳）といった。[6]

医学の歴史にはこの現象の例がたくさんある。観察や治療法が予期しないものだったり支配的なパラダイムに違反したりしていたとき――そして代わりの説明を納得がいくように明確に述べることができなかったとき――、どんなに証拠によってその正しさが裏付けられていようと、理論的根拠だけで捨て去られる。たとえば、17世紀にアントニー・ファン・レーウェンフックというオランダ人の織物商が、顕微鏡を手作りして、細菌を発見した。彼は雨水、湖の水、運河の水、そして（とりわけ）自分自身の便を調べ、観察したところにはどこにでも微生物がおり、それを「アニマルキュール（微小動物）」と呼んだ。もっと調べていれば、こうした微生物がヒトの病気において果たす役割を明らかにできたかもしれないが、顕微鏡を使った人体の研究は2世紀の間、途絶えてしまった。きわめて小さなものが何か機械的なやり方で健康や体のことを決めるという考え方は、健康を全体論的にとらえるヒポクラテスのパラダイムに反していたのである。「イギリスのヒポクラテス」と呼ばれる17世紀の医師トマス・シデナムは、レーウェンフックの顕微鏡観察を的外れだとして退けた。彼の弟子の医者で哲学者のジョン・ロックは、顕微鏡を使って体を調べて病気について知ろうとするのは、時計の内部をのぞき込んで時刻を知ろうとするようなものだと書いている。[7]

同じように18世紀には、船医のジェームズ・リンドが、それぞれ異なる処置を施された船員グループの結果を比較するというそれまでにない方法で、ビタミンC欠乏の症状である壊血病がレモンジュースで治ることを発見していた。彼は今日、最初の臨床試験を実施したことで称賛されている。しかし、当時、なぜレモンジュースが効くのかについての自説（酸性のレモンは湿った空気によってふさがれた毛穴を通り抜けると思われていたため、それが理由で効くとリンドは考えた）を立証することができなかったため、彼の発見は一顧だにされなかった。医療の専門家たちは、レモンではなく効果のない酢を推奨した。[8]

これと同じことが19世紀にコレラの治療法に起こった。コレラの治療法を発見した科学者たちは、医学界の頂点にいるエリートの医師たちのように完全にはヒポクラテスの医学のパラダイムに染まっていなかった。彼らはアウトサイダーだった。たとえばウィリアム・スティーヴンズは、バージン諸島で医療を実践していた地位の低い医師で、ロンドンにいるイギリスの医学界のエリートの間では知られていなかった。スコットランド人の医師ウィリアム・オショーネシーも同様だった。ふたりとも１８３０年代にコレラの救命薬として塩水を提唱した。スティーヴンズは、それはコレラ患者の暗色の血を正す働きをするのだろうと考えた（彼は、熱帯熱の患者の血が塩で赤くなるのを見たことがあった）。オショーネシーは、『ランセット』誌に報告されているように、「血液と等張の塩分濃度にしたぬるま湯を静脈に注射」して、血液の色を修正するだけでなく、体が失った体液と塩分を取り戻すことを推奨した。[9]この治療法の非常に説得力のある実証実験のひとつで、１８３２年にスティーヴンズがロンドンの刑務所で２００人以上のコレラ患者に塩分を含む液を投与したところ、死亡したのは患者の4パーセント未満だった。[10]

しかし、この治療法の理屈――嘔吐と下痢で失われた体液を補う――は、ヒポクラテスのパラダイムに反していた。ヒポクラテスの原理によれば、コレラのような流行病は、それを吸い込んだ人々を毒する「ミアズマ」と呼ばれる悪臭のするガス（瘴気）を通じて広まるという。コレラ患者が突然の激しい嘔吐と下痢をするのはそのためで、彼らの体が瘴気の毒を排除しようとしているのである。こうした症状を塩水やそのほかのもので妨害するのは、今でいえばかさぶたを剝ぐのと同じくらい、考え方として間違ったことだったのである。

そしてこのため、医療の専門家たちは塩水の支持者を非難した。スティーヴンズの実験結果を検討しに刑務所を訪れた専門家は、結果をただちに退け、彼が治療した患者は最初からコレラにかかっていなかったのだと主張した。そして、コレラの犠牲者を、死の床で彼らが「虚脱」と呼ぶ状態にある者と定義した。スティーヴンズの患者にそのような状態にある者が誰もいなかったため、定義により、彼らがコレラのはずがなかったのである（彼らが本当は回復したのかもしれないという奇妙な考えは、想像の域を超えていた）。「私が目撃した症状からコレラの症例だと指摘できるようなものがひとつもなかったのは確かだ」と、ある調査者は断言した。また、「非常に厄介なひねくれた性格」のある若い女性はコレラの「ふりをしていた」だけだと、別の調査者が指摘している。

スティーヴンズの研究を批評した雑誌編集者は、彼は大ぼら吹きだと結論付けた。「我々は、哀れみと嫌悪の入り混じった気持ちでこの件からすっかり手を引く」と『内科外科学レビュー』の編集者は書いている。そして、「『塩水療法』とその創始者に望むことができるのはせいぜい、両方ともただちに忘れられることだ」と述べている[11]。１８４４年にある解説者が「それはブタやニンジンにはうまくいくかもしれないが」と冗談をいい、「患者に塩を与えても、いつも治るとはかぎらない」と述べている。また、１８７４年に同じ意見をもつ人物が、塩水療法は「効果がないことがすでに証明されている」といった[12]。

コレラが瘴気ではなく汚い水で広まることを示す証拠も、同じように退けられ、もみ消された。19世紀のロンドンの麻酔医ジョン・スノーは、コレラに適用するときの瘴気説の欠点を理解するうえでとくに有利な立場にいた。スノーは、患者に投与するための完璧な麻酔剤を探して、何年間も自らさまざまなガス――とりわけエーテル、クロロホルム、ベンゼン――を吸って意識を失い、それらの自分の体への影響を調べていた。[13]ガスの性質を熟知している彼は、医学界が考えているようにガスを吸い込むことによりコレラにかかったのなら、ちょうど鼻をつく煙を深呼吸したときのように、病気は肺など呼吸器系に影響を及ぼすはずだということを知っていた。だが、実際にはコレラは消化器系を侵した。[14]

スノーにとって、それはひとつのことしか意味しなかった。コレラは犠牲者が飲み込んだものにちがいないのである。[15]スノーはその説を支持する有力な証拠を集めた。1854年のソーホーでのコレラのアウトブレイクのとき、スノーは一軒一軒回って地元住民から話を聞いた。そして彼は、その結果を地図に記入することにより、ブロード・ストリートの大勢の人に使われているある飲料水用のポンプから水をくんでいる住民の60パーセント近くがコレラにかかり、これに対してその水を使っていない人は7パーセントしかかかっていないことを発見した。彼は、その水がどうやって汚染されたかさえも突き止めた。ヘンリー・ホワイトヘッドという地元の聖職者の助けを借りて、井戸のそばのブロード・ストリート40番地に住むルイス夫人という女性を見つけ出した。そして、彼女がコレラに感染した赤ん坊のおむつを洗った水を、ポンプの立て坑から1メートルも離れていないところにある詰まりかけた汚水溜めに流したことがあるのを知ったのでである。
最終的にスノーは、死亡率とロンドンの住民の飲料水の水源との間に関連性があることを明らかにした。市内の水道会社のうちいくつかは汚染された下流の水を供給し、これに対しほかの会社はこの都市の下水道の影響が及ばない上流の水を利用していた。1849年にはランベスという水道会社ともうひとつのサザーク・アンド・ボクソールという水道会社は汚染されたテムズ川下流から水を引いていて、これらの会社が供給している地区はどちらも同等の数のコレラによる死亡者を出していた。しかし、ランベス社が取水パイプをもっと上流に移したあとは、顧客の死亡率はサザーク・アンド・ボクソール社の顧客と比べて8分の1まで減少した。[16]
スノーは、瘴気ではなく汚水がコレラを引き起こす見事な事例を収集していた。問題は、彼の発見が瘴気説の基礎をなす教義を揺るがすものだったことである。それはまるで、大勢の生物学者に向かって月に生命を発見したといったようなものだった。そのような不穏な主張を受け入れるには、何世紀もの間医学と医療行為を支配してきた原理を否定する必要があった。
医学界は、変則的なカードの実験の被験者と同じような反応をした。赤いスペードの6を黒いスペードの6とみなすように、スノーの主張を瘴気説の体系に取り込んで同化してしまおうとしたのである。スノーの発見について検討するため、衛生局によって委員会が招集された。動揺したかもしれないが、委員会がスノーの意見を完全には却下しなかったのは、おそらくスノーがこの分野の専門家ではないものの、出産に苦しむ女王にクロロホルムを投与し、ロンドン医学会の会長を務めたこともある、医学界のエリート中のエリートだったからである。そしてそのため、委員会の大部の報告書――300ページ以上で、表が98点、図が8点、カラー図版が32点ある352ページの付録を含む――の中で、彼らはコレラがじつは水で広がることができるという考えに同意した。しかし、それはヒポクラテスの原理が間違いだということではないと報告した。コレラは空気または水の中で増えることができ、両者のうちでも空気が決定的な役割を果たすと、彼らは述べたのである。「有毒な発酵の場所としてこれらの媒体のどちらの方が重要だったかいうのは簡単ではない」と委員会は書いている。しかし、全体として「水の影響力は空気の影響力より小さい……ことを疑うのは不可能に思える」のだという。[17]

この回りくどいが間違えようのない却下は、一部の科学者のやる気をそいだかもしれないが、スノーをやめさせることはできなかった。彼は瘴気説が間違っていると主張し続けた。ついには医学界は彼を公然と非難せざるをえなくなった。委員会が報告書を発表してからまもなく、スノーは議会審理で、瘴気を放出する業界を厳しく取り締まる衛生委員会提出議案に反対する証言をした。国会議員は、彼の反瘴気の姿勢を激しく非難した。「骨煮沸処理業者を例に挙げると、骨煮沸処理業者の施設から発生する悪臭が嗅覚にとっていかに不快であろうと、それでもこの地区の住人の健康に被害を与えていないとあなたはお考えだ、そう委員会は理解してよろしいのですね?」と、議員たちは詰問した。スノーは同意した。すると彼らは、「動物か植物か、腐敗しつつある物質によって汚染された空気を吸っても、健康に大きな悪影響を与えることはないという意味かね?」と追及した。

スノーが意見を変えることを拒むと、議員の質問はヒステリックな鋭さを帯びてきた。「そのような汚れた空気を呼吸することの影響で、たちまち激しい病気が発生するということを君は知らないのかね？　……腐敗した物質を吸い込むことにより血が毒されることを聞いたことがないと？　……非常に強い不快なにおいの影響で嘔吐することを知らないのかね？　……腐敗熱と発疹チフスが下水溝のある場所で流行するという事実に異議をさしはさむのかね？[18]」

イギリスの一流医学雑誌『ランセット』は、法案に対するスノーの断固とした証言の概略を述べ、公衆衛生に対する裏切りだとして彼を非難した。「なぜ……スノー博士はひとりだけそのような意見をもっているのか？　何か証拠となる事実があるのか？」とこの雑誌の編集者はいらだちをあらわにした。「否！　しかし彼は、動物性物質は飲み込まれたときにだけ有害だという趣旨の説を唱えている……スノー博士が衛生に関する事実をすべて引き出したという井戸は、下水の本管だった……やりすぎて、彼は下水の落とし口にはまってしまい、それ以来、二度と出られないでいるのだ[19]」

議会はスノーを非難し、1855年7月に衛生委員会の悪臭防止法案を可決した。ソーホーの教区民を説得してブロード・ストリートの汚染されたポンプの取っ手を取り除いた（そのことはおそらくコレラのアウトブレイクにあまり影響を及ぼさなかった。いずれにしてもそのときにはすでにポンプは壊れていたのだから）以外には、コレラに関するスノーの発見が瘴気説の揺るぐことのない水面に波紋を残すことはなかった。

1858年、スノーはコレラの研究をやめて、麻酔に関する彼の代表作『クロロホルムおよびその他の麻酔剤について *On Chloroform and Other Anaesthetics*』を書いた。6月10日、最後の文を書いたとき、彼は麻痺性の発作に襲われ、椅子から床に投げ出された。[20] そして6日後に亡くなった。『ランセット』はまだスノーの瘴気説否定に腹を立てていて、短い死亡記事を掲載したが、あてつけのように彼のコレラに関する先導的な仕事には言及しなかった。[21]

それまでの常識をくつがえすコレラの治療法は踏みつぶされ、19世紀の医者たちは、ヒポクラテス学派の治療法や介入法を実施し続けた。それにより、長く続いた原理はぬくぬくと何も変わらないまま維持された。

そして、コレラを大いに悪化させた。

19世紀のコレラの治療法は、その死亡率を50パーセントから70パーセントに上昇させた。[22] 医者はコレラ患者の嘔吐と下痢には治癒効果があると考えたため、患者に彼らを殺しつつあるまさにその症状を悪化させる化合物を処方した。嘔吐と下痢を誘発する「カロメル」、すなわち有毒な水銀化合物である塩化水銀を投与したのである[23]（18世紀のアメリカの軍医監ベンジャミン・ラッシュは、カロメルは「安全でほとんど何にでも効く薬」だと書いている）。[24] 医師たちはそれで患者に文字通り毒を盛り、患者が過剰によだれを出し、口が褐色になり、息に金属的なにおいがし始めてようやく、治療が完了したと考えた――今日の医師ならすべて水銀中毒の兆候とみなすだろう。[25]

彼らはコレラ患者の血を抜いた。「瀉血」は古くからあった万能治療法で、ガレノス自身、熱心に推奨した。毎年春には、中世以来してきたように、人々は血を取ってもらうために列をなして医者のもとへ行った。[26] この行為の背後にある考え方は、血を除けば、体内でのその相互作用が環境とともに健康状態を決めている「四体液」が回復するというものだった。医師たちがそれがコレラ患者にとってとりわけ有益だと考えたのは、瀉血によって彼らの異様に黒っぽい濃い血液が除かれるからである（スティーヴンズはそれを矯正しようとしたが、現在では脱水症状の兆候とみなされている）。[27]「この病気を多く見たことがあり、それについて書いたことのあるすべての開業医の意見はひとつの点で一致していた」、それは「この病気の始期に瀉血が非常に有益である」ということだと、ドクター・ジョージ・テイラーが1831年の『ランセット』で述べている。[28]

最悪なのは、彼らが人の排泄物を飲料水の供給源に放出することを奨励したことである。瘴気説では、水洗トイレは、悪臭を人の居住地から素早く取り除くことにより、人の健康を向上させるとされた。ロンドンの人々は、18世紀後半に水洗トイレを設置し始めた。彼らはにおいが危険なのであって排泄物自体は無害だと考えていたため、においが鼻に届かないくらい十分に離れていさえすれば、排泄物がどこへ捨てられようがほとんど関心をもたなかった。こうして、彼らは下水道によって、排泄物をもっとも便利な捨て場所である市内を流れるテムズ川へ送った。川に投棄される排泄物が多ければ多いほど、安全だと思った。『タイムズ』紙が述べているように、コレラとそのほかの病気を防ぐには、トイレの排泄物を運んでいる「下水道に汚物がなく」、確実に「すべてが川にある」ようにするよう求められた。市の下水道委員は誇らしげに、この市のトイレが莫大な量の人間の排泄物を効率よく川へ流し込んでいることに言及している。その量は1848年の春には2万2000立方メートル、1849年の冬には6万1000立方メートルにのぼった。[29]彼らは死亡者数と川の汚さの間に相関があるとさえ考えていた。1858年に『タイムズ』紙が、「テムズ川が汚くなる」につれてロンドンの死亡率は下がったと伝えている。[30]

しかし、じつはまったくの逆だった。ロンドンは飲料水をテムズ川に依存していたのだから。日に2回、満潮になって北海の水が上昇すると、テムズ川の水が逆流して、川に投棄された汚物が巻き上げられて遠く90キロ近くも上流へ流れ、この都市の飲料水供給会社の取水パイプに入った。それでも、瘴気説の強い影響力のもとでは、コレラに襲われると、ロンドンの人々はそれは人の排泄物を川へ流し込む水洗トイレが多すぎるからではなく、「少なすぎる」からだと思い込んだ。1857年の報告によれば、ロンドンでの1832年の流行のあとの数年、水洗トイレの販売数は「急速かつ驚くべき」増加を示した。そして1848年のコレラのアウトブレイクののちにも、水洗トイレの販売数は急増した。1850年代に非常に多くのロンドン市民が水洗トイレを設置したため、市内の水の使用量は1850年から1856年の間に倍近くに増えた。[31]

言い方を変えれば、コレラ菌にとってヒポクラテス医学は恵みであった。それはほかの病原体にとっても同じように有利に働いただろう。それが実施された長きにわたり、ヒポクラテス医学は助けた人より害した人の方が多いと、歴史学者は考えている。それでも、ひとつの思想体系として、それは著しく弾力性があった。それは以前の健康と病気は神の業であるという考え方より、健康と死をうまく説明した。トーマス・クーンが述べているように、「パラダイムとして受け入れられるためには、一つの理論は、その競争者よりもよく見えねばならないが、必ずしも直面するすべての事実を説明しなくてもよいし、実際に説明できたためしはない[32]」（『科学革命の構造』中山茂訳)。それは確かにヒポクラテス医学にもいえた。そしてそれがいったんパラダイムとして受け入れられると、その実践者の認知バイアスに助けられて、ますますはずみがついた。歴史家のロイ・ポーターが書いているように、ヒポクラテスの原理自体は「説明体系として素晴らしく融通が利いた」。四体液(血液、粘液、黒胆汁、黄胆汁)によって支配されるという体についての考え方は、四季、人間の4つの発達段階(幼児期、青年期、成人期、老年期)、四元素(火、空気、水、土)といったあらゆる種類の外的現象と結びつけることができた。医師たちは何世紀もの間、ヒポクラテスの原理との関連付けをし、微妙な意味合いを加えて、何層もの深みと意味をもつ豊かなものにした。[33]

そして、成功の幻想を維持することができた。その治療法が役に立たないことを明らかにできたかもしれない集団と集団の比較が実施されることはめったになく、それは、ある疫学者が述べているように、ヒポクラテス医学が患者を「雪片のように一人ひとり違う」とみなしたからである。患者をグループ分けして結果を比較することに何の意味もなかった。水銀で治療された患者がほかの方法で治療された患者より概して具合が悪くても、ヒポクラテス医学の医師たちには決してわからなかった。[34] さらに、ヒポクラテス的治療法には有害なものもあったが、多くはおそらくたんに無駄なだけだった。たんに患者が効くと信じているから効くプラシーボ効果のおかげで、その医療介入が効果があるように見えたのかもしれない(専門家は、現代の医薬の見かけの有効性の3分の1はプラシーボ効果によるものかもしれないと考えている[35])。こうして、「2400年の間、患者たちは医者がよいことをしてくれていると信じてきたのだが、2300年の間、彼らは間違っていた」と、歴史家のデイヴィッド・ウートンは書いている。[36]

偶然のめぐりあわせで、議会はジョン・スノーが亡くなったその年にロンドンの下水道の再整備を開始することを決定し、この事業がついに市内のコレラの伝染を終わらせることになる。下水道の再整備がスノーの死のすぐあとに始まったという事実から、事情を知らない人はしばしばイギリスの医学界がスノーの見解を受け入れたものと判断する。だが、じつはそうではなく、この下水道再整備はジョン・スノーとは何の関係もなく、すべては瘴気説と関係があった。

医学界は、スノーがコレラについての主張をする数年前から、新しい下水道システムを求めて運動していた。社会改革主義者のエドウィン・チャドウィックは、1842年の『大英帝国の労働者の衛生状態に関する報告書』という非常に有名な報告の中で、新しい下水道を支持している。[37] チャドウィックをはじめとする人々がこの都市の下水道を再整備したいと思ったのは、瘴気、具体的には下水から立ちのぼるガスを除去するためだった。満潮になるたびに下水道から川への放出ができなくなり、パイプの中の汚水は市内へ押し戻された。瘴気説をとる人々はそのこと自体に問題があるとは考えなかったが、この停滞によって下水管内の中の臭いガスが漏れ出て、疑うことを知らないロンドン市民の鼻孔にまで漂ってくることについては、市民の健康にとって非常に有害だと考えた。下水道に入って下水ガスによってたちまち窒息した人の話がたくさんあった。[38]

しかし、市の下水道再整備の価値に関して瘴気の専門家の意見が一致した一方で、それを正確にどのように実施するかについては意見が異った。チャドウィックは、ガス（と排泄物）を遠くの水路や農場へ流せるように、下水道の新しいネットワークをまるごと建設すべきだと考えた。外科医で化学者のゴールズワージー・ガーニーのように、たんに下水道からガスを抜けばよいと考える人もいた。それからガスをスチームバスに通して燃やして無臭にし、そうして無害にするのである。市はこの論争に決着をつけることができず、奇妙な気象現象が重なって下水道の悪臭が無視できないものになるまで、計画は前に進まなかった[39]。

1858年の夏に熱波がロンドンを襲った。その前に干ばつの時期があり、テムズ川の水位が下がって、岸辺をおおう排泄物の厚い層が露出していた。水銀柱が38度を超えると、排泄物でおおわれ干上がった川岸から強力な悪臭が広まり始めた[40]。

新聞はそのにおいを「大悪臭」と呼んだ。

においが病気を引き起こすと信じる人たちにとって、大悪臭は破局の前兆であった。パニックが始まった。「1858年、我々ロンドン市民はどうなるのか?」と『イギリス医師会雑誌』は問うた。「この巨大な首都が伝染病によって荒廃するのか?」「誰もが何とかしなければならないと声をあげている!」と『メディカル・タイムズ・アンド・レビュー』は書いた。『ランセット』には、「泥の土手と水そのものからの悪臭が大変ひどいため、丈夫で健康な人も気絶し、さらには嘔吐さえすること、そしてこの悪臭のせいで発熱することがわかっている」とある[41]。そしてさらに、『ジャーナル・オブ・パブリック・ヘルス・アンド・サニタリー・レビュー』には、人々は「川岸から立ちのぼる悪臭とあらゆる種類の死病で倒れている」と書かれている。『シティ・プレス』は「それは悪臭を放つ……そしてその悪臭を一度でも吸った人は決してそれを忘れられないし、生きてそれを思い出せるだけ自分は運がいいと思ってよい」と書いた。[42]

かつてテムズ川がこれほど臭かったことは一度もなかった。そしてさらに重要なのは、それまで、市でもっとも大きな権力をもつ人々が、そのにおいにこのようにさらされたことがなかったという事実である。少し前に改築されたおかげで、国会議員が集まるウェストミンスター宮殿は240メートルを超える河岸に面していた。[43]そして、議場を瘴気から守るために考案された――議場から川のにおいを締め出していたはずの――手の込んだ換気システムは取り外されていた。その換気システムは、高さが90メートル余りある宮殿の塔のひとつの最上部から新鮮な空気を吸い込み、湿らせたシーツを通して濾過し、水を噴霧したのち、床に開けられた何千もの小さな穴を通して強制的に議場へ入れるようになっていた。風を最小限にするため、床の穴は粗いウマの毛の絨毯でおおわれていた。そして、「使用済みの」空気はガラスの天井にはめ込まれたパネルを通って排出された。ロンドンの臭い空気に通じる議場の窓は、決して開けられることはなかった。[44]

しかし、1852年に国会議員たちがめまいの発作を訴えたとき、換気システムのせいにされ、その設計者（『タイムズ』紙は「空気のガイ・フォークス」と呼んだ［ガイ・フォークスは1605年に発覚した火薬陰謀事件の首謀者］）は解雇された。[45]ゴールズワージー・ガーニー――ロンドンの下水道は、下水ガスを燃やすかぎり、汚物を川へ捨て続けることができると信じていた人物――が、瘴気から議会を守る仕事を引き継いだ。彼が最初にしたことのひとつが窓をこじ開けることで、それによってロンドンでもっとも有力な人物たちが風景、音、そして下の川から発散されるにおいと直に接することができるようになった。
　こうして、大悪臭が川から立ちのぼると、それが議場の開け放された川岸側の窓に流れ込んできた。[46]『タイムズ』紙に書かれているように、議員たちは、「悪疫を発生させるテムズ川の現状によって死ぬ」のを恐れて、図書室や打ち合わせ室へ逃げた。議長は鼻にハンカチを当てながら避難した。貴族院議員たちは委員会室を放棄した。議会をほかのところへ移すべきか心配して話しあいがなされた。悪臭のする部屋に残っていたら「陪審員、弁護団、証人の命にとって危険だ」と医師たちが警告したため、女王座裁判所が悪臭によって中断させられた。大悪臭が宮殿を包み、6月の終わりには、ガーニーはもはや議員の健康に責任を負うことができないと上役に伝えた。[47]
　伝染病を恐れた議員たちは、市の下水道再整備の進行を速める法律を導入した。今ではどの方法を選択すべきか明らかだった。ガーニーは面目を失い、代わりにジョーゼフ・バザルジェットという技師の計画が採用された。彼は、下水道の途中から、ロンドンのガス――そして排泄物――をすべてさらに下流へ送るシステムを建設することを提案した。つまり、ジョン・スノーの地図にできなかったことが、ゴールズワージー・ガーニーが窓を開けたことによって達成されたのである。1875年には新しい下水道が建設され、バザルジェットがナイト爵に叙され、テムズ川に下水が入らなくなり、ロンドンからコレラが永久に追放された。
　それはみな、医学界が排泄物に汚染された水がコレラを伝播するという考えを拒絶し続けている間に起こった。[48]
　ニューヨーク市はたまたま同じ頃に水の供給源をきれいにしたが、そのときもやはり汚い水がコレラを広めるという考えは受け入れていなかった。ここで引き金となった要因は、市内の醸造業者からの、ビールの醸造用にもっと味のよい水がほしいという要求だった。50年――そして2度の爆発的なコレラの流行――の間、マンハッタン社は汚染された地下水をニューヨーク市民に供給してきた。住民がもっとよい味の水を求め、火事の消火や通りの清掃のためにもっと豊富に供給してほしいと訴えても、何も変わらなかった。しかし、そうした抗議の声に、汚い水ではビールが競争上不利になるという醸造業者の声が加わると、企業に甘い市議会はついにこの問題を是正することにしたのである。[49] その頃にはブロンクス川はもはやきれいな水を十分供給できそうになかったため、市は遠く離れたクロトン川から取水し、70キロ近い長さの水道を必要とした。[50]

1842年にクロトン川の水がニューヨーク市に流れ込み始めた。[51] 最初は契約者は少ししかいなかった。しかし、1849年にコレラが襲来したあとは、何千人も集まった。1850年には水道部門の年間収入は前年に比べて2倍近くに増えた。豊富なクロトン川の水により、かつては停滞していた下水道を勢いよく流すことができるようになり、市は1850年代に下水のネットワークを拡大し始めた。1865年までに、市は320キロの下水管を設置して汚水を川へ流した。1866年のニューヨーク市における最後のコレラのアウトブレイクで失われた命は600人に満たなかった。そしてそれ以後、この病気はこの都市から永久に消えた。[52]

どちらの都市も、自分たちがスノーの反瘴気説的な見解にそった戦略を導入していたことに、まったく気づいていなかった。ロンドン市民はコレラの発生がやんだのは臭い下水ガスの迂回路のおかげだと考え、ニューヨークではコレラの消滅は衛生局の通りを清掃する取り組みの成果とみなされた。「衛生局がなかったら、きっともっとコレラが大発生していただろう」と、当時、ある新聞の編集者が述べている。[53]

このことは、瘴気説をとっていたにもかかわらずコレラの問題を解決したこれらふたつの都市にとってはあまり大きな意味をもたなかったかもしれないが、ほかの都市にとっては非常に重要なことだった。ニューヨーク市民とロンドン市民は、清潔な水と下水設備でコレラのない生活を享受したが、彼らの革命的な生活方法がほかのところで社会変革に火をつける可能性は、濡れたマッチほどしかなかった。たとえばイタリアのナポリでは、19世紀後半の最新の建築術は低くたなびく瘴気より建物を高くすることに焦点を合わせ、清潔な飲料水を容易に利用できるようにすることには手がつけられなかった。[54]ドイツの超近代都市ハンブルクは、19世紀後半に、下水で汚染された川の水を濾過せずに見事な効率で住民に供給した。[55]

1866年のコンスタンティノープルの国際衛生会議の参加者を説得してジョン・スノーの飲料水説を否定させたことのあるドイツ人化学者マックス・フォン・ペッテンコーファーの学説が、ヨーロッパ大陸の各地に広まった。ペッテンコーファーの考えでは、有毒な雲のようなものがコレラを引き起こす。この考えは、とくにコレラのアウトブレイクのときに彼が脱出を推奨したことで、さまざまな弊害を生じさせた。ペッテンコーファーは、有毒なコレラ雲が形成された場合、「迅速な避難」がつねに「よい対応」であるといった。1884年にフランスのプロヴァンス地方でコレラが発生したとき、イタリアの当局者は感染したフランスからイタリア人移民――および彼らのコレラ――を急いで脱出させるために、鉄道の無料切符の配布や蒸気船のチャーターまでした。イタリアに帰国した彼らは、ナポリで新たなアウトブレイクの種子をまき始めた[56]。医学界によって瘴気説が否定され、コレラの治療法をその枠組みの中で説明できるような新たなパラダイムに置き換えられるまで、医師公認でコレラを助長する行為が続くことになる。

その新たなパラダイムが19世紀後半に登場した。「細菌説」は、瘴気ではなく微生物が伝染病を引き起こすという考え方をした。この説は多数の発見に基づいている。ようやく再び顕微鏡の使用が流行し始め、2世紀前にレーウェンフックが最初に調べた微生物の世界を科学者たちが再び観察するようになった。そしてその後、動物実験を実施することにより、これらの微生物が動物の病気において果たしている役割を明らかにした。1870年、フランスの化学者ルイ・パストゥールがカイコの病気の原因微生物を発見した。また、1876年にドイツの微生物学者ロベルト・コッホが、炭疽菌（*Bacillus anthracis*）が炭疽病を引き起こすことを発見した[57]。そうした発見はまだ瘴気説の支持者の感情を逆なでしたが、過去に彼らが拒否したものとは根本的に異なっていた。散発的に突如舞台に登場するのではなく、しだいに安定して普通に発見されるようになったのである。そして、ひとつのしっかりした枠組みの中で説明できた。細菌説は、伝染病がそもそも何であるか説明するとともに、健康と病気についてより一般化して考えるためのまったく新しい方法を提供した。いまや不健康は漠然とした外的および内的要因が関与する複雑な不均衡の結果ではなく、顕微鏡レベルで認識できるものになった。

1884年、ベルリンで開かれたコレラに関する会議で、コッホがコレラを引き起こす原因微生物、コレラ菌を発見したと発表して、皆をあっといわせた（実際にはコッホがこの細菌を最初に見つけたのではない——イタリアのフィリッポ・パチーニという医者が1854年に分離し、「コレラ性微生物」と呼んだ）。そしてコッホは、ある細菌がある病気を引き起こすことを証明する手法を開発していた。「コッホの原則」と呼ばれ、1950年代に至るまで使われた彼の手法は、3段階の証明からなる。まず、その病気にかかっている患者から問題を起こしている微生物を分離する。次に、実験室で、栄養の入ったペトリ皿でその微生物を培養する。そして、実験室で培養した微生物を健康な個体に与える。その個体が問題の病気になったら、その微生物が犯人だと証明されたことになる。

しかし、コッホはコレラ菌がコレラの原因であることを証明することができなかった（実験動物にコレラ菌を感染させることは、よく知られているように困難である[58]）。

ペッテンコーファーをはじめとする瘴気説のおもだった支持者たちは、「コッホの発見は何も変えないし、もちろん私には意外なことではなかった」とあざけった。ほかの専門家はコッホの発見のことを「不運な大失敗」といった。1885年のイギリスの医療伝道団（団長はペッテンコーファーを「コレラの疫学に関する現存する最高権威」とみなした）は、コッホが発見したビブリオはコレラとまったく関係ないと報告した[59]。

その細菌がコレラの原因ではないと証明するため、ペッテンコーファーとその支持者は大胆な実証実験を思いついた。ペッテンコーファーは、コレラで死にかけている患者から何億個ものビブリオが充満する便をひと瓶手に入れ、それを飲んだのである[60]。そして、その液は「この上なく純粋な水のように」喉を通ったと公言した。ペッテンコーファーの助手をはじめとして、ほかに27人の著名な科学者が同様のことをした。パリの通俗雑誌が彼らの悪ふざけを取り上げ、スミレの花束を尻から出しながら便を食べている男の絵を添えた。その説明文には、「ドクターNはコレラだらけの便を口から食べ、5分後、スミレの花束を出す……反対の端から」とあった。[61] ペッテンコーファーとその助手はコレラに似た下痢を起こし、助手は2日間、1時間ごとに起こる発作に苦しんだが、コレラを飲んだ人々はみな生き延び、ペッテンコーファーはこれでコッホの細菌説の否定に成功したと考えた。[62]

瘴気説と細菌説の間の膠着状態はもう数年続いた。その後、1897年にハンブルクでのコレラのアウトブレイクが瘴気説の運命を決した。瘴気説によれば、ハンブルクの西側近郊にあり、ハンブルクと同じようにエルベ川の岸辺に沿ったアルトナも、ハンブルクでコレラを引き起こした瘴気の犠牲となってしかるべきであった。しかし、そうはならなかった。その理由がアルトナは飲料水を濾過しているがハンブルクは濾過していないことにあるのを、専門家は否定することができなかった。目を引いたのは、ハンブルゲルホーフと呼ばれるアパート区画——行政区分ではハンブルクに属するが、アルトナの濾過した水の供給を受けていた——の345人の住人がだれも病気にならなかったことである。[63]

これは正真正銘、コッホの主張（そして、かなり前に亡くなったスノーの主張）の正しさを立証するものであり、瘴気説の最後の支持者たちは降伏せざるをえなかった。2000年間支配してきたヒポクラテス医学が、王座から蹴落とされた。1901年、ペッテンコーファーはピストルで頭を撃って自殺した。数年後、コッホはノーベル生理学医学賞を受賞した。こうして細菌説の革命は完了した。[64]

瘴気説の終焉とともに、北アメリカとヨーロッパにおけるコレラの恐怖の時代が終末期に入った。ロンドンとニューヨークにおけるコレラに対する成果が広まった。先進諸国のあちこちの自治体が濾過やそのほかの技術で飲料水を改善した。１９０９年に液体塩素が利用できるようになってからは、各自治体は塩素消毒を開始した。[65] 20世紀の水処理や濾過を生き延びた少数の水媒介性病原体は、病原性がしだいに低下していった。[66]

細菌説の革命により、コレラの治療法も改善された。インド在住のイギリス人病理学者レオナルド・ロジャーズは、１９００年代初めに塩水によってコレラの死亡率が3分の1に減ることを証明し、それ以降、かつてはあざけりの対象だった生理的食塩水の注射が普及した。[67] 科学者は20世紀の間に徐々に補液療法を改良した。今日では、食塩水に少量の乳酸塩、カリウム、カルシウムを混ぜたものが、コレラ対策として、糖尿病性昏睡の患者に対するインシュリンの注射と同じくらい効果をあげている。簡単に素早くコレラやそのほかの下痢性疾患を治せる経口補液療法は、20世紀の医療の進歩の中でもきわめて重要なものとみなされている。[68]

それだけではない。コレラに対するワクチンもあり、その狙いは、殺した細胞をまるごとと、コレラ毒素のサブユニットを与えることにより、コレラにかかっても生き残った人がもつ防御免疫を再現することである。その免疫がどのように機能するのかまだわかっていないが、それでも２００９年に認可された安価な経口ワクチンであるシャンコールなどの製品や、旅行者用ワクチンのデュコラルは、少なくとも2〜3年間は60〜90パーセントの有効率を示し、すぐれた武器として対コレラの武器庫に加わった[69]（複数回の摂取が必要で、有効になるまで数週間かかるため、WHOはほかのコレラ予防策と併用することを推奨している。これを書いている時点では、どちらもアメリカでは入手できない）。微生物学者のリタ・コーウェルとその同僚が提唱している、未処理の水を何枚か重ねたサリーの布で濾過するといった、もっと単純な方法さえ、汚染された水のビブリオの90パーセントをとらえ、コレラの感染を50パーセント減らすことができる。

医学はついにコレラの治療法を考え出した。1世紀近いコレラのパンデミックから人類を救い出せるほど早くなかっただけのことである[70]。

今日では、新しい病原体が出現したとき、それがどのようにして広がるか理解するのに何十年もかかりはしない。現代の生物医学は新しい病原体の伝播様式をすぐに特定する。HIVが性的接触で、SARSが飛沫で広がることは、ごく初期の症例群から明らかだった。医学が迅速に伝播様式を解明できれば、HIVの場合のコンドーム、SARSの場合のマスク、エボラの場合の安全な埋葬法のように、すぐに予防策を考え出すことができる[71]（もちろん、それはそうした策が実施できるということでも実施されるということでもない――安全な性行為によってそれを防ぐ方法について医学界が見解を示しているにもかかわらず、2014年までに世界中で7500万人近くがHIVに感染した）。

しかし、私たちはまだ、新たな病原菌がもたらす脅威から現代医学が救ってくれるだろうとあてにすることはできない。

ひとつには、科学者が新しい治療薬を考案した場合でも、必ずしも適切な規模で適切なときにそれを生産できるとはかぎらない。薬の開発には時間がかかり、営利目的の製薬業界の経済的関心によって制約を受ける。新薬の市場がそれほど大きくなければ、その薬への公衆衛生上のニーズがいかに大きくても、その有効性を支持する科学的証拠がいかに確かなものでも、関係ない。その薬が市場に出回る見込みはないのである。マラリアやエボラのような、貧しい人々を選択的に侵す病気のために開発された薬は、ほんの少ししかない。マラリアには毎年数億人がかかっているが、これらの患者の大多数は年に1ドル未満しか医療に支出しておらず、マラリアの新薬の市場はゼロといっていいほど小さい。今日、この病気に対して使用できる最先端の薬は、2000年前から漢方薬として利用されてきたアルテミシニンと呼ばれる植物性化合物を基本とするものである。エボラは、マラリアに比べれば患者の数はかなり少ないが、ずっと大きな警戒すべき公衆衛生上の脅威となる。2014年時点で、エボラに使用できる薬もワクチンもなかった。ロンドンの『インデペンデント』紙は2014年に、「『ビッグ・ファーマ』は致死的ウイルスの犠牲者を見捨てた」という見出しで、そのことを書いた[72]。それが意味するのは、治療しない貧しい人々を餌食にする病原体が増殖してもっと幅広い集団に広がるかもしれないということである。

医学が新興病原体から救ってくれるとあてにすることのもうひとつの問題は、医学における新しいパラダイムがどのようにして古いパラダイムに取って代わってきたかということと関係がある。現代医学はタルムード的熱心さをもって研究される『ヒポクラテス全集』に相当するものをもたないが、それを導く哲学は同じように広く浸透している。複雑な問題を解決するための現代の生物医学の基本的アプローチは、それらをもっとも小さくもっとも単純な構成要素に分解するやり方である。その考え方でいくと、心臓病は血液中のコレステロール分子の問題であり、人間の意識は脳内の化学反応である。健康と病気の複雑な現象のきわめて小さな構成要素が、それぞれ特化した専門家によって、通例は別々に研究される。[73]

たとえば私がかかった医者たちは、私がMRSAに感染していたことを知っても、状況、つまり自宅の環境、免疫の状態、家にいる動物、あるいは食習慣についてじっくり検討したりはしなかった。彼らは病原菌を標的とし、ほかのものには目を向けなかった。目に見えない境界線の一方の側にMRSAがいて、私は銃を手にして反対側にいた。

現代医学の還元論的なアプローチは、ヒポクラテス医学と正反対である。ヒポクラテス医学のアプローチは基本的に全体論的かつ学際的で、病気の過程を明らかにするために工学や地理から建築や法律まで広範な専門知識を求めた。[74]正反対なのは偶然ではない。細菌説とそれが提示する還元主義的なアプローチは、医学にとって革命的な新しいパラダイムだった。革命的な新しいパラダイムはたいてい古いパラダイムを受け入れず、それ自体の原理とアプローチをもつ。そして、古い考え方を打ち砕き忠実な支持者たちを一掃する。

私がMRSAと戦っているとき、還元主義の限界が明らかになった。できた膿瘍のうちでも最悪のものは夏休みの間に始まり、1週間のうちに、ずきずきする針で刺したような小さな点からゆっくり進行する膿と血の火山に変わり、脚が痛くて満足に歩いたり車を運転したりできないほどになってしまった。私は毎日、病院で出してもらった殺菌剤で体を消毒した。日に2回ガーゼを交換し、服も全部着替えた。使い古した包帯がその下の皮膚を刺激しだして皮膚がかゆくなり赤く腫れると、私は何かもっといいものを探しに店へ急行し、新しい（もしかしたら）「非刺激性」の包帯を見つけて、前に買って今では「刺激性」だということがわかっている古い包帯と交換した。

私が何より恐れたのは、MRSAでいっぱいの膿が、ガーゼを固定している包帯やテープの下で口を開けている新しい裂け目のどれかに入り込み、病原体がさらに深いところに定着することだった。「片脚を失っていたかもしれない」という、微生物学者の言葉が頭の中をこだました。浴室のMRSAバスケットは大きくなってMRSA棚になった。微生物と戦うための医療用品はしだいに増えて、無菌パッド、テープ、抗生物質入りのクリーム、軟膏のチューブ、そしてネットのどこかでそれについて読んだ何かの箱がいくつも乱雑に置かれていた。

そのような戦いが何年か続いた。膿瘍はどういうわけか同じ場所に繰り返し現れ続けた。そのたびに私は対微生物の取り組みを倍加し、侵入者を追い払うために、布の煮沸も、カウンターを拭くのも、薬も、スプレーも、漂白剤の風呂も増やした。

MRSAが現れて3年たち、とうとう私は戦うのをやめた。これといってたいした理由はない。ただ疲れたのだ。ある日、できものがひとつ現れ、私はそれに気づいたのだが、それに対処する気になれなかった。ひっかいて傷をつけたり締めつけたりしないようにしたが、軟膏を塗ることも温めることも漂白することもしなかった。すると、信じられないことに、ひとりでに消えてしまったのである。勝利に酔ったりはしなかった。一度きりのことでしかないと思ったのだ。しかし、それは繰り返し起こった。まるで、私が戦うのをやめたら、相手も戦意を失ったかのようだった。膿瘍は前より小さく目立たなくなったように見えた。私が辛抱強くして、つつかず、まったく手を出さないようにしていたら、そのうち膿瘍はいつのまにか消えてしまった。

どうしてこんなことになったのか、私にはわからなかった。私の免疫システムが、ＭＲＳＡの食欲を抑える方法を思いついたのだろうか。体内にいる別の系統の黄色ブドウ球菌がＭＲＳＡの増殖を抑えたのだろうか。私の食事や運動法がその蔓延する能力を低下させたのだろうか。あるいはひょっとすると、私とはまったく関係がないのかもしれない。もしかしたら、私の症状は対ＭＲＳＡ治療そのもの、あるいは環境中の何かの結果だったのかもしれない。何が起こったのだとしても、医者たちと私が外科的な考え方で怒りを集中したその微生物よりも、そのことの方が関与していたのではないかと、私は思っている。また、内的要因やおそらくは外的要因の間に、何らかのヒポクラテス的相互作用が働いていたのだろう。

顕微鏡でやっと見えるほどのものにとくに注目する現代医学は、そのような相互作用を把握するのにはあまり適していない。しかし、新たな病原体の大多数は、同じように学問の垣根を越える。獣医が研究する動物の病原体が、医師が研究する人間へスピルオーバーする。しかし、このふたつの分野はめったに交流しないため、交差部分は発覚を免れる。エボラウイルスは、西アフリカでの２０１４年の流行より前は、チンパンジーと類人猿の病気だった。最初から医者と獣医が協力していたなら、ヒトでのアウトブレイクにもっと早く気づいていたのではないか。ニューヨークで、ウエストナイルウイルスによりヒトでアウトブレイクが起こる1か月前に、カラスやそのほかの鳥が死んでいた。この場合、最終的にふたつのアウトブレイクを結び付けてそのウイルスがウエストナイルウイルスであると特定したのは、ブロンクス動物園の獣医病理学者だった。[75]疎遠なのは専門家だけではない。患者もふたつの分野を別々の関係のないものと考えている。自分のペットがもたらす健康上のリスクについて獣医に尋ねるHIV患者は4分の1もいない。そうしたリスクには、サルモネラ菌（カメやそのほかの爬虫類が保菌する）、MRSA（イヌやネコが保菌する）、2003年にアフリカの齧歯類の輸入が禁止される前はペットのプレーリードッグからのサル痘などがある。[76]

生物医学の専門家が社会科学者と協力することはめったにない。生物医学の専門家についての調査で、およそ半分が社会科学に対して「受容的でない」ことを認めた。そのほかの大部分は、相反する気持ちを表明した[77]（彼らはたいてい、医学が頼りにしている対照群を設ける実験法に比べて社会科学の調査は雑だと文句をいう）。そして、新しい病原体がアウトブレイクを引き起こすときもそうで、ただちに生物医学的な原因と解決法が探されるのに対し、社会的政治的要因は――19世紀に、汚染された水についてのジョン・スノーの発見が主流から否定されたように――寄与要因として重要ではないとみなされている。ウエストナイルウイルスがニューヨークで発生したとき、封じ込め戦略はおもにこの病気の生物医学的原因、つまりこのウイルスを運ぶ媒介昆虫の防除を中心に展開した。鳥の種の多様性が失われたことのような生物医学以外の要因には注意を向けられなかった。

フロリダ州で２００９年に起こったデング熱のアウトブレイクに寄与した社会的経済的要因も、同じように無視された。２００８年、フロリダ州南部は差し押さえラッシュに苦しんでいたが、これによって蚊の調査官や家の所有者の目の届かない、放置されたスイミングプールや庭で蚊が繁殖するようになり、蚊の爆発的増加につながった。翌年にはこの70年で初めてデング熱が発生し、とくに差し押さえ騒ぎの中心地であるキーウエストで猛威を振るった。疾病対策センターの調査により、そこの人口の5パーセントがデングウイルスに対する抗体をもっていることが明らかにされた。しかし、生物医学の還元論的で他分野と連携しないやり方では、住宅危機の問題に対処することがアウトブレイクに対する適切な対応になると誰も考えるはずがなかった。[78]

20世紀半ば以降、生物医学は命を救う治療法を提示する大きな力をもっていると、高く評価されるようになった。しかし、すでに見え始めていたその限界が、今後数年でもっとはっきりしてくるだろう。新しい病気を発生させる力として今では微生物的な要因にまさる外的混乱があり、そのいくつかはこれまでになかったほど漠然としていて広範囲に及び、予測不可能である。

第8章

海の逆襲

パンデミックに寄与するさまざまな人間活動をすべて始動させた歴史上の出来事をひとつ挙げるとすれば、それは石炭、石油、ガスなど化石燃料の利用である。石炭と石油が発見される前は、文明はそのエネルギーをおもに木を燃やすことと人間の労働から得ていた。より多くのエネルギーを獲得するには、それが樹木を伐採するかたちであろうが奴隷を食べさせるかたちであろうが、社会はほぼ等しい量のエネルギーを費やさねばならなかった。エネルギーの余剰は多くはなく、そのことが人口規模と人類の地球上での分布拡大だけでなく、パンデミックの頻度と規模も制限した。

社会をこうした熱力学的制約から解放したのが、石炭の豊かな鉱脈と石油の埋蔵地域の発見である。最良の化石燃料は、その抽出に必要なエネルギーの100倍のエネルギーを供給することができる。化石燃料から解放されたエネルギーの余剰のおかげで、それまで想像できなかったような速度で文明が拡大した。化石燃料の力によって実現したこと——石油を原料とする化学肥料によって可能になった農業生産量の増加であれ、貿易や輸送の速度や規模の増大であれ——はそれぞれ、病原体の出現と蔓延に寄与した。化学肥料は農業生産量を倍増させ、人口の増加と都市への集中を可能にした。石炭は、コレラを海の向こうに運ぶ蒸気船や、それを大陸内部へ送り込む運河の建設機械に動力を供給した。石油は、森を伐採する機械や、かつては世界各地に潜伏していたウイルスをまき散らす飛行機に動力を供給した。

しかし、化石燃料の地球規模の大かがり火はパンデミックに寄与する人口増、都市化、移動を勢いづけるだけでなく、それだけでもパンデミックの可能性を高め、寄与要因をすべて合わせたよりもさらに重大とみられている。私たちが化石燃料を消費する貪欲さと速さ——地下で形成される10万倍の速さ——がそれを確実にした。それは、一生の間に供給される食料を一度の食事で食べるようなものだった。化石燃料のエネルギーはその炭素に由来し、何百万年ものあいだ地下に蓄積されていた。それを掘り出して燃やすことにより、その大昔の炭素がすべて数十年のうちに大気中に放出された。それは気候を変え、何世代もの間その範囲内で生きてきたあらゆる生物を変える突然の出来事だった。

20世紀中頃には、大気中の二酸化炭素濃度は産業革命以前に比べて40パーセント以上増加していた。大気に毛布のように垂れ込める過剰な炭素は、その下の空気をどんどん暖かくし、海の表面水を徐々に温めた。海面の水温が10年で0・1度余りの割合で上昇した。新たに温められた水が深海へ沈んで地球規模の流れに入り、グラス1杯のトマトジュースにショットグラス1杯のウォッカを加えたときのように、かすかだが確実に海洋の条件を変えた。温かい水の上を移動する冷たい水の温度勾配によって動く海流に変化が起こった。比較的温かい海の上を漂っている水蒸気の雲が5パーセント増えて、世界中の降雨パターンが変わった。水は温められるにつれ膨張し、海岸線や浜辺でそれまでより高いところを波が洗い、淡水環境に塩水が押し寄せた。2012年までに、世界のいくつかの地域で海面が1960年のレベルより20センチ上昇した。[2]

海が変化するにつれ、コレラの運命も変わった。

20世紀の大半、コレラと海の結びつきは知られていなかった。海自体は、環境問題について書いた作家レイチェル・カーソンが「永遠に静かな」広大な広がりで「その暗い湾の奥を乱す水の動きは、ゆっくりと這うように進む海流くらいしかない」と書いているように、静的な変わらない場所と考えられていた。[3]科学者たちは、プランクトン、つまり海の中を漂っている微小な生物も同じようにみなしていた。プランクトンは不活発な海を、マントルピースの上の埃の層のように一様におおっていると思っていたのである。そして、コレラとは何のかかわりもないと思っていた。従来の見解では、コレラ菌は陸上に生息していて、ある人の腸から汚染された飲料水を介して別の人の腸へ移るとされていたのである。

だが、アリスター・ハーディという温厚な動物学者は別の考えをもっていた。彼は、プランクトンの科学的理解に革命をもたらすことになる単純だが巧妙な小さな機械を考案した。それは絶え間なく動くローラーで、船で牽引することにより、長い帯状の絹のネットを広げてプランクトンのサンプルを採集できるようになっていた。取り付けに専門的な作業をあまり必要とせず、場所も取らなかったため、どんな種類の船でもこの巻いた絹のネットを曳航して、科学者が分析するプランクトンのサンプルを無数に採集することができた（最初に実行したのがディスカバリー号で、この船はそれより前、1901年に探検家のロバート・ファルコン・スコットとアーネスト・シャクルトンを大西洋に運んだことがあった）[4]。ハーディの採集器が海のあちこちで曳航されるにつれ、コレラの水中での生活の様子が徐々にはっきり見えるようになってきた。1976年、微生物学者のリタ・コーウェルが意外にもチェサピーク湾の水の中にコレラ菌がいるのを発見した[5]。彼女は実験室でこのビブリオを培養すること——寒天の入った小さなプラスチック皿にコロニーを作らせること（微生物学者たちはこれを、細菌を特定する「絶対的評価基準《ゴールドスタンダード》」と考えていた）——ができなかったが、サンプルをこの細菌に結合する蛍光抗体に接触させて、そのビブリオが輝くのを見ることができた。こうして、そこにそれがいることがわかったのである[6]。

このため、彼女はコレラ菌を求めて沿岸水を採集し続けた。そして、調べたあらゆるところ——5大陸の池、川、湖、海水——でこの菌を確認した。最終的に、コーウェルとそのほかの科学者たちは、海に生息するコレラ菌の血清群を200以上発見し、その中にはコレラ毒素を生産するタイプのものと生産しないタイプのものがいた。彼らはビブリオがどのように生活しているかも明らかにした。これらの菌は動物プランクトン、とくにカイアシ類とともにいたのである[7]。

現在では連続プランクトン採集器と呼ばれているハーディの機械は、やがて世界の海洋生物調査の広範囲かつ長期走行の記録を打ち立てた。21世紀の初めまでに、北大西洋を900万キロ以上にわたって曳航されたのである。この円筒状に巻かれた絹のネットによって、プランクトンは、埃のような一様なものどころか、クモの脚の小さな震える毛と同じくらい環境に対してきわめて敏感であることが明らかになった。それは、海洋上で何千キロにもわたって認められる海と空気のかすかなシグナル――メキシコ湾流の北縁の流れの海水面温度――に呼応して変化していた。[8]

そして明らかに、北大西洋の条件の変化が影響を及ぼしていた。まず１９４８年にその生物量は6分の1にまで激減していた。数十年後にプランクトンは回復したが、同じではなかった。温かな水のプランクトンの種が約９５０キロ移動していた。海面がしだいに温かくなったことに反応して、年に22・5キロの速度で北へ移動したのである。[9]

そしてこうした変化が今度は、プランクトンの内部や表面にいるコレラ菌の運命を決めた。ハーディの採集器によって得られた知見が、コーウェルの研究とあいまって、地球上の生命の様相を決めるうえで環境微生物が果たす役割についての新たな理解に道を開いた。コレラに何が起こっているかは、陸上の人間の生活や習慣に起こることと同じくらい、波の下で起こることと深いかかわりがあった。

コレラは1世紀近く続くパンデミックを引き起こしたのち、１９２６年にベンガル湾にある祖先の生まれ故郷に退いて消えたように見えた。歴史学者のウィリアム・H・マクニールは、歴史における感染症の役割に関する１９７７年の画期的な著書の中で、「世界の苦難の原因だった」コレラは「事実上、制圧された」と書いている。その終焉は「勝利の封じ込め」の「まれに見る整然としたパラダイム」の実例だった。[10]

じつは、正確にはコレラは1926年に消えたのではなかった。6度のパンデミックで世界を荒廃させた特別な系統――現在、O1血清型の古典型コレラ菌と呼ばれている――は死に絶えていた。しかし、消える前にひそかに小さな子孫を大量に生み出していた。この菌はとくに、それが生息する海の変化によって与えられた新たな機会を利用するのに適していた。この新型のコレラ菌は、川、河口域、湖、池でO1古典型より少なくとも3倍は長く盛んに増殖することができたのである。[11]そして驚くほどしぶとい生き物でもあり、抗生物質の猛攻に耐えることができた。[12]

公衆衛生の専門家は1970年代までそれをパンデミックを引き起こすおそれのある病原体とみなしていなかったが、すでに1904年にシナイ半島の西海岸にあるエルトールの検疫所で最初に確認されていた。下痢で死亡した6人のメッカ巡礼者の遺体から分離されたのである。当時、O1古典型によって引き起こされ世界中で猛威を振るっていたコレラ菌に比べて、この新しいビブリオは取るに足らないものに思えた。調査した人々は、それはコレラではなく、何かほかの種類のどうということのない一般的なビブリオだと判断した。彼らはそれに、単純に発見した場所にちなんでエルトールビブリオという名称をつけた。[13]そしてその後、医学界はこの菌についてほとんど忘れてしまった。

1937年にエルトールビブリオが再び姿を現し、インドネシアの南スラウェシ州沖の、孤立したいくつもの低平な環状サンゴ礁からなるスペルモンド諸島で、アウトブレイクを引き起こした。だが、それでもまだ国際的な注目を免れた。[14]このビブリオは感染者の65パーセントを殺したが、アウトブレイク以来、辺境のスラウェシ島の外へは広がらず、世界保健機構(WHO)はそれがコレラによるものだとは考えなかった。エルトールビブリオが引き起こす病気は「局所的な条件の制約を受ける」何らかの種類の「異常」にすぎないとWHOはいった。そしてこれを「パラコレラ」と呼び、それを封じ込めるためにたいしたことはしなくてよいと判断した。「検疫、病人とその接触者の厳しい隔離、消毒、集団予防接種」に「正当性はない」とWHOは語った。[15]

結局、これで重要な機会を逸することになった。スペルモンド諸島の環境条件が変わるにつれ、エルトール型のアウトブレイクの性格も変わったからである。その後の数年にわたって、ますます多くなった雨、強さを増した嵐、海面上昇がスラウェシ島を繰り返し襲った。毎年、降水量が50〜75ミリずつ増えた。嵐が非常に激しくなり、経験を積んだ島の漁師さえ舟を海で失うのが珍しくなくなった。海面が上昇し、恒常的に井戸が塩水で汚染された。[16]

1961年にエルトール型「パラコレラ」が劇的にその範囲を拡大し、スラウェシ島を出て、インドネシアのほかの地域に加えフィリピンやマレーシア、タイも襲うようになった。夏には、エルトール型は中国南部の広東省で発生し、3万人から5万人の命を奪ったと西洋の解説者たちは推定している。彼らの報告によれば、いくつか村がまるごと消えてしまった。そこから香港、ついにはコレラの中心地である南アジアへ侵入した。[17] それはまだ真正のコレラではなくパラコレラという呼び名で移動していたため、コレラにふさわしい検疫と通知に関する国際ルールは適用されなかった。[18]

エルトール型は1971年に、それまでこの病気が見られたことのなかったアフリカに到達した。[19] そして、チャド湖のほとりで催された大集会を襲った。この湖はチャド、カメルーン、ニジェール、ナイジェリアが国境を接する淡水湖で、ある有力な族長の割礼儀式のために大勢の人が集まった。８００人以上が罹患し、数週間のうちに１００人以上が死亡した。浅く、温かい、プランクトンに満ちた水域は、環境に対して抵抗力のあるエルトールビブリオに素晴らしいすみかを提供した。ダム建設、灌漑用迂回路、湖岸沿いの開墾のブームのせいで、湖は干上がる寸前だった。かつて2万５０００平方キロ以上をおおっていたこの湖の面積は、２０００年には１６００平方キロ以下になり、深さは１・５メートルにも満たなくなった。その後は、チャド盆地一帯で、致死的なアウトブレイクが毎年のように起こっている。[20]

ついにＷＨＯは、パラコレラ、すなわち特定の辺境の地に特有でコレラに似ているが症状が軽いとされるタイプの病気が存在しないことを認めた。エルトール型はコレラであり、その恐ろしい毒性の絶頂にあった。「勝利の封じ込め」から40年後にコレラは戻ってきた。7度目のパンデミックが始まっていたのである。[21]

１９９０年、１８９５年以来、コレラが見られたことのなかった南アメリカで、コレラが発生した。

このときもやはり特殊な気象現象、この場合はエルニーニョ南方振動（ＥＮＳＯ）と時を同じくしていた。ＥＮＳＯは2～7年ごとに通常12月頃、発生するため、同じ頃に幼児イエスの誕生日を祝うことにちなんで地元の人々にそう呼ばれた（スペイン語でニーニョは幼児イエスを指す）。貿易風が弱くてインドネシア周辺の温かい水が東へ移動できるようになると、それは始まった。[22]その温かい水塊は上空に雨雲を発生させ、それが川に落とされた大きな石のような働きをして、世界中のさまざまな気象パターンを乱し、アメリカ北西部に乾燥した冬、東アフリカに大雨、オーストラリア北部に森林火災の増加をもたらした[23]。

1990年後半にエルニーニョの温かい水塊がペルーの西海岸にぶつかったときは、沿岸域の海流だけでなく、この水域のプランクトンの構成も変化した。赤道域の動物プランクトンの個体群が流入したため、もともといた動物プランクトンの個体群が崩壊したのである。そして、沿岸を北上する卓越流の方向が逆転した[24]。その水域にいたコレラ菌は、水が温かいせいで、より豊富に、より活発に、より致死的になった。温かい水は、患者から水分を奪うコレラ菌の毒素の生産を促進した。そして、プランクトンへの付着を促進し、より長期間、厳しい条件でも生き残れるようにした[25](カイアシ類の卵嚢に付着したり消化管の内側をおおったりして、ビブリオの濃度は自由生活のときの5000倍にもなり、この細菌は1年以上存続できる[26])。

その後まもなく、ペルーの950キロ以上にわたる海岸線沿いに住む人々がエルトール型コレラにかかり始めた[27]。公衆衛生当局はペルー国民に、海岸沿いの近頃非常に危険になった水との接触を避けるよう促した。警察は、国民食であるセビチェをはじめとする魚を売る街頭行商人を逮捕した。セビチェは生の魚を柑橘果汁でマリネにしたものだからである[28]。

それでも1991年の春にはコレラは7万2000人のペルー人を病気にし、大陸中に広がり始めていた。川により、エクアドル、コロンビア、ブラジル国内、そしてアメリカの国境へと運ばれた。コレラ菌を豊富に含んだ波がロサンゼルスの浜に打ち寄せ、テレビの人気番組「ベイウォッチ」が市北部への避難を検討したほどである。コレラ菌を多量に含んだバラスト水で船倉をいっぱいにした貨物船が、アラバマ州のモービル湾にコレラ菌を放出し、地元のカキ養殖床の閉鎖につながった。アルゼンチン航空のある便が乗客に出したエビサラダにコレラ菌が混入していたため、ブエノスアイレスからロサンゼルスへコレラが運ばれ、数十人が罹患しひとりが死亡した。また、コカインの密輸業者が、ひそかに仮設滑走路を設けていたメキシコ南部の僻村に持ち込んだ。[29]

１９９３年までに南米のあちこちで１００万人近くが病気になり、約９０００人が死亡した。ウルグアイとカリブ諸島だけが、エルトール型コレラの猛威を免れていた。しかし、それも長くは続かなかった。[30]

エルトール型コレラは環境中にしだいに増え、１９９４年には、おそらく祖先にあたる菌から遺伝子を獲得することによって、新たな技、すなわちO1古典型が19世紀にもっていたのと同じような殺人毒素を分泌する能力を身につけていた。今では、祖先と比べて環境中での抵抗性が強く抗生物質によく耐えるのに加え、エルトール型はかつてのO1古典型と同じくらい効率よく命を奪う。[31]

アフリカとアジアでは、エルトール型が新たに毒素を生産するようになったため、死亡者数を徐々に増やしていった。２００１年から２００６年の間に、命を脅かす下痢を起こした症例の比率は、30パーセントから80パーセント近くにまで上昇した。[32] ２００７年には、この「変異した」エルトール型がネパールを含め南アジアで優勢なコレラ系統になっていた。3年後、国連に雇われた兵士の一団が、地元のアウトブレイクから逃れて、地震の被害を受けた山がちなイスパニョーラ島へ向かう飛行機に乗り込んだが、彼らの腹の中では変異したエルトール型が活発になっていた。[33]

ハイチはいつコレラが爆発的に発生してもおかしくない、いわば時限爆弾だったが、それは紛争、貧困、不十分な下水設備といったこの国の歴史的要因だけのせいではなかった。環境条件も、いくつもが合わさってコレラ菌に好都合だったのである。

奇妙なことに、病原体の豊富なハイチが2010年に至るまでコレラの被害を免れてきた。コレラが最初にカリブ海へやってきたのは1833年で、キューバでアウトブレイクが起こった。しかし、イスパニョーラ島の東の3分の2を占めるドミニカ共和国を含めこの地域に病気が広まっても、歴史上ハイチにこの病気が発生したという記録がない。1850年代後半に、ハイチ人の歴史家トマス・マディウは、ハイチの地理的条件に関する何か特別なことがハイチを守ったのではないかと推測した――「コレラの毒素が残存できないような、土壌からの放出物」あるいは「何らかの大気の条件」があるのではないかと彼は書いている。そうだとしても、2010年1月に発生したマグニチュード7・0の地震のあと、その保護作用が消えてしまった。[34] シルトと石灰岩が川へ押し流され、ビブリオが好む栄養豊富なアルカリ性の条件が生まれた。被災した住民は以前にも増して栄養不足になり、居住条件も悪化した。「地震のせいでハイチに非常に不自然な状況が出現した……土壌から栄養分が出てきた。生態が変化した」とコレラの専門家アンワル・ハクはいう[35]。10か月後、ついにコレラがハイチを併合した[36]。

世界に存在したことのあるもっとも狡猾で、抵抗性があって、致死的なコレラの系統によって燃え上がったこの7度目のパンデミックは、これまでもっとも長期間かつ広範囲に及ぶコレラのパンデミックだろう。それは現在まで続いている[37]。

コレラ菌の海での秘められた歴史に関する研究により、リタ・コーウェルはアメリカ国立科学財団長官を6年務めるなど、科学研究のトップの地位までかけのぼった。7度目のパンデミックがハイチ全土に広がる頃には、彼女は76歳になっていた。海洋性ビブリオのヒトへの影響がこれほどはっきりと目に見えたことはなかった。気候の変化により海がしだいに温かくなり、ビブリオによる感染がハイチだけでなく世界中で増加した。温かくなっている北海とバルト海でビブリオによる感染が急増した[38]。アメリカでは2006年から2008年の間にビブリオによる感染が43パーセント増加した。病原性ビブリオが、アラスカやチリやアイスランドのような、それまで問題になったことのない場所に広がって貝を汚染し、それを食べる人々を脅かした[39]。

2011年の秋、私はコーウェルに彼女のオフィスで会った。オフィスはメリーランド大学カレッジパーク校の不規則に広がるキャンパスの向こう側の端にあり、彼女はこの大学の著名な教授である（また、ジョンズ・ホプキンス大学の教授としてもよく知られており、ふたつの微生物検出企業の会長でもある）。コーウェルは、自分の仕事が引き金となって起こったパラダイム・シフトのことを十分に承知していて、「30年前、私たちはこの細菌が環境中に存在するといっただけで笑いものにされました。しかし、今ではそれは教科書に載っていて、証拠は歴然としています！　理解されているのです！」と語った。何年もたったあとでも、彼女はまだ驚いているような口ぶりである。

しかし、コーウェルは科学界を揺るがすのをやめたわけではない。環境が感染症の動態を方向付けているのはコレラにかぎったことではないと、彼女はいう。気候が変化するにつれ、ほかの新しい感染症の動態についても環境が同じように重要な役割を果たすだろう。コレラの歴史の中に、新興疾病を理解するための新たな解釈の枠組みがあり、それは環境――生物学的、社会的、政治的、経済的環境――が原因でもあり駆動力でもあるとする考え方である。この考え方は広く影響を及ぼし、ヒポクラテス医学から細菌説へのパラダイム・シフトに匹敵する科学革命といってよいだろうとコーウェルは話した。そして、それをコレラ・パラダイムと呼んだ[40]。

変化する気候が感染症にどのような影響を及ぼすかだけでも判断するのは簡単ではない。思わぬ天候の組み合わせが感染症のアウトブレイクを意外な方向へ向かわせる。２００６年に野生のコブハクチョウが渡りのパターンを変えて、ヨーロッパの20以上の国にＨ５Ｎ１型インフルエンザウイルスを運んだのは、冬の急な寒波のせいだった[41]。また、１９９９年の暖冬のせいでニューヨークの下水道で蚊が冬中繁殖できるようになり、続いて夏には干ばつになったせいで喉の渇いた鳥たちが込みあった水場に集まらざるをえなくなり、この都市で初めてのウエストナイルウイルスのアウトブレイクにつながった[42]。

環境条件がこれらのアウトブレイクを決定付けたことは明らかだが、正確にどうなるか誰が予測できただろう。たとえばマラリア原虫のような環境に敏感な病原体のことを考えてみよう。これは蚊に媒介されてマラリアを引き起こす。雨が多いほど――マラリアを運ぶ蚊が繁殖する水溜りや池ができるから――マラリアが多くなることもあれば、雨水や洪水で蚊の卵が押し流されるため少なくなることもある。同じように、干ばつだと川が蚊が好むよどんだ沼になって、その結果、マラリアが増えることもあれば、日照り続きで蚊の体がひからびてマラリアが少なくなることもある。

それでも、天候と感染症の間に一定の関連性があるのは明らかである。アメリカで1948年から1994年までに起こった水媒介性の病気のアウトブレイクの68パーセントで、それに先立ってひどい(上位20パーセントの)大雨があった。[43] ウエストナイルウイルスの発生件数は、大雨のあとに33パーセント増加している。[44] そして、気温が上昇すると、ヒトに病気をもたらすような生物、とりわけコウモリ、蚊、ダニなどの分布域が拡大するというのが、科学者の一致した意見である。[45] それはすでに始まっている。コウモリのいくつかの種が、コスタリカでは通常より高い標高のところに移動し、北アメリカで越冬域を北へ広げた。[46] 黄熱病やデング熱を媒介するネッタイシマカ(*Aedes aegypti*)は長い間、南東部のメキシコ湾に臨む州に限られていたが、2013年に突然カリフォルニア州に出現した。[47] ヒトスジシマカ(*Aedes albopictus*)が北やイタリアの比較的標高の高いところへ広がった。[48] ダニも北に広がり、ヨーロッパ北部やアメリカ東部の比較的標高の高いところにも分布するようになった。[49]

温暖な気象条件だとこうした病気の媒介動物は生活しやすくなる。生活環のスピードアップも起こるかもしれない。キクイムシは樹皮の下に掘ったトンネルに卵を産んで、樹木の組織を破壊する。比較的暖かい気象条件では、この甲虫は生活環の長さを2年から1年に変えることができる。１９９０年代後半から、キクイムシはしだいに若い樹木、そしてより広い範囲の樹種に被害をもたらしており、アラスカからメキシコまで３００億本近い針葉樹が倒れた。ワイオミング州やコロラド州など、いくつかの州では、1日に10万本のロッジポールパインの木がキクイムシの被害を受けている。[50] 気候の変化により生活環がスピードアップされたことがひとつの理由かもしれない。ほかの病原体も、同じように生活環を速めることができる。マラリア原虫は、周囲の温度が上昇すると、発育完了までの期間を数日短縮することができる。すると、それを媒介する蚊が短い寿命を終えるまでに原虫が発育して感染力をもつようになる可能性が高くなる。

このように、高い気温、温かい海、激しく変動する降雨の側へ気候がシフトすると、コレラとその子どもたちは恩恵をこうむる可能性が高い。病原体の分布が変わるだけでも、人々が免疫をもっていない新たな病原体にさらされるため、気候の変化は病気による被害を増大させる。

しかしこうしたことは、すでに知られている病原体について予測できることである。まだ経験したことのない病原体についてはどうなのだろう。微生物学者のアルトゥーロ・カサデヴァルによれば、地球の気温の上昇により、新たなグループの病原体がまるごと解き放たれるかもしれないという。

私たちは真菌だらけの世界に住んでいる。呼吸するたびに何十という胞子を吸い込み、真菌が充満する地面を踏みつけながら歩き回っている。

真菌は強力な病原体になりうる。生存するのに生きた細胞が必要なウイルスと異なり、真菌は死んで腐った有機物を栄養源にできるため、宿主がすべて死んだあとでさえ生き続けることができる。また、非常に耐久力のある胞子のかたちで、環境中で独立して生存することもできる。[51]

裏庭でガーデニングをする人なら誰でも知っているように、真菌は植物の重要な病原体である。ジャガイモ疫病菌（*Phytophthora infestans*）のように、飢饉をもたらして人類の歴史の進路を変えたものもある。そうかと思えば、コウモリを苦しめる白鼻症候群の原因菌（*Pseudogymnoascus destructans*）や両生類に伝染するツボカビのようなものは、種をまるごと絶滅の瀬戸際にまで追いやった。[52]

それでも、病原性の細菌とウイルスがごく普通にヒトを病気にしているのに対し、カンジダ症や水虫を別にすれば、私たちを苦しめる真菌の病原体はごくわずかしかない。これは、私たちの温かい血の働きのおかげなのかもしれないと、カサデヴァルはいう。ごく普通に真菌の病原体の犠牲になる爬虫類、植物、昆虫と異なり、哺乳類は、周囲の気象条件に関係なく血液を非常に高温——地球の平均気温である16度より20度高い——に保っている。たいていの真菌は環境温度に適応していて、私たちの血液の熱に耐えることができず、オーブンのような体の中で死滅する。

熱は感染症に対する非常に有効な防御手段なので、爬虫類もそれを利用しようと、感染症にかかったときに体に日光を当てて「人工的な熱」を発生させて体内の温度を上げる。同様に、科学者たちは、カエルの体を37度まで温めるとツボカビによる感染症が治ることを証明した。

温血の哺乳類が真菌の病原体に対するすぐれた防御能力をもっていることが、恐竜の絶滅後に哺乳類が爬虫類より優勢になったことの説明になるかもしれないと、カサデヴァルは推測する。冷血動物の生活は私たちの生活よりずっと効率がよい。温血の哺乳類は、冷血だった場合に必要とする1日のカロリーの10倍を消費する必要がある。[53]カサデヴァルは、午前中に行なったこのテーマに関する講演で、聴衆をじっと見て、「あなたがた哺乳類は、朝食を食べたばかりなのに、きっともう昼食のことを考えている」と小言をいった(賛成だというように私のお腹が鳴った)。そして、ワニの群れだったら1週間食べ物のことを考える必要はないだろうに、と付け加えた。それにもかかわらず、恐竜が絶滅したあとに第2幕を演じたのは、その仲間の爬虫類ではなかった。代わりに小柄で効率の悪い——しかし真菌の病原体にやられない——哺乳類が支配者の地位についたのである。

温血は、地球上にホモサピエンスが出現したばかりの頃に、病原体に対するとくに重要な保護機能を果たしたのだろう。ヒトの病原体の大部分は当時の外気温に適応していて、それは一生のうち少なくとも一時期は環境中で過ごしていたからである(当時は、ヒトの体内にずっと生息していられるほどあたりに十分な数のヒトがいなかった)。だから血液を温かく保っていれば、病原体を防ぐことができた。残念ながら、今日ではヒトの病原体の大部分はほかの哺乳類に由来し、それは私たちのところにたどり着く頃にはすでに温血に適応していることを意味する。それでも私たちは熱を出してなんとか病原体をやっつけており、それは体内の熱が病原体から救ってくれていた初期の時代への先祖返り的な行為であると、カサデヴァルは指摘する。
問題は、私たちの温かい血が真菌の病原体を撃退するのは、体温が、真菌が慣れている外気温からかけ離れているからにすぎないということである。病原真菌がもっと高い温度に耐えるように進化したら、この温度差は消えてしまう。それは技術的に可能である。室内実験で、通常は28度の温度で死滅しまう真菌から、37度まで耐えるものを作ることができるのである。気候の変化が、地球規模で同じ結果を生むかもしれない。上昇する温度に耐えられるようにゆっくりとだが容赦なく真菌を訓練することで、ある時点で私たちの血液の熱にも耐えられるようになるかもしれないのである。
熱に耐える真菌が出現したら、ほかに匹敵するもののない感染症の脅威をもたらすだろうと、カサデヴァルはいう。温血であること以外、私たちはそれに対する防御機構をもっていない。「信じられないなら、両生類に尋ねてみなさい」といって、彼は両生類を大量に殺した真菌の病原体に言及した。そして「コウモリに尋ねてみなさい」ともいった。[54]
地球の温度が上昇するにつれ、病原真菌はすでに感染症の範疇にじわじわと入り込み始めている。カリフォルニア州とアリゾナ州では、*Coccidioides immitis* と *C. posadasii* という土壌に生息する真菌によるヒトの感染症——コクシジオイデス症、「渓谷熱」とも呼ばれる——が2009年には1997年の7倍も発生した。[55] 感染症マップ（HealthMap）や感染症監視プログラム（Pro-MED）といった疾病監視システムが伝える、真菌による病気のアウトブレイクに関する報告が、しだいに増えている。感染症マップは2011年に2007年の2倍、感染症監視プログラムは2010

年に1995年の7倍報告している。[56] これらは、このあとすぐに下降するランダムなピークなのかもしれないし、気候の変化によってこれから起こる病原真菌の急増の前触れなのかもしれない。

私たちが今日のパンデミックの危険に身をさらすもとになったほかのすべての事柄と同様、気候の変化は近代化の産物である。今日の空気中の過剰な炭素原子一つひとつの由来を、石炭で動力を供給する最初の工場の始動から今日のガソリンをがぶ飲みする自動車やジェット機まで、資本主義の興隆とともに起こったそれぞれ特定の活動までたどることができる。それは、次のパンデミックに対処するには、なんとかして産業化とグローバル化によって生まれた新しい問題に取り組む必要があることを意味している。しかし、それでは問題の一部しか解決しないだろう。これから起こるパンデミックは近代化の産物かもしれないが、パンデミック全般がそうだというわけではない。実際、伝染病という妖怪は何百万年も前から人類にとりついてきたのである。

19世紀のコレラから今日の新興病原体まで、感染症の動態はそれぞれ特有の歴史的条件に支配されるが、現代の病原体との対決は、私たちが微生物ともっとずっと長い悲惨で複雑な対決をしてきた中で最後に起こった小競りあいにすぎない。

第9章 パンデミックの論理

人類を苦しめた太古のパンデミックに関する直接的な記録はない。パンデミックが投げかける長い影の輪郭によって、間接的に知ることしかできないのである。しかし、進化論と、遺伝学やそのほかの分野で増えている証拠により、パンデミックとそれを引き起こす病原体が、生殖から死まで、ヒトであるとはどういうことかという基本的な側面を形作ってきたと考えることができる。体自体や今日の病原体に対するその脆弱性はいうまでもなく、文化の多様性、戦争の成り行き、永久的な美についての感じ方も決めたのである。潮の干満が潮流を決めるように、病原体の古くからの強い影響力が、現代生活において具体的にどのようなパンデミックが起こるか決めるのである。

病気は、微生物とその宿主の間の基本的な関係にもともと内在されているものである。それを確認するには、微生物の生活史を少しながめて、私たち自身の体の内側をちょっとのぞきさえすればよい。現在は人類がこの惑星を支配しているが、昔は、支配者は微生物だった。私たちの最古の祖先である最初の多細胞生物がおよそ7億年前に海から這い出てきたとき、微生物がこの惑星に定着してすでに30億年近くたっていた。微生物は利用可能なあらゆる環境に広がっていた。海中、土壌中、そして地殻の奥深くにも生息していた。マイナス10度の低温から110度の高温まで広範な条件に耐えることができ、日光からメタンまであらゆるものをエネルギー源にした。寒さに耐えられるため、きわめて極端な条件の辺境の地にも生息することができた。微生物は岩の中の穴、氷床コア、火山、深海にもコロニーを形成した。もっとも冷たくもっとも塩分の濃い海の中でさえ盛んに増殖した。[1]

微生物にとって、ヒトの体はたんに埋めるべきもうひとつの場所にすぎず、人類が誕生するとすぐに、人体が提供する新たな生息場所へ広がっていった。微生物はヒトの皮膚や腸の内面にコロニーを形成した。そして、その遺伝子をヒトの遺伝子に組み込んだ。人体はまもなく100兆個の微生物の細胞のすみかとなり、それはヒトの細胞の数の10倍以上で、ヒトのゲノムの3分の1に細菌に由来する遺伝子が混入している。[2]

私たちの祖先は、侵入して体内にコロニーを作る微生物の宿主に喜んでなったのだろうか。ことによるとそうかもしれない。だが、おそらく違うだろう。なぜなら、人類は不安定な国の巨大な軍隊のように、微生物を監視下に置き、管理し、殺すための武器庫を膨らませてきたのだから。皮膚の層を落として、その表面に定着するかもしれない微生物を取り除く。絶えずまばたきして、眼球から微生物を洗い落とす。胃の中で塩酸と粘液から細菌を殺す胃液を生産し、胃の内側に定着しようとする微生物を撃退する。体内のあらゆる細胞が、微生物の侵入から自らを守る洗練された方法と、それが失敗したら自らを殺す能力を発達させた。侵入する微生物を検知し、攻撃し、破壊する以外には役割をもっていない専門化した細胞――白血球――が体内をめぐる。この数行を読むのにかかる時間で白血球を含む血液が全身をめぐり、微生物の侵入の兆候がないか監視している。

こうした免疫防御の発達は、微生物が与えてきたにちがいない、今も続いている脅威の証拠となる。生き残るには、ヒトの体はうまく伝染病と戦えるようになっている必要があった。免疫防御は、訪れる人がめったにない店の裏でくつろいでいる現役を退いた警備員のような、昔のなごりの予備的なシステムなどではなかった。それは敏感に反応して警報を発し活性化された。今日でも、皮膚に病変がある人やくしゃみをしている人のような、微生物の攻撃を受けている人の写真を見ただけで、まるで自分自身が微生物に侵入されたかのように、白血球がサイトカインのひとつであるインターロイキン－6など免疫の戦士を大量に放出し始める。[3]

このように微生物といつでも戦える態勢を持続するのは簡単ではなかっただろう。免疫システムが活性化されているときはいつでも、より多くの酸素を消費する必要があった。だから、妊娠中や授乳中のように、ほかのところでエネルギーを使わなければならない場合、ガードを下げざるをえなかった。当時も今と同じく、多くを要求する免疫システムを作動させ続けられるほど十分に資源をもっていなかったのである。微生物の食欲から身を守るのは、生物学者の使う言葉でいえば、「コストがかかる」。微生物だらけの世界で生き残るのに必要なので、代償を支払ったのである。[4]

免疫システムは病原体が体内へ侵入するのを防ぐのに役立ったが、完全に締め出すわけではなかった。それどころか、今日でも、戦いの準備の縮小――あるいは防御の裏をかくような微生物の能力の変化――は、結果として激しい対決をもたらす。私たちの免疫防御が加齢、病気、あるいは疲労によって弱まると、微生物が細胞に侵入する。いったん侵入すると、微生物はさまざまなやり方で害を及ぼす。思うままに増殖して、その過程で私たちの栄養を使いつくしたり組織に損傷を与えるものもいる。そのほか、コレラのように、増殖したり広がったりするのを助ける毒素を分泌するものもいる。たんに、ほかの敏感な身体組織に反応を起こさせるものもいる。やり方はさまざまだが、結果は同じである。私たちが病気になっている間に、盛んに増殖するのである。

こうした病気の犯人を私たちは「病原体」と呼ぶが、本当はほかのあらゆるところでしているのと同じことをしている微生物にすぎない。栄養を取り、増殖し、広がる。そして、それを容赦なく行なう。そういうものなのである。最適条件のもとでは、微生物は30分ごとに数が2倍になる。そして、決して年を取らない。周囲に十分な食べ物があるかぎり、何かに殺されなければ死ぬことはない。したがって、利用できる資源を可能なかぎり利用しつくすことが予想される。その結果としてエピデミックやパンデミックが発生しても、それならそれで仕方がないのである。

微生物の生き方の論理とヒトの免疫防御の特質があいまって、人類の過去はパンデミックの傷跡だらけになった。しかし、それだけではない。進化生物学者と遺伝学者は、私たちのDNAの異常なシグネチャーや別のやり方では説明が難しい奇妙な行動のような、いくつかのアノマリー（変則性）も手掛かりとみなした。うわべは無傷に見えるが心に傷を負った被害者の震える手が刑事にとっては大きな意味をもつように、数が増えてきた専門家にとって、このアノマリーは示唆に富んでいる。激しいパンデミックに苦しめられた過去だけがそれを説明できるのである。

ここでいうアノマリーは、たいていの人が奇妙だと思ったり正当とするのが難しかったりするもののことではない。それは生殖と死という、生活環の中でも基本的なふたつの部分である。私たちはこのふたつを既定の事実とみなしている。しかし、進化生物学者にとっては、進化の過程で生まれた説明を要する不可解なものなのである。

このどちらかというと直感に反する考えを理解するには、ちょっと脱線して、進化の「利己的遺伝子説」と呼ばれるものに触れる必要がある。その基本的な考え方は、遺伝子——というより、ある個体の遺伝子全体を指すゲノム——が進化の首謀者であり扇動者であるというものである。ゲノムはDNA（またはRNA）の長い螺旋状の分子からなり、各細胞の中に入っていて、その小片（遺伝子）が目の色や鼻の形から声まで、さまざまな生物学的形質についての指令を与えている。利己的遺伝子説によれば、進化はすべて結局のところ遺伝子の策謀だということができる。いくつかの遺伝子は、それがより広く広まるのを助ける形質の指令すなわち「コーディング」をすることによって、優勢になる。そうでない、それ自身を広めるのに役に立たないか有害な形質をコーディングするものは消えていく。

利己的遺伝子説の観点からいうと、有性生殖と死は不可解に思えてくる。ほかにとりうる方法があるなら、性も死も遺伝子を広めるのにとくに効率的な方法ではないからである。

有性生殖について考えてみよう。かつては地球上のすべての生物が（クローニングやそのほかの方法で）無性生殖をしていた。有性生殖をする生物はいなかった。しかし、進化の歴史のある時点で、有性生殖が登場した。でも、遺伝子の観点からいえば、それはほかの生殖方法に比べて非常に劣った戦略だった。自らのクローンを作る生物は、自分の遺伝子を100パーセント子孫に伝える。有性生殖は生殖のために別の個体とペアを作る必要があるだけでなく、その上、結果としてできる子どもはその遺伝子の半分ずつを両親から受け継ぐため、親はどちらもそれぞれの遺伝子の半分を失う。

最初の有性生殖をする生物は、生き残るために、地球の資源と生息地を支配していたクローナー（自らのクローンを作って増える生物）との競争に勝たなければならなかった。しかし、どうしてそれができたのだろう。1970年代に進化生物学者のウィリアム・ハミルトンが、その競争がどのようなものだったかシミュレートするコンピュータモデルを作成した。そのシミュレーションでは、半分の個体はクローンを作り、半分はペアを作って有性生殖をするような個体群が設定された（男性なしで複製する女性ばかりのアマゾン族と、男性の助けを借りてはじめて生殖できる女性の部族が一緒にいるのを想像してほしい）。みんな同じように、捕食者に攻撃されたり吹雪で凍ったりするような、野生状態で個体群に降りかかる類のランダムな死の対象になる。そしてこのモデルは、ふたつの種族の生殖成功率を計算し、それぞれが生み出した子孫の数を求める。

ふたつの異なる生殖戦略の累積結果がその論理的結末に至るのに長くはかからなかった。ハミルトンがこのモデルを走らせるといつも、有性生殖をするものが急速に消えていったのである。

有性生殖をする種族では、ランダムな死が交配プールに均衡を破るほどの損失をもたらした（40歳を過ぎてデートの相手を見つけようとしたことのある人なら、直感的に理解できるだろう）。しかし、ランダムに失われても非常に大きな複製率を維持するクローナーの場合は違っていた。有性生殖をするものの子孫のほうが遺伝的多様性が大きく、このため環境の長期的な変化に対して抵抗性があるということは関係なかった。ランダムな死の被害が即座に生じたため、そのような恩恵が表に現れなかったのである。

このように、有性生殖は失敗する実験だったはずである。だが、そうはならなかった。最終的には、私たちのもっとも遠い先祖の生殖戦略は、私たちを含む動物界全体に広まり、長年ののちには中心的なやり方になった。

謎を解明する驚くべき説明をしたのはハミルトンだった。彼は、病原体が理由で性が進化したといったのである。

有性生殖は大きな遺伝的犠牲を要求するが、子孫がその親と遺伝的に異なるという見返りがあると、彼は述べている。それは不利な気象条件や捕食者から生き延びるうえではあまり大きな利点ではないが、病原体に耐えて生き残るためには非常に大きな利点であると、ハミルトンは考えた。それは、気象条件や捕食者と違って、病原体は攻撃方法を改良するからである。

あなたが赤ん坊のときに最初に攻撃してくる病原体のことを考えてみよう。あなたが成長するうちに、その病原体は数十万世代を経る。あなたが（その病原体の破壊力に耐えて生き残って）大人になって生殖可能になった頃には、その病原体はあなたがそれから身を守るのよりずっとうまく攻撃できるようになっている。あなたの遺伝的体質が同じところにとどまっている間に、病原体は進化したのである。

しかし、自らのクローンを作る個体は病原体に、それがすでに非常にうまく広がることができるようになった攻撃対象の正確な複製を供給する。このため、子孫が病原体の食欲に耐えて生き延びる可能性はほとんどない。このような場合には、それが自分自身の遺伝子を半分捨てることになるとしても、自分と遺伝的に異なる子孫を産むほうがずっとよいというのが、ハミルトンの説である。

科学者たちは、老いた個体の病原体を実験的に若い個体へ移すことにより、病原体の攻撃が時間とともにどのように改良されるか明らかにした。進化動物学者のマット・リドレーが引用している ある研究は、繰り返しカイガラムシに攻撃されるアメリカトガサワラの老木に注目している（カイガラムシは微生物ではないが、病原微生物と同じように病気を引き起こす生物である）。野生状態では、若木より老木のほうがひどく寄生される。これは、考えられがちなように老木が若木より弱いからではない。老木のほうがひどく寄生されるのは、寄生者が適応する時間がより多くあったからである。科学者が老木のカイガラムシを若木に移したら、若木は老木と同じように重い病気になった。そのような病原体が周囲に存在するとき、なぜ有性生殖がクローニングより生き残るチャンスが多くなるか、容易に理解できる。[5]

ハミルトンが最初に病原体と性の進化についての説をまとめて以来、これを支持する証拠が大量に蓄積されてきた。生物学者たちは、有性生殖と無性生殖の両方を行なう種が、病原体が存在するか否かによってどちらかに切り替えることを発見した。*Caenorhabditis elegans* という線虫は、その通常の病原体がいない実験室で飼育されたときや、進化では生じないような変異を起こさせた病原体の存在下で飼育されたとき、おもに無性的に増殖する。しかし、病原体が増えてくると有性生殖をする。別の実験では、科学者は有性生殖ができないように線虫を改変した。そして病原体とともに飼育すると、この線虫は20世代以内に消滅した。対照的に、線虫を有性生殖できるようにすると、そばに病原体がいてもいつまでも生存した。病原体に耐えるには、有性生殖がもたらす特別な恩恵を必要とするようなのである。[6]

性の進化を強いたことにより、病原体は死というもうひとつの適応を強制したのかもしれない。死が「進化」しうる選択可能なことだという考え方は、直感に反しているように思われるかもしれない。衰えと死は避けられないという考えは、たいていの人の生命についての考え方の中心をなしている。私たちは、体というものは時がたつうちにすり減ることが避けられない機械のようなものだと考えている。個々の部品がだめになり、ダメージが蓄積する。ついにはある決定的な限界を超えて、機械全体が作動しなくなる。だから、誰も「死を逃れる」ことはできないと、私たちはいう。そして、たんに時がたつことである「加齢《エイジング》」という言葉を衰えることと同一視しさえする（私たちが思っていることは本当は生物学者が「老化」と呼ぶもので、それは時の経過とともに進み最終的には死をもたらすゆるやかな機能低下である）。

しかし、老化と死は生命の避けられない側面ではない。不死の例はそこらじゅうにある。微生物は永遠に生きる。樹木は時とともに衰えたりしない。反対に、年を取るにつれてより強くなり、より多くの実をつけるようになる。微生物や多くの植物にとって、不死は常態であって例外ではない。たとえば二枚貝やロブスターのように、年を取らない動物さえいる。そうした生物にとって死は、内的要因ではなくもっぱら外的要因によってもたらされる。

人体が明らかに機械と違う点は、ひとつには自分を修復できることである。運動をしたあと、筋肉に負わせたダメージから回復する。骨が折れたり皮膚が破れたりすると、新しい骨組織や新しい皮膚が成長する（切断された指が再生した人の報告さえある）[7]。私たちの細胞はさまざまなやり方で外傷から回復する。ほかの動物もこの自己修復の能力をもっている。ミミズは切断されてのたうち回る体を再生する。ヒトデは腕を再び成長させる。トカゲは尾を再生する。このような修復により、その動物は弱くなるどころか強くなる。

科学者たちは、老化は本質的に避けられないプロセスなどではなく特定の遺伝子によって支配されていることを発見し、「自殺遺伝子」とか「死の遺伝子」などさまざまな呼び方をしている。そうした遺伝子の仕事は、私たちの体を良好な状態に維持している自己修復のプロセスを徐々に止めていくことである。パーティの終わりに明かりのスイッチを切っていく家の主人のようなものである。それは、いずれにしてもいつかは起こるのである[8]。

こうした遺伝子の発見は１９７０年代にまでさかのぼり、科学者たちは、雌のタコからある腺を除去することで、そうしなければ避けられなかったはずの死を先に延ばすことができた。通常なら、雌のタコは、卵の世話を終えた10日後に、時計仕掛けのように、食べるのをやめて死ぬ。しかし、成熟と繁殖を制御する腺を外科的に除去して繁殖させると、まったく違った振る舞いをするタコになる。産卵後、再び食べるようになって、さらに6か月生きたのである。[9] 科学者たちは同様に、線虫とハエで、衰えと死の引き金を引く以外に目的が知られていない遺伝子を特定している。これらの遺伝子を実験的に不活化すると死が遅れる。線虫とハエは生き続けるのである。[10]

これまでのところ、そのような奇妙な目的をもつ遺伝子が人間で見つかる見込みはなさそうである。むしろ、ヒトでは自殺遺伝子がさまざまな役割を演じており、有益な場合も有害な場合もある。炎症を支配する遺伝子は、私たちが若いときには傷と感染から守ってくれるかもしれないが、その後、自殺的になって、健康な細胞を攻撃し始める。こうした突然の方向転換を誘発する条件はまだ特定されておらず、当然のことながら、アンチエイジングの研究者が実施し非常に強い関心を呼んでいる研究の中心テーマとなっている。[11]

自殺遺伝子の発見は、性の場合と同じ疑問を提起する。一体どうしてそのような遺伝子が進化したのだろう。そのような遺伝子が引き起こすプログラムされた死は、ほかの選択肢に比べると敗北である。直線的な進化の競争においては、ライバルたちが先を走っていくのに自殺遺伝子に妨害されてゴールまでたどり着かないうちに倒れてしまう個体は、確かに敗者である。そのようなひどい障害の代償になる何か即時的な見返りがあったにちがいない。

「加齢適応説」と呼ばれるものによると、その見返りはパンデミックによって種を根こそぎにされずにすむことだという。不死には明らかに特典があるが、重要な欠点もある。ひとつは、不死の種は、どんな資源であれ、それが環境中で利用できる限界まで急速に数を増やす傾向があることだ。そのため飢餓やパンデミックのような破滅的な出来事に陥りやすく、一挙に大きな打撃を受けて一度にすべてが死んでしまいかねない。

このような破滅的な出来事が、過去にある頻度で起こったことがわかっている。なんといっても、地球上で進化してきたあらゆる種の99・9パーセントは今では絶滅しているのである。今日、残っている私たちは、この気まぐれな惑星の数少ない生き残りである。どうやって生き残ったのだろう。微生物のような不死の種は、クローニングも実行したため、破滅的な飢餓やパンデミックにあってもすぐに回復できただろう。つまり、少数の生き残りが数を回復できるから、個体数の99・9パーセントを一掃するパンデミックでさえ彼らを絶滅に追いやることができないのである。しかし、不死でかつ有性生殖をする種が勝てる見込みはなかっただろう。ある保全生物学者のグループが、有性生殖をするたいていの動物種が生存し続けるのに必要な最小限の個体数をおよそ5000と推定した[12]。ほかに、種によって500から5万までの範囲の数値を示している人もいる。パンデミック（あるいは飢餓）によってその数以下にまで死ねば、その有性生殖をする種は永久に消滅することになる[13]。

加齢適応説は、これが自殺遺伝子が進化した背景だと考える。そのシナリオは、次のようなものだっただろう。有性生殖をする生物のふたつの集団が競争しているとしよう。一方の集団はすべてが不死である。他方の集団では、自殺遺伝子が出現し、そのため一部の個体はゆっくりと年を取って死ぬ。最初の集団は密林に似ている。もう一方は定期的に間引かれる林のようなものである。パンデミックが始まると、前者は、火事になった密林と同じように、困ったことになるだろう。後者のほうが生き残る可能性が高く、自殺遺伝子が広まることになる。

自殺遺伝子が飢餓やパンデミックの危険から私たちを完全に守ってくれるわけではないのは明らかである。しかし、集団の中の個体が普段から「一度に少しずつ」年を取って死ぬため、アンチエイジングの研究者ジョシュア・ミッテルドルフがいうように、そうした出来事によって絶滅するリスクはずっと小さい。私たちはパンデミックへの生贄として年を取って死ぬのだと、ミッテルドルフは主張する。[14]

ハミルトンの性の進化に関する説も加齢適応説も、現代の生物学に革命をもたらした「赤の女王仮説」と呼ばれるものの変形である。この名称はルイス・キャロルの『鏡の国のアリス』の一場面にちなんでつけられた。アリスは赤の女王と全力で走ったあと地面に座り込むが、ふたりはまったく進んでいなかった。「普通は、どこか別の場所に行くものなのです——もしわたしたちがやったみたいに、すごい速度で長い間走ったとしたら」とアリスがいった。すると赤の女王が、なぜそうならなかったのか理屈を説明する。「ここではじゃな、同じ場所にとどまるには、全速力で走り続けるしかないのじゃ。どこか別の場所へ行きたいのなら、せめて全速力の二倍の速さで走らないとならぬのじゃ！」（『鏡の国のアリス』安井泉訳）

これは、エピデミックの過去と未来にとって何を意味するのだろう。1859年にチャールズ・ダーウィンがまとめ、世界中の高校の生物の授業で教えられているように、古典的な自然淘汰説によれば、病原体とその犠牲者は時がたつにつれて互いに適応しあい、あまり面倒を起こさない関係に向かって進化する。だが、赤の女王仮説は別のことをいっている。一方の種の側で起こるあらゆる適応に対して、敵の側に対抗適応が起こるというのである。それが意味するのは、病原体とその犠牲者はより大きな調和へ向かって進化するのではないということである。両者は互いに相手に対してますます洗練された攻撃方法を進化させる。彼らは不幸な結婚生活をしている夫婦に似ている。「すごい速度で長い間」走るが、「どこかほかのところへたどり着く」ことはないのである。

そしてそれは、微生物の特質と免疫システムの関係や性と死の進化についての議論と同じ結論になる。つまり、病原体とその犠牲者の間の関係は、より大きな調和に向かって進化するのではない。それどころか、それぞれの側が相手の防御を破るますます洗練された方法を進化させるのである。

これは、エピデミックは必ずしも特定の歴史的条件に依存するわけではないことを示唆している。運河や飛行機やスラムや工場式畜産農場がなくても、病原体とその宿主はエピデミックの無限のサイクルに閉じ込められるのである。エピデミックは、歴史的アノマリーどころか、微生物の世界においては生命の本来の姿なのである。

性と死と病原体に関するこれらの説は、私たちと病原体が長い間いかに深くかかわりあってきたか明らかにするためにまとめられたわけではない。現代の生物学の基礎をなす理論である自然選択説の問題を解決しようとするものだった。しかし、私たちの遺伝子に見られる奇妙なパターンと、遺伝学者をはじめとする科学者たちがそれが何を意味するのか理解しようとしてきた過程は、彼らの理論の主張に裏付けを与えている。

そうした奇妙なパターンのひとつは、私たちの間の遺伝的多様性の本質と関係がある。日常会話では私たちは一人ひとり「遺伝的にユニーク」であるというが、それは本当は正確ではない。それどころか、私たちはみな同じ遺伝子をもっている。たとえば、私たちはそれぞれ、体にどのようにして鼻を作り、どのようにして耳を形作るか示す遺伝子をもっている（遺伝子は、特定の形質のための指示が蓄えられている、DNAの特定の断片にすぎない）。私たちがそれぞれもっているのは同じ遺伝子のさまざまな多様体《バリアント》で、それはその断片の中の化学物質の並び方が個人個人で異なるからである。たとえば、あなたの多様体はくっついた耳たぶを作らせ、私のは垂れた耳たぶを作らせるといった具合である。

性と突然変異は、新しい多様体と組み合わせを一定の速度でゲノムに導入する。しかしそれは方向性のないでたらめなプロセスである。それは、やみくもにレンチを自転車に投げるようなものである。たいていの場合、新しい多様体はまったく役に立たない。ちょうど自転車がそうであるように、ゲノムは多様体によって劣ったものになる。ときには、多様体が中立的で、何も顕著な影響が生じない場合もある。そして非常にまれに、その多様体が有用になるような出来事とたまたま時を同じくして生じることがある。時がたつにつれ、役に立たない遺伝子の多様体がたんねんに取り除かれて、有用なものが支配的になる。そしてそのため、遺伝学者がある瞬間に一群のさまざまな人々のゲノムを比較すると、一定程度の遺伝的多様性を見出すことが期待されるが、たいした量ではない。

それでも、遺伝学者がゲノムのある部分に注目して詳しく調べると、ある特異なアノマリーが見つかる。それは、ゲノムのうち、いくつかの病原体を認識する遺伝子が存在する部分である。これらの遺伝子は、ヒト組織適合性抗原（HLA）と呼ばれるものを作るための指示を与える。HLAは、細胞が感染したときに免疫システムにシグナルを送るタンパク質である（病原体の一部に結合して、旗のようにその細胞の表面に表示することによって知らせる）。ゲノムのこの部分に、膨大な数の多様体が維持されてきた。実際、HLAすなわち病原体を認識する遺伝子は、ゲノムのほかのどの部分より2桁大きい多様性をもつ。現在までに1万2000以上の多様体が発見されている。

それにはふたつの説明が可能である。これら1万2000の多様体の一つひとつが中立的でそのためその多様体に意味がない――驚くほどの数の多様体があることを考えると、それは信じ難いが――か、何か大きな力が働いて、多様性を減らす通常の圧力を逆転させ、古い多様体の膨大なコレクションを維持する方が私たちにとって有利なようにしたかである。

その力は、エピデミックを繰り返し引き起こす病原体なのかもしれない。ひとつの病原体が同じ個体群に繰り返し病気を流行させるには、異なる変装をして同じ銀行に繰り返し盗みに入る泥棒のように、異なる系統に入れ替わって探知を免れる必要がある。病原体探知遺伝子が多数存在すれば、最新の変装を見抜くことができる個体がつねにいくつか存在することになる。したがって、病原体探知遺伝子の多様体はそれぞれ完全に消え去ることも、ほかを圧倒して優勢になることもない。私たちはそれらを、世代から世代へと受け継がれた特殊化した探知ツールでいっぱいの宝箱のように、持ち歩くのである。[15]

その上、私たちは何千年もの間それをしてきた。私たちのゲノムには、多くの古い遺伝子、すなわち、ほかの種と共通する目や脳や背骨のような有用な形質の遺伝子が含まれている。そして、病原体認識遺伝子も、それと同じくらい古い。現代人のゲノムに埋め込まれている病原体認識遺伝子のなかには、3000万年前のものもある。これまでに何度も異なる種に分岐してきたが、それでもこれらの古い遺伝子は私たちの間に残っている。それは、病原体が地質学的永劫の間、病気を流行させては徐々に消え、そして再び活発になるのを繰り返してきたことを示している。[16]

私たちのゲノムには、過去にあったある特別なパンデミックに関する手掛かりも含まれている。そのパンデミックは、およそ200万年前にヒト科の系統（ホモサピエンスがその唯一の生き残りである）を襲った。その証拠が、シアル酸と呼ばれる特殊な化合物の生産を支配する遺伝子にある。30万年かけて――進化の時間でいえば心臓の1鼓動ほどの間――このシアル酸を生産する個体はすべて死に絶えるか生殖に失敗して、それを不活化するような遺伝子の多様体をもつため、そのシアル酸を生産しないものだけが残った。

そのような劇的な変化をこれほど素早く引き起こせたのは何だったのだろう。この遺伝子の欠落を発見した科学者でシアル酸の専門家であるアジト・ヴァーキは、それはパンデミックだったのではないかと考えている。なぜなら、シアル酸は細胞と細胞の相互作用においてさまざまな役割を果たす以外に、病原体が細胞に侵入するときに使われるからである（病原体はシアル酸に結合し、それは鍵穴で鍵を回すようなもので、それによって病原体は細胞の内部に入ることができる)。今では生産されない特定のシアル酸を使って細胞に侵入する病原体が引き起こしたパンデミックによって、そのシアル酸を生産する個体がすべて殺されてしまい、生産しないものだけが残ったのかもしれない。ヴァーキはそれはもしかしたらある種のマラリアだったのではないかと述べ、今日、チンパンジーにマラリアを引き起こすマラリア原虫がN-グライコリルノイラミン酸(Neu5Gc)というヒトでは失われたシアル酸に結合することに言及している。[17]

このマラリアに似たパンデミックは、生き残った者に驚くべき結果をもたらした。彼らの細胞は、ほかのどの霊長類とも、そしてほかのあらゆる脊椎動物の細胞とも異なり、もはやNeu5Gcを生産しなかったのである。これが意味するのは、生き残った者と、パンデミックを乗り切れなかった者の間の受精の試みが失敗したということである。生き残った者の免疫システムは、Neu5Gcを多くもつ精子細胞や発生中の胎児の細胞を異質なものとして登録し、攻撃する。遺伝子組み換えをしたマウスを使ったヴァーキの実験が示しているように、生き残った者はお互いとしか繁殖できなかったのである。

新しい種が生まれたのかもしれない。実際、化石の証拠によれば、最初に直立して歩行したヒト科の種であるホモエレクトゥスは、まさにNeu5Gcが失われた頃に、アウストラロピテクス属(*Australopithecus*)というサルに似た祖先から分かれた。ヴァーキが正しければ、私たちの最初のパンデミックが、私たちがヒトになるのを助けたのである。[18]

太古のパンデミックに関するこれらの発見に関して目を引くのは、その基になった逆説的な観察結果が、無関係な調査の過程で得られたことである。ヒトで失われたシアル酸の発見も、病原体認識遺伝子の多様性の発見も、偶然の幸運だった。ヴァーキは失われたシアル酸があることを1984年に発見したが、このとき彼は骨髄機能不全の患者にウマの血清を投与していて、その患者の免疫システムがその中のシアル酸に反応するのに気づいた。そして数十年かけてその理由を考え、その過程で太古のパンデミックの話に思い至ったのである。科学者たちは、臓器移植を試みる過程で、ヒトの病原体認識遺伝子の多様性を発見した。病原体を認識するHLA遺伝子がドナーとレシピエントで同じでないかぎり、レシピエントの免疫システムがドナーの臓器をまるでそれが病原性をもっているかのように攻撃することに、外科医は気づいた。HLA遺伝子によってドナーとレシピエントの組み合わせを決める試みがなされたことにより、私たちの間に非常に大きな多様性があることが徐々にわかってきた。そして、こうした発見が偶然のことであるにもかかわらず、どちらからも、独自に自分たちのパラドックスを解決しようとしていた進化生物学者の説と一致する結論が導かれた。本当に意図的にそれを探究しようとしたなら、過去のパンデミックについてもっとよく知ることができるのだろうが[19]。

太古のパンデミックが残した足跡は少なくとも今のところはかすかなものしかないが、その余波は違う。科学者がまさに今、理解し始めているように、免疫システムの特異性から祖先の歴史的軌跡まで、誰もが感じることができる。

太古のエピデミックは、強い免疫反応の発達につながった。そのせいで今、私たちは自然流産も含めさまざまな病気にかかりやすくなっている。全女性の5パーセントが、免疫学的理由による再発性自然流産を経験している。母親の免疫システムが、いろいろな理由で異質な侵入者と間違って胎児を攻撃するのである。私たちの体は、仲間のホモサピエンスのどんな組織や細胞にも同じように反応する。だから、移植のレシピエントの免疫システムは、医学的に抑制されている場合を除き、(一卵性双生児から提供されたものは別として)ほとんど確実にドナーの臓器を攻撃するのである。[20]

強くなった免疫反応、とくにヴァーキが発見した太古のパンデミックを生き残るために発達したもののせいで、赤肉を食べると癌、糖尿病、心臓病になりやすくなるのかもしれない。哺乳類の肉である赤身肉は、私たちが失ったシアル酸Ｎｅｕ５Ｇｃに富む。それを食べると、２００万年前にアウストラロピテクス属(*Australopithecus*)との交配によって私たちの祖先に起こったのと同じような免疫反応が誘発されるのかもしれない。私たちの体は、その組織を異質で病原性のものとして登録しており、炎症でそれを撃退しようとする。こうしたごく小さな炎症反応が時がたつにつれて癌、心臓病、糖尿部のリスクを増すのかもしれず、それらはみな炎症と関連性があるとされている。ヴァーキは、室内実験で、私たちと同じようにＮｅｕ５Ｇｃに対して炎症反応を起こすように遺伝子を改造したマウスをシアル酸にさらすと、癌の発生率が5倍に増えることを発見した。[21]

過去に病原体に耐えて生き延びることを助けた遺伝子の多様体は、現在ではほかの病気や症状にかかるリスクを高めて私たちを苦しめている。もっともよく知られているのが鎌状赤血球遺伝子で、これは赤血球を奇形にする。この遺伝子はアフリカのサハラ砂漠より南の地域でマラリアの流行を経験した人々の間に広まっており、それはこの遺伝子がマラリアによる死亡率を大幅に下げるからである。2010年には500万人以上の子どもがこの遺伝子をもって生まれてきた。しかし、それはマラリアから生き残るのを助ける一方で、この遺伝子をホモでもつ者は、現代的な治療を受けなければ命にかかわる障害である鎌状赤血球貧血になる。[22]

同様に、アフリカ人が睡眠病を生き延びるのに役立った遺伝子が、今では彼らを腎臓病の危険にさらしており、これが今日のアフリカ系アメリカ人で腎臓病の発生率が高いことの説明になるかもしれない。[23]また、人々がマラリアを生き延びられるようにした遺伝的変化が、彼らをコレラのようなほかの病原体に感染しやすくした。[24]ハンセン病を生き延びることができるようにした遺伝的変異は、現代のヨーロッパ人の70パーセントに存在しているが、今ではクローン病や潰瘍性大腸炎のような炎症性腸疾患と関連があるとされている。そのほか、ヨーロッパ人にとって細菌感染症から身を守るのに役立っている遺伝的変異は、同時に、グルテンの消化能力を損なった。その結果がセリアック病で、今日、この病気に苦しむ人はヨーロッパの人口の2パーセントに及んでいる。[25]

現在、ABO血液型と呼ばれているものをもたらすタンパク質を赤血球に埋め込む遺伝子は、妊娠中にひどい感染症から守るために進化したのかもしれないが、今ではそのせいで人々は動脈および静脈の血栓塞栓症になりやすい。[26]太古のエピデミックから守ってくれた病原体認識遺伝子の各多様体は、糖尿病や多発性硬化症からループス（狼瘡）まで、さまざまな自己免疫疾患との相関関係が認められている。[27]人々がHIVやマラリアを乗り越えて生きるか否か、あるいは麻疹に対して適切な免疫反応をするか否かは、それぞれ特定の病原体認識HLA遺伝子によって決まるが、それは過去の病原体を避けられるように進化したものである。

太古のエピデミックやパンデミックは人類にあとあとまで残る影響を及ぼした。太古のエピデミックへの遺伝的適応と現代の病原体に対する脆弱性の間の関係は、遺伝学の研究の進歩のおかげで、最近になってやっと知ることができるようになったのだが、科学者たちはそのような関係はもっと多く存在し、まだ見つかっていないだけだと考えている。今日の——そして明日の——病原体に対する私たちの脆弱性の多くは、祖先たちがどのように過去の病原体を乗り切ったかによって決まってくるのかもしれない。[28]

人類の進化に病原体とパンデミックが並外れて大きな役割を果たしてきたことを考えると、当然、両者は私たちの行動を形作る働きもしたのだろう。心理学者、歴史学者、人類学者によれば、確かにそうだったようだ。進化心理学者のコーリー・L・フィンチャーとランディ・ソーンヒルは、文化自体——集団の行動的および地理的に異なるグループへの分化——、昔のエピデミックが頻発する生活への行動適応として始まったという学説を唱えた。

この理論は「免疫行動」という考え方から生まれた。それは、湿地や沼地のような特定の地形を避けたり、抗菌性のあるスパイスを食物に加えるような料理の風習を続けるなど、人々が病原体を避けるのに役立つ社会的および個人的習慣のことである。これらの行動は必ずしも病原体から人々を守るために意図的に計画されたものではない。人々はそれが役に立ったことに気づいてさえいないかもしれない。しかし、いったん免疫行動が発達すれば、それを実行する人々は感染症に対して比較的強いため、その行動は続いていく。そして、世代を越えて受け継がれ、揺るぎのないものになる。

人類の移動が比較的限られていた進化の初期段階では、病原体とその被害者が互いに非常に密に適応しあっていたため、免疫行動は地域がかなり限定されていただろう。その痕跡は今日でも認められる。スーダンで人類学者が、*Leishmania* という病原体（リーシュマニア症を引き起こす原虫）から人々を守る免疫行動が村ごとに異なることを発見した。この多様性は彼らがさらされている病原体の多様性に対応していると考えられる。ある系統の病原体に対してある場所で効果があるものが、違う系統に対して別の場所でも効果があるとはかぎらない。実際、１００を超える遺伝的に異なる *Leishmania* の系統が、地理的にほとんど離れていないところで発見されている。[29]

免疫行動が集団ごとに異なる場合、外部の人間との交流はとりわけ危険なものになっただろう。外部の人間は地元の病原体についての特殊な知識とそれらを避けるのに必要な適切な免疫行動に通じていないため、そうした習慣を徐々に衰退させ途絶えさせる（あるいはその地域以外の病原体の系統を持ち込む）かもしれない。こうして、外部の者との関係で内部の者の価値観が形成されたのだろう。それとともに、違いを強調する行為——衣装や刺青など——も発達し、排外主義や自民族中心主義のような外部の者を監視する傾向も強くなった。その結果、時がたつうちに明確に異なる文化的集団が発生したのである。

病気の歴史を研究しているウィリアム・マクニールは、こうした地方色が非常に濃い免疫行動が、インドのカースト制の発達に寄与したという仮説を立てている。カースト制は厳しいルールでカースト間の接触を制限し、接触が起きた場合は体を浄化する複雑なルールがある。それは、ひとつには各集団がそれぞれの地方の病原体にあった特別な免疫行動をもっていることの結果であり、そのため必要となった集団の境界を監視するシステムなのかもしれないと、マクニールは推測している[30]。

興味深いことに、病原体が多くいる場所ほど多くの民族集団（とりわけ伝統的な生活をする人々）がおり、その逆もいえる[31]。ある地域の民族的多様性の程度を予測できる可能性のあるさまざまな要因のうちで、病原体の多様性がもっとも重要な要因といえるだろう[32]。そして実験で、病原体のことを強く意識させられた人ほど、自分の民族に対してより強い忠誠を表明し、文化的相違の基礎である自分自身の集団への好意的傾向がじつは病気への恐怖と結びついていることが示唆された。２００６年の研究で、人類学者は、伝染病に対する人々の恐怖を引き出す（たとえば、飲もうとしているコップの牛乳が腐っていると指摘する）と、伝染病への恐怖がそのように高められていない人々と比較して、自民族中心主義的な態度が強くなることを明らかにした[33]。

病原体による文化的集団の分化も、集団間の衝突の結果を決定する。人々の集団は、マクニールが「免疫学的優位」と呼ぶものを行使することにより、ほかの集団に勝つことができた。彼らは単純に、自分たちはすでに適応しているが競争相手は免疫をもっていないような病原体を持ち込む。それが西アフリカで３０００年前に起こった。このときは、致死的な型のマラリアにすでに適応しているバンツー語を話す農耕民が大陸内部に侵入し、一緒に病原体をもってきた。そして、この地域に居住していたと考えられている数百のほかの言語集団をたちまち打ち負かした。これが、歴史学者が「バンツー拡大」と呼ぶものである。また、古代ローマの人々は、免疫学的に優位にあったおかげで、ヨーロッパ北部から侵入する軍隊を追い払うことができた。侵入者は、地元の人間はすでに適応していたローマ熱で死んだのである。ローマ人が免疫学的優位性によって得た防御力は、常備軍の力に匹敵した。詩人ヴィテルボのゴフレードは1167年に、「ローマは剣でおのれを守れないときは、熱病という手段で守ることができる」と書いている。[34]

もっともよく知られているのが、15世紀に始まったヨーロッパ人による南北アメリカの征服で、先住民を彼らが免疫をもっていない旧世界の病原体で大量に殺すことによって成し遂げた。スペインの探検家たちによって持ち込まれた天然痘は、ペルーでインカ族を、メキシコでアステカ族を半分近く殺した。病気は新世界のいたるところに広がり、ヨーロッパ人の定住に先立って先住民を滅ぼした。[35] 一方で、熱帯アフリカの人々がヨーロッパの植民地開拓者の襲撃を繰り返し撃退できたのは、現地の人々が適応していたマラリアと黄熱病にヨーロッパ人が倒されたからである（不幸な結果のひとつが、16世紀から19世紀にかけて非人道的な大西洋三角貿易が発展したことである。アフリカのサハラ砂漠より南の地域に植民地を設けるのに失敗したヨーロッパ人は、捕虜をアフリカから海を渡ってアメリカへ運び、砂糖プランテーションで奴隷として働かせた）。人々の間の免疫学的差異によって勝敗が決まるこのような衝突は、今日も現代社会で繰り返し続いている。[36]

美、とくに、配偶者になる可能性のある者の魅力についての一見、矛盾した考え方も、免疫行動として進化してきたのかもしれない。ロマンスの正確な構造が謎のままであるのは間違いないが、進化生物学はいくつか一般的なルールを提案している。ひとつは、人は、よい共同育児者となり、生存能力のある子どもを産むのに役立ちそうな相手に引かれるというものである。それはごく単純な理屈である。悪い共同育児者に引かれる人々は、子どもを多くもたないか、子どもが多くは生き残らない傾向があり、長い目で見ると彼らの数は少なくなるはずである。

しかし、人間の場合、配偶者の魅力とよい共同育児者になる見込みとの間に相関関係があるように見えないという矛盾がある。異文化研究により、女性は、テストステロンというホルモンによって支配され、より目立つようになる男性の顔の特徴――広いあご、深くくぼんだ目、薄い唇――を魅力的と思うことが示されてきた。一般に、男性はテストステロンが多いほど女性にとって魅力的である可能性が高い[37]。だが、同時に、男性はテストステロンが多いほど、よい共同育児者になりそうにない。テストステロン濃度の低い男性に比べて、テストステロン濃度が高い男性は、反社会的な行動をとる可能性が高く、結婚する可能性が低い。そして結婚すると、離婚し、浮気をし、配偶者に対して暴力的な行動をとる可能性が高い。ということは、テストステロン濃度が高いと、その男性が女性にとって魅力的「でなく」なってしかるべきである。しかし、まったく逆なのである[38]。

広いあご、深くくぼんだ目は、いってみればクジャクの尾のようなものである。長くて重く、派手で目立つクジャクの尾は、雄の生存にとって明らかに邪魔である。よい配偶相手をさがしている雌のクジャクは、あまり派手でない尾をもつ雄を好んでしかるべきである。しかし、テストステロン濃度の高い男性を好む人間の女性のように、クジャクはもっとも長く派手な尾をもつ雄を好むことを、多くの研究が示している。

進化生物学者によれば、それは、クジャクの長くて派手な尾は――それが邪魔だからこそ――その雄が強く能力のある配偶相手だということを雌に知らせているからだという。宣伝をしているのである。そして、宣伝していることのひとつが、病原体に対するそのクジャクの防御力の強さである。もっとも長く派手な尾をもつクジャクが、短い尾をもつクジャクに比べて強い免疫システムをもち病原体に感染しにくいことを、科学者たちは明らかにした。そして、そのような雄を選べば、短く地味な尾をもつ雄を選んだときより、雌は繁殖を成功させやすい。長い尾の雄とつがう雌は、比較的短い尾をもつ雄とつがう雌に比べて、誕生時の体が大きくて野生状態で生き残る可能性の高い子どもを産む。そしてこのため、きらびやかな凝った尾がクジャクの生存にとって邪魔だという事実があるにもかかわらず、雌はそれを魅力的と感じ続けるのである。

ヒトの場合のテストステロン濃度が高いことを示す男性の特徴も、同じような機能を果たしているのかもしれない。やはり男性の免疫システムの強さを宣伝しているのである。ホルモン濃度の高さは免疫の防御力の強さと相関がある。女性がテストステロン濃度の高い顔の特徴を魅力的と思うのも、クジャクの雌が長く派手な尾を魅力的と感じるのと同じ理由からなのかもしれない。そうしたものは、配偶相手の病気と戦う能力の高さを証明しているのである。

29の異なる文化について調査した結果、心理学者は、配偶者となる可能性のある相手の肉体的魅力を重視する者ほど、じつは病原体に苦しめられている者であることを明らかにした。また、別の調査では、伝染病について強く意識していることを示す女性ほど、より男っぽい特徴をもつ男性を好むことがわかった。男性の美と伝染病についての考え方の間の関連性を支持する実験的証拠もある。科学者は実験的に、被験者の伝染病に対する恐怖を操作し（たとえば血で汚れた白い布の写真を見せる）、それから男性の特徴を判断するよう求めた。病原体についての意識が高められた女性は、そのような刺激を与えられていない女性に比べて、より男っぽい特徴をもつ男性の姿を好んだ[39]。

太古のエピデミックを生き延びる戦略として生まれたのかもしれない、魅力と配偶者選択に関するもうひとつの奇妙な側面が、病原体を認識するＨＬＡ遺伝子にかかわるものである。自分自身のものとは異なる病原体認識遺伝子をもつ配偶者を選択すれば、子どもが広範な病原体に耐えて生き延びることができる確率が高くなる。そして実際、病原体認識遺伝子が異なる夫婦は、病原体認識遺伝子が比較的似ている夫婦よりも、生殖が成功しやすいのである（自然流産が少なく、子どもの年齢が互いに近くて流産が少ないことを示している）。

もちろん、他人の病原体認識遺伝子の構成が配偶者の選択に影響を及ぼすことは、よく似た病原体認識遺伝子をもつ人と異なる病原体認識遺伝子をもつ人を何らかの方法で区別できてはじめて可能になる。そして、たいていの人がそれに気づいていないが、誰にでもそれができることがわかっている。多数の研究で、ヒトもほかの動物と同様、においによって他人の病原体認識遺伝子の構成を感じ取れることが証明されているのである（正確にどのようにして病原体認識遺伝子が体臭に影響を及ぼしているのかは不明である。その遺伝子によってコードされるタンパク質がどのように細胞に結合するのか、あるいはにおいを生み出す体内の細菌相にどのような影響を及ぼすのかということが関係しているのかもしれない）。そして、ヒトは体臭に基づいた好みをもつ。ある調査では、どのタイプの病原体認識遺伝子をもつか判定された被験者に、連続して2晩、綿のTシャツを着てもらった（同時に、石鹼やそのほかの製品の形で香料を使うことや、強いにおいを発生させる食品を食べることを控えるよう求めた）。その後、区別できないようにした広口瓶にTシャツを入れ、被験者たちにそれを嗅がせた。すると彼らは、それぞれ自分自身のものともっとも異なる病原体認識遺伝子をもつ人が着たTシャツのにおいを好んだ[40]。

それはもちろん、もっぱら、あるいは一部でも、相手の体臭によって配偶者を選んでいるということではない。しかし、エピデミックに苦しめられた過去にそうしなければならなかったというのは十分にありうる。今日でも私たちは違いをかぎ分けることができ、それに基づいた欲求が残っていて、そのうずきを感じるのである。

微生物は私たちの体内のいわば止まり木からも同じように強い影響を及ぼしてきた。科学者は、ミクロビオームと総称される、私たちの内部や表面にいる微生物の謎を解明し始めたばかりである。これまでに、特定の微生物の存在によってのみ誘発される、哺乳類における脳の発達、昆虫における性、マウスにおける免疫のような重要なプロセスで、微生物がしばしば目に見えない人形遣いの役割を果たしていることも判明した[41]。ヒトの腸内にいる微生物は肥満、うつ病、不安の発生のリスクに影響を与える。また、行動のコントロールにおいても一定の役割を果たしているかもしれない。実験的にマウスから微生物を取り除くと、意味のありそうな行動の変化が見られ、不安反応も、記憶を必要とする作業の実施能力も低下した。また、あるマウスを別のマウスの微生物にさらすと、相手を模倣するような行動をするようになった。[42]

これはすべて、私たちが自慢に思っている個としての存在感が錯覚だということを示している。進化生物学者のニコール・キングがいったように、私たちのような動物は単一の要素からなる有機体であったことはない。よかれあしかれ「宿主・微生物生態系」なのである。微生物が外から、そして内からも、私たちを形作っているのである。[43]

それはつまり、病原体とパンデミックはたんに現代生活の産物というわけではないということである。それは私たちの生物学的遺産の一部である。今日、気がついたら自分たちが置かれていた苦境、つまり新たなパンデミックの戸口にいることは、まったく特別なことではない。それは何億年もの進化の当然の帰結なのである。

多くの点で、私たちは今日でもはるか大昔と同じように病原体の被害を受け続けている。世界的に見ても、征服した病原体の数はかろうじて片手に余るくらいしかない。新たな病原体が何百となく襲いかかってきており、パンデミックが起こるおそれがある。一方で、古い病原体もそれぞれ「肉1ポンド」を要求し続けている。45歳未満の人々の全死亡数の半分近くが、感染症によるものである。[44]

だが同時に、これほど将来の見通しがよかったことはない。

病原体はあらゆる種が直面する生存に関する3つの課題のひとつにすぎないという事実について考えてみよう。ほかのふたつ――捕食者と、敵意をむきだしにすることも多い地球の気候――の征服はほとんど完了した。100万年前に火を利用するようになって以来、人類は段階的に厳しい気候を自分たちのニーズや快適さにあうように変え、今日、集中暖房システムや密閉されたガラス窓によって実現しているように、夜や寒さを追放した。[45] 捕食者との戦いは、10万年前にアフリカから歩き出て、世界の大陸に足を踏み入れ、あらゆるほかの大型哺乳類――そしてそれらを狩る捕食者――を急速に絶滅に追いやったときに決着がついた。自分たちの生息地から、アメリカライオン、マストドン、マンモス、サーベルタイガー、そして人類を餌食にしていただろうネアンデルタール人のようなほかのヒト科の動物を排除したのである。現在、残っている唯一の敵は、ほかの人間である。[46]

私は、人類が環境やほかの種を征服したやり方がマイナスの結果をもたらさなかったと主張するつもりはない。しかしそれは、知性と道具を作るスキルを仕事に使うことができたときの人類の能力の高さを示している。そして、生存にかかわるこのふたつの難題のどちらも、数千年前から人類にとって明白なことだった――もっとも古い祖先さえ、嵐の破壊力や捕食者がもたらす危険を認識できた――からこそ、それらを克服するために自らの力を行使することができたのである。

それと対照的に、人類はその歴史の大半の間、自分たちの生活に病原体が影響を及ぼしていることを知らないできた。微生物を見つける技術が開発されてからまだ2世紀もたっていない。今日、私たちは、その知られざる世界の大きさを理解し始めたばかりである。20世紀中頃に抗生物質とそのほかの特効薬が開発されたことで、古くからの敵を征服してしまったように思えたかもしれない。しかし、もっと大きな歴史の枠組みで見れば、私たちは、山麓の丘の上にいるのに間違って頂上に達したと思っている登山者のようなものである。知性と道具作りのスキルを病原体がもたらす難題のために使う大事業は始まったばかりである。

第10章

次の伝染病を監視する

質疑応答が始まると、前列に座っていた顎髭を生やした男性が、私に向かって「なるほど、おかげでとても怖くなりました」といった。

それは2015年の春のことで、私はミネアポリス郊外の小さな全寮制の学校で、詰めかけた学生と教授団に向けたパンデミックについての1時間の講演を終えたところだった。このような反応を耳にしたのは初めてのことではなかった。私は1年ばかり、パンデミックの科学、政治、歴史について、医師のグループや学生、研究者に話してきた。そして、あとで聴衆が講堂や会議室から列をなして出ていくときに、神経質に笑って、手を洗いに行かなくては、とささやきあっているのを何度も耳にしたことがあった。

SARSをめぐるヒステリーのことを覚えていますか？　と、髭の男性が尋ねた。鳥インフルエンザは？　エボラは？　私たちはそのたびにパニックになったが、やがてアウトブレイクがおさまると、もとのように伝染病のことを完全に無視するようになったと、彼はいった。何になるのだろう？　怖がることで次の伝染病を阻止できるのだろうか？

彼の考え方でいけば、私は舞台照明の下で1時間を費やして聴衆を怯えさせただけであり、そのため私の答えはおそらく矛盾しているように思えただろう。私は彼に同意した。恐怖の爆発はじつに無益なことである。だがそれは、恐怖自体が、病原体が私たちに提示する手に負えそうもない難題に対する反応として問題があるからではない。その恐怖がどこから来ているのかというところに問題があるのだ。

最近の出来事の中で病原体についての恐怖のもっとも華々しい実例といえるものが、2014年に西アフリカでエボラが流行したときに発生した。モンロビアとフリータウンの貧困にあえぐスラムの住人が大勢死亡した一方で、ケンタッキー郊外からキャンベラの空調のきいたオフィスまで、人々はエボラが自分たちのところにもやってくるという恐ろしい考えにとりつかれた。

アンケート調査によれば、アメリカ人の3分の2近くがアメリカでもエボラが流行するのではないかと心配した。[1] 恐怖に怯えた彼らは、どんなに離れていても、流行している国と同じ陸塊にある場所を訪れたことのある人との接触を避けた。コネティカット州からミシシッピ州までの学校が、アウトブレイクから何千キロも離れている国――ケニア、南アフリカ、ザンビア、ルワンダ、ナイジェリア――を訪れたことのある教師や学生に対してドアを閉ざし、彼らに3週間（潜伏しているエボラの感染が症状として現れるのにかかる期間）の隔離を強制した。[2] メイン州の教育委員会は、ある教師がダラスで会議に出席したあと、彼女に自宅待機を強要することまでした。その会議が、リベリアでエボラに感染した男性が治療されていた病院から1・6キロ離れたところで開催されたからである。

旅行者や外国人でそのためもしかしたらエボラに感染しているかもしれないと思われた人々に見慣れない病気の兆候があると、同じように入念な封じ込め策と回避策がとられた。ダラスとシカゴの間を飛行中に飛行機のトイレで嘔吐した乗客を、エボラにかかっているのではないかという恐怖から、怯えた乗務員が閉じ込めてしまった[3]。ある女性がペンタゴンでシャトルバスを降りたあと嘔吐したら、防護服を着た処理班がやってきて彼女を隔離し、海兵隊の儀式へ行く途中だった武官たちの検疫をした。２０１４年11月には、疾病対策センターは、間近に迫っている祭日について特別通達を出して、感謝祭のシチメンチョウからエボラに感染することはないと保証し、消費者を安心させなければならなかった[4]。アメリカの政治家たちはパニックをあおり、メキシコからの「不法移民」が（豚インフルエンザ、デング熱、結核に加え）エボラを国境を越えてアメリカに運んでいると疾病対策センターに警告した者までいた[5]。

ヒステリーはアメリカにかぎったことではなかった。２０１４年11月、モロッコ政府は、２０１５年のサッカーのアフリカ選手権のホスト国になる予定を取り消した。感染国はどこも参加資格をもっていなかったし、訪れるファンはほとんどいないと予想されていたのにである。アメリカとヨーロッパの旅行代理店は、アフリカ大陸のどこへ行くツアーも提供を中止した[6]。メキシコとベリーズが、ダラスでエボラ患者の検査試料を扱ったことがある乗客がいるという理由で、クルーズ船が自国の埠頭に着岸するのを拒否した。その乗客がウイルスにさらされたわけでも病気になったわけでもなく、乗船のときにすでに検疫を受けていたという事実も、彼らの決定を変えることはできなかった。[7] プラハでは、鉄道のプラットホームで震えていたガーナ人学生が、15人の警官とひとりの完全装備の防護服を着た緊急要員によって運び去られた。結局、彼は風邪をひいていたことがわかった。マドリードの空港では、ナイジェリア人男性が床に倒れて、そこに横たわって1時間近く震えていたとき、大勢の乗客がそばに立ち、恐怖で凍りついて見ていた。彼はコカインの過量服用で苦しんでいたのだ。[8]

パニック反応があまりに広まって、西アフリカでのアウトブレイクを抑える国際的な取り組みに支障をきたすほどになった。ギニア、リベリア、シエラレオネの各政府が国際的な援助を求めたが、航空会社が感染国へ行く便をキャンセルしたため、援助隊員が立ち往生してしまった。オーストラリアとカナダで西アフリカへ行き来する旅行が急に禁止される一方で、感染国を訪れた人に対する厳しい検疫規制が実施された。[9] 病院、政府機関、民間人が非常に多くのバイオハザード用防護服を買い込んだため、西アフリカで実際に起こっているエピデミックと戦うことになっている援助隊員のための在庫が十分に残っていなかった。[10]

顎髭の男性が病原体に対する私たちの恐怖に満ちた反応が有益か疑問視したとき、彼がこのような不合理に思える社会の反応のことを頭に浮かべていたのは明白である。あの騒ぎは何だったのだろう。結局、エボラが実際に先進国にもたらしたリスクははなはだしく小さかったということで、公衆衛生の専門家の意見は一致している。エボラのような病原体にとって、伝播のチャンスはごくわずかしかなかった。このウイルスは感染して苦しんでいる犠牲者の体液を人が取り込んだ場合にのみ広がることができ、病人が近代的な病院で治療を求め、遺体の取り扱いがプロに任されるところでは、定常的に発生するようなことはまずなかった。では、メイン州の学童の親やダラスの飛行機の乗務員は、なぜあんなに恐れたのだろう。

たいていの解説者は、それを無知と誇大妄想のせいにする。この現象を表すあざけりを込めた言葉「エボラノイア」がソーシャルメディアで流行した。ポリティファクト（政治家や著名人の発言の真偽を確認するウェブサイト（http://www.politifact.com/））は、アメリカ人のエボラについてのひどい誇張を「ライ・オブ・ザ・イヤー（年間最優秀の嘘）」と呼んだ。そして、イギリスの週刊新聞『エコノミスト』は「無知の伝染病」と呼んだ。解説者は、エボラで死亡したアメリカ人は、リアリティ番組のスター、キム・カーダシアンが結婚した相手の数より少ないことを指摘した。[11]

しかし、エボラノイアを無知の表れとして片付けたのでは、それがもっと大きな意味を見逃すことになる。エボラが先進国にもたらした恐怖は、無意味な愚行どころか、病原体について広く一般に存在する態度に関する重要なこと、そして次のパンデミックがどのように受け止められるかを明らかにした。恐怖は予期しないことに対する反応である。エボラに関する何かが、病原体とそれが私たちの生活に及ぼす影響についての現代人の予想に反していたのである。

エボラに関してパニックになったのと同じ社会がほかの新しい病原体に対してどう反応するか考えてみよう。ライム病について考えると、これは１９７５年に最初に出現して以来、国中にどんどん広まり、今では毎年30万人のアメリカ人がこの病気と診断されている。診断と治療はそう簡単ではない。ただちに一定期間、抗生物質を投与することで病気を芽のうちに摘むことができるが、この感染症の診断は難しいため（この細菌に感染していても５人にひとりはこの病気の特徴である中心が赤く盛り上がった発疹が出ないし、血液検査は判然とせず、それで識別することはできない）、多くの患者が治療されていない。この感染症は、その後、関節、神経系、心臓へ広がるため、患者は長期にわたって続くさまざまな症状に悩まされる。子どもはとりわけ弱く、5歳から19歳の少年は成人よりライム病に3倍かかりやすい。そして彼らの生活はこの病原体によってひどい混乱に陥る。疾病対策センターの研究によれば、ライム病の子どもは1年近く症状に苦しみ、平均すると100日以上学校を欠席する。2011年の研究で、ライム病の子どもの40パーセント以上が自殺念慮に苦しみ、11パーセントが「自殺のそぶり」をしたことがあった[12]。

それでも、流行の震源地では、この病気は集団的なあくびとほとんど変わらない反応しか引き起こさない。ニューヨーク州が全国の発生件数の3分の1近くを占めており、ニューヨーク州立大学ニューパルツ校の緑におおわれたキャンパスのあるアルスター郡は、全国で8番目にライム病の発生が多い郡である。私は2013年の春にそこでジャーナリズムの講義をした。クラスの学生のほとんど全員が、何らかの形でこの病気の被害を受けたことがあった。ある学生の母親は数年前に感染したことがあり、そのあとは「別人のようで」、長引く、大部分は治療できない奇妙な症状に苦しめられたと、その学生はいった。別の学生は、クリスマスの集まりのときに年下のいとこたちが、突然、ライム病で麻痺してよろめいたものだと話した。また、自分自身がこの病気の生存者だという女子学生もいた。そしてそれでも、自分自身が感染する可能性について恐れを表明する者はいなかったし、ダニに咬まれないようにするもっとも初歩的な予防策さえ実行していると明言する者はいなかった（疾病対策センターは、とくに防虫剤の使用と殺虫剤を処理した衣類の着用を推奨している）。地元のアウトドア用品の店では、ダニよけ効果のあるアウトドア衣料への需要は皆無だった。学生や外部からの訪問者がよく行くキャンパスの裏手にある人気の38キロ余りのハイキングコースぞいには感染したダニについての看板はなかったが、道からそれて低木の茂みの中に1メートルでも入ればダニが何十匹も襲ってくるだろう。そして、私が教えていた学生のほとんど全員がプロのジャーナリストを目指していたが、ライム病の流行を報道価値のある話とみなす学生はほとんどいなかった[13]。

２００９年にフロリダ州でデング熱が発生したときも、同じような無関心で迎えられた。蚊が媒介するこの病気は、筋肉と関節がひどく痛むため、アジアやラテンアメリカでは「骨折熱」と呼ばれている。病気になっても大多数の人は回復し、感染者の多くはまったく病気にならない。しかし、繰り返し感染すると命にかかわることがある。それによって、デング出血熱と呼ばれる命を脅かす合併症など、この病気の重症型のものに罹患するリスクが高まるのである[14]。

それでも、キーウエストの住民は、デング熱発生のニュースを一笑に付した。数百人のサンプルを基に全体で25万の人口におけるデング熱の存在について結論を出すのは――統計的に有効であると広く認められている標準的なやり方だが――意味がないと、彼らはいった。ある地元住民は「不正確だ。それが科学のやり方だとしても、私にはじつに奇妙に思える」と述べている[15]。また、別の人は、数十人の人々が突然、新しいウイルスで病気になることを「流行《エピデミック》」――そのような出来事を表す標準的な言葉――とみなす考え方は、「非常に人騒がせ」だといった。それに加えて、「ここで病気が流行している、あるいは流行しそうだというのはまったくの間違いだ」と、郡の観光担当者は述べた。[16] 2010年の夏に、デング・ナイト・フィーヴァーと自称するグループが、巨大な蚊の羽をつけ、目に見えないウイルスがまわりを渦巻いているようにしてキーウエストの通りを跳ね回りながら進んだが、その光景は1832年のパリのコレラ舞踏会を連想させた。デング熱などさして重要でないように扱うキーウェストの住民の中には、デング熱が脅かす観光産業に何らかのかたちで依存している人もいたことは明らかである。しかし観光客自身は、進行中のアウトブレイクに「気づいていないようだ」と『ニューヨーク・タイムズ』紙は伝えた。腕に蚊に刺されたばかりのあとがある男性は、「そんなこと何も聞いてない。楽しんでるよ」といった。[17] 別の訪問者も、看護の勉強をしていて40年フロリダに住んでいるにもかかわらず、デング熱のことを聞いたことがなかった。「通常は、蚊よけなど身に着けない。そんなことは考えもしない」と彼女は認めた(彼女はデング熱に感染して救急処置室に入れられた。そして、「人生最悪の10日間だった」と語った[18])。

もちろん、どの病原体もそれぞれ異なり、それに対する反応は、病原体の特性に加え、それが初めて登場したときの歴史的状況に左右される。北アメリカとヨーロッパの大半の人々は、エボラが遠い異国の地(つまりコンゴ民主共和国のエボラ川の近くの村)で生まれたことを、おぼろげながら知っていた。それだけで、ライム病のようにコネティカット州の緑におおわれた郊外の町にちなんで名前がつけられたものと比べて、たんにその発祥の地に馴染みがないという理由で、西洋人には本質的に危険に思えたのかもしれない。しかも非常に毒性が強い。エボラは平均すると患者の約半分を死に至らせる。これに対し、ライム病は命にかかわるようなことはめったになく、デング出血熱の感染者の死亡率は約10パーセントである。

しかし、こうした個別の相違はいずれも、なぜエボラが恐ろしくて、ほかの新しい病原体が恐ろしくないのか、説明するものではない。つまり、ウエストナイルウイルスとデング熱ウイルスも異国の地で生まれたことは明らかだが、どちらもエボラのようなパニックは引き起こさなかった。そして、毒性が恐怖の反応の主要な決定要素なら、もっとも恐ろしい病気は、数日のうちに犠牲者をみな殺してしまう狂犬病でなければならない。しかし、文化的なことをいえば、それは悪夢というよりジョークの落ちである。たとえば、絶賛されたコメディー『ジ・オフィス』のエピソードで、この番組のばかばかしいほどものわかっていない登場人物が、狂犬病に対する意識を高めるための「マラソン大会」を計画する（その名称は「マイケル・スコットのダンダー・ミフリン・スクラントン・メレディス・パーマー記念狂犬病に対する意識と治療のためのプロ－アマ・マラソン大会」）。ほかの登場人物は無関心で、タクシーに乗って参加したり、途中でビールを飲んだり買い物をしたりする。滑稽なのは、大会を計画した人物が笑ってしまうほど狂犬病を恐ろしい病気だと思っているのに、分別のある人物たちはそうではないと知っていることである。

皮肉なことに、エボラによって誘発された不釣り合いに大きく思える不安が厳しく非難されたが、新しい病原体に対するもっと危険な反応はおそらく無関心だろう。一例が、人類の最古のもっともしぶとい病原体の場合で、それはマラリアを引き起こす病原体である。ヒトは類人猿から進化して以来、マラリアにかかってきたが、今日でもこの病気によって毎年、数十万人の命が奪われている。マラリアは完全に予防と治療ができ、何世紀も前からそうだったのにである。医療人類学者は、いまだにこれほど多くの人がマラリアにかかるのは、マラリアが存在する社会で多くの人々がこの病気から身を守るための予防策をほとんど取らないのが理由であることを繰り返し確認してきた。彼らは蚊帳をして寝ない。病気になっても診断や治療を受けない。なぜか。それは、彼らがマラリアを生活の中のごくあたりまえの問題とみなしているからである。マラリアが残っているのは、それが恐怖を引き起こすのをやめたからである。

マラリアは、それが起こる大部分の場所で風土病（エンデミック）となっている。風土病は、議論の余地はあるにしても、エピデミックよりずっとたちが悪い。前述の理由でなくすことが難しく、毎年、日常的に病気を発生させて命を奪い、1回の爆発的流行ですまないこともあって厄介である。コレラはハイチではすでにエピデミックから風土病へ移行した。風土病として、当分の間、ハイチの社会を疲弊させ続け、この地方にとって永遠の脅威となるだろう。すでにフロリダ州、ドミニカ共和国、キューバ、プエルトリコ、メキシコ、バハマで患者が発生している[19]。

デング熱はフロリダ州で風土病になると予想され、テキサス州に現れ、さらに北へも広がって数百万人に影響を及ぼすとみられている。ライム病は徐々にアメリカ全土に広がりつつあり、年に数億ドルの経済的損失をもたらしている。しかし、恐怖を引き起こすのをやめたら、病原体はゴールデンチケットを手に入れたようなものである。防御することに世間の関心がほとんど向けられていないため、病原体はもはや私たちの防御を乗り越える必要がない。フロリダ州の人々やニューヨーク市民の、自分たちの間で発生している新しい病原体に対する独りよがりの考えは、あちこち移動するエピデミックがその土地に深く根づいた風土病になる文化的および生物学的なプロセスの最初の一歩である。

では、なぜ、あくびを起こさせる病原体もあれば、パニックを誘発する病原体もあるのだろう。それは、その病原体が一般的な病原体の概念に適合するか否かということと関係がある。その概念がどんなものか、私たちが病気についてどのように話すか考えるとよくわかる。文化全般と同じように医療の分野でももっともよくたとえられるのが戦争である。私たちは病気を「攻撃し」、病気と「戦い」、薬で「武装」する。『エコノミスト』紙に書かれているように、「パンデミックと戦争は非常によく似ている」。しかし、私たちが遂行している戦争は、つかみどころがない敵や不気味な敵に対するものではない。それどころか、病気を征服するのは簡単だと思われている。マラリアのような複雑でしぶとい病原体も、簡単に打ち負かすことができると考えられている。かかるのは数ドルだけ（ある公益財団が述べているように、「たった10ドルで……命を救える」）。2014年のエボラの流行のすぐあとに、病原体に対する戦争で勝利するのはこっちだと、マイクロソフトの共同設立者ビル・ゲイツが主張した。もう少し一生懸命やってみるだけでいいというのだ。[20]

このよくある定式化で、私たちは自分たちのことを、病原体に対する勝利可能な戦争の勝者だと思っている。だから、エボラのようにそれが私たちにとって実際には脅威ではないときでさえ、自分たちの軍備ではどうにもできないように見えるものがもっとも恐ろしい病原体なのかもしれない。このウイルスは、私たちの微生物に対する軍事力の前に立ちはだかった。数か月間のエボラノイアの間、エボラを防ぐワクチンも治療法もなかった。進んだ西洋の緩和ケア——24時間続く看護や換気装置など——さえ、この感染症の進行にたいした違いをもたらさないだろう。エボラは服従させることができないということがパニックの根底にあったため、エボラが容易かつ簡単に回避できることは重要でなかった。それが存在するという事実そのものが不安をもたらしたのである。エボラは赤のスペードの6、暗い地下室にいる派手に化粧した道化師だった。予想外で、不可解で、恐ろしかった。

これは、なぜライム病、デング熱、狂犬病のほうが脅威となり厄介なのにもかかわらず、それほど恐ろしいと思われていないかの説明にもなる。理屈では、現在ある化学薬品でこの3つすべてを制圧することができる。多くの学生が私に話したように、ライム病の発生している地方ではダニに咬まれるのはたいしたことではない。一定期間、抗生物質のドキシサイクリンを飲めばよい。ライム病もデング熱も昆虫で運ばれ、それには致死的効果があり広く利用できるさまざまな殺虫剤が有効である。そして、狂犬病に対するワクチンは100パーセント有効である。私たちが本当はこれらの病原体を支配下に置いていないかもしれないという事実は重要ではないようだ。それらに対して使える兵器の存在が、優越性の幻想を与えて安心させてくれるのである。

病原体がもたらす危険について予断をもつことに加え、特定の微生物を敵とみなすことが、病原体の病気を引き起こす能力が変わりやすいことや、私たち自身が関与してそれを助長していることを見えにくくしている。病原体は、私たちに反応しない、基本的に利害が対立する独立したものになる。私たちにはとうてい勝てない相手である。だが、コレラ菌のようなパンデミックを引き起こす病原体の毒性さえ、完全に状況に左右される。体内ではそれは病原体であるが、どこか暖かい入り江を漂っているときは、調和のとれた生態系の生産的な構成員である。そして、無害な微生物から有毒な病原体への転換のかなりの部分が、私たち自身の行動と関係がある。私たちが自分でそれを敵に変えたのである。

私たちが病原体を扱うときにしばしば用いる、極度に単純化した敵と勝者に二分する論法では、この複雑さをとらえることはできない。その結果が、無益な恐怖の発作から命にかかわる無関心まで、病原体に対するさまざまな反応である。

そうではなく必要なのは、病原体がもたらす圧倒的な脅威と、それを形作るうえで私たち自身が果たしている大きな役割の両方について、持続的に取り組むことである。つまり、過度に単純化した敵と勝者の二分法を超越して、微生物と微生物世界における私たちの役割の両方について新たな考え方をする必要がある。

それはすでに始まっている。「悪玉菌」だけでなく人間の健康にとって有益な「善玉菌」もいるという考え方が、一般の人々の意識に浸透した。人間の健康というものは、病原体という敵に対する野蛮な勝利以上のものを意味するという新たな考え方も、受け入れられ始めている。ピーター・ダスザックのエコヘルス・アライアンスのような組織が先頭に立って進めているワンヘルス運動は、ヒトの健康は野生動物、家畜、生態系と結びついていると主張している。2007年、アメリカ医師協会とアメリカ獣医師会はどちらも、この概念を認める議案を可決し、医学機構、疾病対策センター、WHOの科学者が署名した。病気についてのこうした新しい考え方が、病原体とそれがもたらすリスクについてのもっと正当な判断につながることを期待しよう。結局のところ、パンデミックを防止するには、それを悪化させる人間の活動を認識する必要がある。微生物の世界の敏感に反応するダイナミズムと、それと私たち自身のつながりを認識することが、欠くことのできない最初の一歩である。

もちろん、微生物の世界における私たちの役割を考えなおすこと――つまり、自然における私たちの位置を考えなおすこと――でパンデミックの脅威をすぐに解決できるわけではない。それは、何十年もかかる世代を超えたプロジェクトになる可能性の方が高い。その一方で、パンデミックから身を守るもっと即時的な対策が必要になる。

パンデミックを完全に防ぐことができないなら、次善の策は、できるだけ早く探知することである。

それには、不備な点がいくつもある現在の疾病監視システムを強化し拡張する必要がある。まず、このシステムは時間がかかり受動的である。病原体がアウトブレイクを引き起こしてその存在を明かしてはじめて起動されるのである。アメリカでは、疾病対策センターが、梅毒から黄熱病まで80ほどの感染症のリストを継続的に更新している。臨床医がそうした「届け出義務のある」病気にかかった患者をたまたま見つけたら、州レベルの公衆衛生当局に知らせることになっており、その情報は国の公衆衛生当局に伝えられる。[21] そのアウトブレイクが国境を越える可能性がある場合は、WHOの2007年の「国際保健規則」により、国の当局者は24時間以内にWHOへ報告しなければならない。[22]

このシステムが機能するときでも、それは十分に速くはない。警告が発せられるまでに、病原体はすでに人体に適応していて、患者が急激に増加し始めている。病原体を抑え込むために必要な封じ込め対策が必然的に大規模で緊急を要するものになるだろう。

2014年に西アフリカで封じ込め対策が始まるまでに、エボラはギニアの森の中の僻村で数か月前から(もしかしたらそれよりずっと前から)発生していた。患者からそれぞれの接触者に感染し、そして彼らからそれぞれの接触者に感染し、何度もそれが繰り返されて、新たな感染の波がそれぞれその前のものより指数関数的に大きくなっていった。個別の伝染は直接的なものだったのかもしれない——接触者を一人ひとり追跡し、エボラの潜伏期間である3週間、隔離しなければならない——が、すでに非常に多くの同時進行する伝染経路に火がついていたため、汚染された可能性のある接触者をすべて特定して隔離することは不可能だった。[23] アメリカがリベリアに軍を派遣してエボラの治療ユニットを建設する計画を発表した9月中頃には、そこでの流行はすでにピークに達していた。結局、彼らが建設したユニットで治療した患者は総計28人だった。11施設のうち9施設はひとりの患者も治療しなかった。[24]

ほかの新しい病原体についても、多額の費用がかかり部分的にしか有効でない封じ込め策が、同じように結果的に手遅れになった。H5N1は、1990年代後半に最初に出現したときに撲滅されなかったため、現在では世界中の家禽の群れに繰り返し病気を発生させている。香港では当局者が、このウイルスを封じ込める目的で、市場で売れ残ったニワトリを夜のうちにすべて殺している。[25] SARSウイルスは、中国南部の大規模なウェットマーケットに広がって人々が病気になり始めるまで気づかれることがなかったため、封じ込めるには厳しい検疫と旅行制限が必要で、それはアジアの観光産業に250億ドル以上の損害をもたらした。[26] デング熱、ウエストナイルウイルス、そのほかの節足動物媒介性の病気は、アメリカのあちこちに定着する前は検査されていなかったため、現在ではアメリカの多くの都市で、費用がかかり、物議をかもす殺虫剤の空中散布の作戦が必要になっている。[27] 病気のアウトブレイクを抑えるのにきわめて安価で簡単な対処法——たとえばコレラに対する補液療法——しか必要ない場合でさえ、遅れるとずっと難しくなる。ハイチでのコレラのアウトブレイクは非常に速く拡大したため、国境なき医師団は静脈注射用補水液の全世界の備えをすべて使い果たしてしまった。[28] 非常にうまく調整された封じ込め策さえ、その展開と流行の拡大の仕方との間のミスマッチは避けられない。流行は指数関数的に拡大するが、対応のほうはよくても直線的にしか進まないのである。

問題は、現在の監視システムが時間がかかって受動的だということだけではない。それは穴だらけでもある。このシステムは、届け出義務のある病気に感染した人が医者のところへやってきてはじめて作動する。しかし、それが信頼できるスイッチになるのは、臨床医が新しい病気を検知して報告する訓練を受けていて、彼らの協力が世界中でいつでも得られる場合だけである。どちらもそうなってはいない。人々は病気になっても医者のところに行かないことが多い。多くの人にとって、それは金がかかりすぎるのだ。そうでない人にとっても面倒すぎる。そして、なんとか行ったときでさえ、医者が見慣れぬ症状をわざわざ診断しないか報告しないことも多い。私自身、それを実際に見た。数年前の夏、水様性下痢と嘔吐が1週間続いて衰弱し、かかりつけの医者のところへ行ったことがある。リタ・コーウェルは、私が何らかの種類のビブリオ感染症にかかっていたのではないかと推測した。しかし私の主治医は、簡単に治療できない、見慣れないが定型的な病気の患者と対面するときに多くの医者がするような対応をした。ビブリオ感染症は「届け出義務がある」のに、彼は実験室での分析を命じなかったし、どの公的機関にも届け出なかった。彼は肩をすくめた。「たぶん何かの菌だね」といって、私を帰らせた。同じような状況にある人が新しい病原体の初期の犠牲者だったら、気づかれないで疾病監視システムをすり抜けていただろう。

それに、誰もまったく監視していない間隙がある。これを書いている間にも、トラックに積まれた食料や昆虫の大群が、たいていのところで検査がされていないため国境を越えて病気を運んでいる。1980年代半ばに初めてアメリカへやってきたヒトスジシマカのような、病気を運ぶ侵入昆虫が広がる様子を追跡する人はほとんどいない。昆虫学者はそれが広がる前に封じ込めるよう提言したが、十分な関心を集めることができなかった。今日、この蚊はデング熱やそのほかの病気を運び、それには2013年にアメリカ人に定着したチクングニアというウイルスの新しい変異株も含まれている。[29]

多くの国で、もっとも初歩的な監視さえほとんどなされていない。2013年の時点で、WHOの193の加盟国のうち80か国しか、WHOが示す要件を満たす監視能力をもっていなかった。NDM－1産生菌のような抗生物質に耐性をもつ病原体は、基本的に偶然に発見されている。インドでは、微生物を追跡するための国の監視は実施されていない。大半の鳥インフルエンザ感染国では、このウイルスの兆候をとらえるための家畜の監視がなされていない。ついでにいえば人間についても同様である。[30]

現在の監視システムを修正するのは簡単なことではない。そのためには、どこに住む人にも利用しやすく費用が手の届く範囲の医療が必要となる。新しい病原体を識別し報告する訓練を受けた医療従事者を配置した診療所のネットワークが、目的を達成できる。同時に、その監視システムは、かなり広い範囲に及んでいる必要がある。医者のところに来る病人だけをあてにするのではなく、積極的に初期のパンデミックの兆候を探すのである。

パンデミックの可能性があるすべての微生物を監視することが不可能なのは明らかである。どの微生物が次のパンデミックを引き起こすか知る方法はないのだから、少数の微生物に注目することもできない。しかし、パンデミックを引き起こす新しい病原体が出現する確率は、全世界で一様ではない。もっとも出現しそうな「ホットスポット」がいくつかあり、それは野生動物の生息地への侵入が最近加速しているところ、密集したスラムが急拡大しているところ、工場式畜産農場が成長しているところ、航空機の接続が拡大しているところである。これらのホットスポット——そしてそれと互いに影響しあう「前哨」個体群——を積極的に監視することで、パンデミックを引き起こす新たな病原体が生まれる可能性がもっとも高い場所に照準を合わせることができる。この種の積極的監視はすでに始まっている。たとえば香港大学の科学者は、香港中の卸売り市場、野生生物保護区、ペットショップ、屠殺場のブタや鳥の糞のサンプルを何百も集めている。李嘉誠健康科学研究所の目もくらむような白い実験室では、科学者たちが、パンデミックを起こす可能性のある病原体の初期の兆候を求めてサンプルを熱心に調べている[31]。2010年に開始されたアメリカ国際開発庁（USAID）の新興パンデミック脅威プログラムは、東および中央アフリカのコンゴ盆地、東南アジアのメコン地域、南アメリカのアマゾン川、南アジアのガンジス平野といったホットスポットにおける積極的な監視プログラムの調整を行なっている[32]。国際旅行医学会のGeoSentinelプログラムは、旅行者や熱帯の病気を扱う200以上の診療所から旅行者に関する情報を集めており、旅行者は新興疾病を見つけるための、炭鉱におけるカナリアのような働きをする[33]。

一般的な集団についても、少数だがいくつかの組織が新しい病原体の兆候を探す積極的監視を実施している。アメリカのいくつかの州が、アウトブレイクが迫っていることを示す兆候がないか、薬局での体温計や抗ウイルス薬の販売量に関するデータに加えて、地元の緊急処置室に運び込まれた患者の「主訴」に関する絶え間ないデータの流れをくまなく調べている。感染症マップやAscel Bioのような組織は、同じ目的で、ソーシャルメディアやそのほかのオンラインの情報源を分析している[34]。

これら新しい積極的監視のプロジェクトは、従来の消極的監視システムよりも素早くアウトブレイクを発見できることをすでに証明している。感染症マップは、西アフリカでの2014年のエボラのアウトブレイクを、世界保健機関がこのニュースを伝える9日前に探知した。また、

AscelBioのジェームズ・ウィルソンは、ハイチでのコレラのアウトブレイクを公式の報告が発表される数週間前に探知した。ホットスポットの積極的監視により、新たにスピルオーバーする病原体を、それがヒトに感染する前に指摘したことさえある。2012年、スタンフォード大学のウイルス学者ネイサン・ウルフが立ち上げた積極的監視プログラムにより、コンゴ民主共和国にエボラに似た出血熱を引き起こすことがある新型ウイルス、バス・コンゴ・ウイルスが存在することが明らかにされた。ブッシュミート（野生の獣肉）のハンターやウェットマーケットの販売業者によって集められた血液のサンプルを監視する、ウルフのそれ以前の取り組みにより、ほかにも新しい微生物がいくつも発見されており、その中にはサル泡沫状ウイルスやサルTリンパ球向性ウイルスと呼ばれるものもあって、どちらもヒトに感染し始めた[35]。

気象学者が嵐が発生する確率を予報するのと同じように、エピデミックが発生する確率を予報することさえできる。天気予報とクロロフィル濃度に関する衛星データが、マラリア、ダニ媒介疾患、コレラのアウトブレイクの予測に使える。遺伝子配列決定作業の費用が急激に下がったおかげで、私たちの周囲——コンピュータやトイレの取っ手の表面、そして下水の中——にいる微生物のゲノムを迅速かつ安価に特定でき、計算生物学者のエリック・シャットがしたように、微生物マップを作ることができる。そうしたマップは、アウトブレイクに先行して現れる微生物シグネチャー（特徴的な痕跡）を科学者が特定するのにも役に立つかもしれない[36]。

従来の方法を基に増強された監視に加えて実施されている、こうした本質的に異なる種類のプロジェクトから生まれるのは、いわば地球規模の免疫システムである。それは、パンデミックを起こすかもしれない病原体が飛行機で移動して人々が盛んに活動しているところで急増する前に検知し、次のHIV、次のコレラ、次のエボラをそれが広がり始める前に特定することができる。[37]熱心な研究者に中には、そのようなシステムのおかげで、社会がパンデミックが起こる可能性が高くなるようなことをすべてやり続けてもその結果に苦しまなくてもすむようになると考えている人もいる。「食べた菓子は手に残らないというが、私は両方可能だと思う」と、新興疾病の専門家ピーター・ダスザックはいう。「それは、肉を食べるのをやめなければならないということではない。ホウレンソウを食べるのをやめろというのでもない」、そして飛行機で飛ぶのをやめたり、世界中から食物を取り寄せて食べるのをやめたり、病原体の蔓延する能力を高めるような新しい現代的な行動を何かやめなければならないということでもない。「あなたはそれをしてもいい。だが、そこにはリスクがあることも理解できるはずだ。［それなら］そのリスクに対して保険をかけなければならない」、地球規模の疾病監視のシステムの費用を払うのに手を貸すことによって、と彼はいう。[38]航空旅行に対して1パーセントの課税をすれば、その費用をまかなうことができる。[39]ハリケーンや地震に見舞われたときに災害保険の金が支払われるように、世界的なパンデミック保険の基金から、こうした早期の警報に対応するのに必要な費用を支出することができる。世界銀行とアフリカ連合は、2015年春、そのような基金を設けることについての議論を始めた。[40]

それは魅力的なテクノクラート的アプローチである。早いうちに気がつけば、あらゆる種類のより効率のいい封じ込め策と鎮静化が可能になる。いくつかのエピデミックは防ぐことができるし、そうでないものに対しても耐えるためのより有効な準備ができる。しかし、そのような地球規模の監視システムが構築できたとしても、実際にその情報を使って何かをする人々に情報を伝えてはじめて機能するだろう。そして、積極的な地球規模の監視システムを構築するのが難しいのと同じように、人々に確実に行動させるには、さらに遠大な世界的プロジェクトが必要となる。

ハイチ南西部の海岸にあるベランスという辺鄙な漁村は、世界の貧しい人々が住んでいるほかの無数の町や村と同じように、うわべは世界経済と結びついているが、現実には孤立している。ポルトープランスからは約80キロ離れている。私は２０１３年の夏にそこへ行ってきた。その旅は、30年はたっているニッサンのミニバンで始まった。その車は乗客を８人ほど乗せるようにできていたが、その日は20人近く運んでいて、むずかる小さな子どもを連れた夫婦や、驚くほど落ち着き払ったニワトリを膝に乗せた男性もいた。私たちを乗せたミニバンは、急勾配の細い曲がりくねった道路を走って山々を越え、海岸に近い山すその埃っぽい駐車場でみんなを降ろした。しかし、それは旅の始まりにすぎなかった。１時間オートバイに乗って次の海岸へ行き、それから、ベランスへの道が通れないため、もう1時間、船尾にすり切れたロープで船外機がくくりつけられた4・5メートルほどの小さなボートで、長く幅の広い増水した川を大きな音を立てながら走った。

首都からベランスにたどり着くのに8時間かかった。コレラは約1年かかった。コレラのエピデミックは２０１０年にこの国の大部分に広まったが、２０１１年までベランスに到達しなかった。それがやってくることは予測可能だっただけでなく、デジタル化された高度な技術を多数用いて予測されて「いた」。そうした技術は新しい積極的な地球規模の監視システムを作動させる力となるだろう。流行が始まるより前、その年の初めに起こった地震で、この島には多数のNGOがやってきていた。コレラが発生したとき、彼らは自分たちの自由になるあらゆる技術を使ってその広がりを追跡した。疫学者のジム・ウィルソンと彼のチームは、ツィッターフィードを利用して繰り返しつぶやき、彼らの携帯電話番号を国中の人々に知らせた。「コレラが幹線道路を進んでくるのが見えるようだった」と、彼は回想した。[41] あらゆる種類のボランティアが「野良犬1匹に至るまで」全国のマップを作ったと、ある援助隊員が話した。スウェーデンのNGOは、現地の移動電話会社と協力して、コレラが次にどこを襲うか予測できるように、人々の携帯電話の中のSIMカードを追跡して彼らの動きをマップにした。世界に拡張できるような積極的疾病監視システムの初期の試みとして、これは見事に機能した。ツイッターやSIMカードを追跡しながら注視していると、コレラは2011年にベランスにやってきた。[42]

しかし、そのように早期に発見できても、病気の成り行きに何の違いももたらさなかった。ベランスでのアウトブレイクの回避につながったかもしれない初期の封じ込めの努力は何もなされなかった。それどころか、コレラはここで国内のほかの場所の4倍の速さで人々の命を奪った。私が訪れたとき、町の中心部にコレラの治療センターを設けていた唯一のNGOはすでに去っており、町の上の丘陵地で病気になった人々が、町につながる5キロ近い下り坂にそって発見されているところだった。地元当局者は、遺体用の袋を送ることくらいしかできなかった。[43]

皮肉なことに、それはこの村が遠隔地にあるためでも、外国の援助が不足しているためでもなかった。それどころか、ベランスの人々をコレラにかかりやすくしたのは、まず第一に支援プロジェクトと発生途上の輸送網だった。1980年代中頃にベルギー政府により建設された欠陥のある給水システムにより、ベランスの住人は清潔な真水をごくわずかしか利用できなかった。この給水システムでは、高く長い尾根に敷設されたパイプで、丘の中腹から町へ真水を運んでいた。ベルギー人はこれを設置するときに、どうやらハイチの地形や気候、そして地元の人々のシステムを維持する能力を考慮しなかったようだ。ハイチの浸食されやすい丘の斜面や熱帯暴風のせいで、毎年、パイプは尾根から浜へ向かってずり落ちていった。現在ではそれはトルコ色の海の数センチ上にあって、ハリケーンの被害を受けやすく、穴だらけになっている。地元住民はパイプを修理するのに適した道具もそれを手に入れるための十分な資金ももっていないため、ゴム入り生地の包帯で穴を包んでいる。それでもやはり漏れる。その結果、真水は少ししか村に届かず、人々はあらゆる手っ取り早い方法をとらざるをえず、汚物や病原体を避けることができなくなった。[44]

　まずい構想の援助と同じように、一部しか機能せず利用できない輸送システムもベランスを病原体にさらした。一方で、ベランスは周囲の通商と病気の世界と中途半端につながっていた。なんといっても、ベランスはコレラがすでに発生していたこの国の残りの部分とつながっていたのだから。他方で、その輸送システムは、病気を持ち込むのに十分でも、それを止められるほど十分な援助や資源を持ち込むことも、出ていきたい人々を安全な場所へ運ぶこともできなかった。私たちがベランスに到着した3日前に、逃げ出したくてたまらなくなった数人の住人が、私たちが乗ったのと同じような小さなボートを盗んだ。しかし、私たちと違って、彼らは救命胴衣を手に入れることができなかった。荷物を積みすぎたボートが途中で転覆して、4人が溺れた。私たちが船に乗ってベランスから帰っている途中、逃げるつもりだった人たちのひとりで、ピンクのレギンズをはいた3歳の女の子の膨らんだ遺体が海で波間に揺れているのが見えた。私たちのボートには遺体を一緒に乗せていく余裕がなかった。エンジンを止めて、船長が電話をして水死体の位置を報告する間、女の子のそばで静かに揺れていた。

ベランスが自らをコレラから守るのを妨げた統治力の欠如や貧困に対処するため、多くの単純な解決策やその場しのぎの方法が試みられてきた。外国の援助の歴史は、そんなことだらけだ。しかし、簡単な答えはないようである。第一段階はおそらく、持続した多方面にわたる努力が必要になるという事実をただ受け入れることだろう。

私は、ほかの遠方への旅から帰ったときと同じように、病原体の社会を変える力に衝撃を受けて、ハイチから帰国した。その破壊力は私たちすべてに重くのしかかっているが、今のところそれを感じているのは一部の人だけである。そして、次のパンデミックが勢いを得つつあるのに、それを引き起こす病原体の正体はこれまでと同じようにはっきりしないままである。それはエボラのようなジャングルの病原体かもしれない。コレラのように海洋の生き物かもしれない。まったく別のものかもしれない。ともかく私たちは、それが何かわからないという事実を受け入れなければならない。

ある夏の晩、街の暑さを逃れるためにチェサピーク湾へ行く道々、私はそんなことを考えていた。塩分を含んだ不透明な水は風呂のように温かく、生命に満ちていた。シマスズキとアジの群れ、揺れる葉にカニが隠れる海草の群落、漂うプランクトンの大群。そして、水の中にはコレラ菌も含めビブリオ属の細菌もいることを私は知っていた。私たちがよじ登ったファイバーグラスのボートの湾曲した側面で、水がぴちゃぴちゃと音を立てた。

それでも、水も温かいが気温はもっと高く、ボートの側面を滑り降りて流動する水に包まれる感じにうっとりした。湾は深くはないが、底をおおう軟らかい沈泥に達するまでにしばらくかかった。見上げると、私が飛び込んだために押しのけられたコレラ菌を豊富に含んだ水がうずを巻いて、ぼんやりと輝いていた。

用語解説

アウトブレイク：病気の突然の増加あるいは爆発的発生。

遺伝子：遺伝の基本単位となるＤＮＡの部分。

遺伝子水平伝播：遺伝子をそのまま受け渡すやり方で、単細胞生物によく見られる。

ウイルス：ほかの生物の生きた細胞内で複製する微小な構造体。

エピデミック：特定の地方で病気の発生が異常に増加することで、伝染病が原因のことが多い。

カイアシ類：非常に小さな海洋性甲殻類のグループで、しばしばコレラ菌をはじめとしてビブリオ属細菌がコロニーを形成する。

基本再生産数：外部からの介入がない場合に、ひとりの感染者から感染する、感受性のある人の平均人数。

検疫：感染症が広がるのを防ぐための隔離。

高病原性鳥インフルエンザ：Ｈ５Ｎ１など、高い病原性をもつ鳥インフルエンザの系統。

抗体：病原体を特定して無効にするために免疫システムによって生産されるタンパク質。

抗生物質：細菌を殺したり増殖を遅らせたりする化合物で、細菌による感染症の治療に使われる。
コロナウイルス：ＳＡＲＳやＭＥＲＳを引き起こすウイルスを含む属。
細菌：顕微鏡でしか見えないような小さな単細胞生物。
再興疾病：患者が増えたり新たな地域へ広がったりしている古い病気。
サル痘ウイルス：天然痘ウイルスに近縁のウイルスで、齧歯類の体内にいて、ヒトに天然痘と臨床的に区別できない病気を起こす。
新興疾病：ここ数十年で発生件数が増え、引き続き発生しそうな、新しい病気。
人獣共通感染症：ヒトに感染できる動物の感染症。
出血熱：ウイルス感染が原因で起こる発熱で、非常に出血しやすい。
スピルオーバー：ある種にいる微生物が別の種に感染し始める過程。
伝染病：直接または間接の接触によって広がる感染症。
動物媒介性病原体：ある宿主から別の宿主へ、昆虫などの媒介動物によって運ばれる病原体。
動物プランクトン：動物のようなプランクトン。
毒性：病原体の病気を引き起こす能力の尺度。
ニパウイルス：コウモリのウイルスで、１９９９年に初めてヒトへの感染が報告された。
排泄物：尿、糞便、唾液のような、体から排出される物質。
バクテリオファージ：細菌に感染するウイルス。
パンデミック：特定の場所を出て広がり、地域あるいは大陸全域の個体群に感染する感染症のこと。

微生物：小さすぎて肉眼では見えないような生物。

ビブリオ属：*Vibrio* 属の細菌。

病原体：海洋細菌の属で、病原性と非病原性の両方の種がいる。

プラスミド：病気を引き起こす生物。

プランクトン：それだけで広がったり複製したりできる、細胞中のＤＮＡの断片。

プランクトン：水中を漂う、泳ぐことのできないさまざまな海洋生物。

Batrachochytrium dendrobatidis：世界中で広く両生類の減少の原因となっている病原真菌。カエルツボカビとも呼ばれる。

Borrelia burgdorferi：ダニに媒介される細菌で、ライム病を引き起こす。

***E. coli*（*Escherichia coli*）**：温血動物の腸に認められる細菌（大腸菌）。

Ｈ１Ｎ１：１９１８年のインフルエンザのパンデミックと２００９年の「豚インフルエンザ」のパンデミックを引き起こしたインフルエンザの亜型。

Ｈ５Ｎ１：鳥インフルエンザの亜型で、１９９６年に最初に出現し、ヒトに対して高い毒性をもつ。

ＭＥＲＳ（中東呼吸器症候群）：２０１２年に最初に報告された新興感染症で、コロナウイルスによって引き起こされる。

MRSA（メチシリン耐性黄色ブドウ球菌）：ヒトでさまざまな治療の難しい感染症を引き起こす細菌。

NDM−1（ニューデリー・メタロβラクタマーゼ1）：細菌を14種類の抗生物質に耐えられるようにする酵素。

***Phythophthora infestans*（ジャガイモ疫病菌）**：ジャガイモの疫病を引き起こす病原真菌で、1845年のアイルランドのジャガイモ飢饉の原因となった。

***Plasmodium falciparum*（熱帯熱マラリア原虫）**：ヒトで命の危険もある重症マラリアを引き起こす寄生性の病原体。

Pseudogymnoascus destructans：コウモリの白鼻症候群を引き起こす病原真菌。

SARS（重症急性呼吸器症候群）：2003年に最初に報告された感染症で、新種のコロナウイルスによって引き起こされる。

STEC（志賀毒素産生性大腸菌）：ウシで発見された大腸菌の一系統で、ヒトに激しい病気を引き起こす。

***Vibrio cholerae*（コレラ菌）**：コレラの原因となる病原細菌。

謝辞

本書の情報源は衛生設備の専門家や考古学者から遺伝学者や疫学者までさまざまだが、彼らにはみなひとつの共通点があり、それは突然電話をした科学ジャーナリストに快く話をしてくれたことだ。言葉を直接引用した少数の人の出典しか示していないが、本書を書くにあたって彼ら全員に助けていただいた。彼らの惜しみない支援がなかったら、本書を書くことはできなかっただろう。

過去6年にわたって私が実施した調査と報告も、多数の個人と団体の支えがなかったら不可能だった。ピューリッツァー危機報道センターは、私の調査旅行を支援してくれたうえに、1832年のニューヨーク市と2010年ポルトープランスでのコレラの流行についての私の話を、素晴らしい対話型可視化画像（choleramap.pulitzercenter.org の「マッピング・コレラ」）にするのを助けてくれた。コレラのパンデミックの歴史を画するふたつのエピデミックを並列的に処理するこのプロジェクトにより、パンデミックの社会的政治的ルーツについての私の考えを具体的に表現することができた。ピーター・ソーヤー、ダン・マッケリー、ナタリー・アップルホワイト、ザック・チャイルド、ジョン・ソーヤー、そのほかセンターのチームのみなさんが、それを可能にしてくれた。国境なき医師団のオリヴァー・シュルツとアイヴァン・ゲイトンは、最前線で伝染病と戦うヒーローであるだけでなく、彼らがハイチのコレラに関して集めた驚くべきデータを私が使えるように、複数の大陸について技術的障害と官僚的障害を乗り越えてくれた。ランディ・ハッター・エプスタイン、マシュー・クヌッツェン、スティーヴン・ロマレフスキー、ドン・ボーイズ、そのほかの人たちにも、早いうちから欠くことのできない支援をいただき、ニューヨーク・アカデミー・オブ・メディスンには、このプロジェクトおよび本書に関連した公開行事を主催していただいた。

ニューヨーク州立大学ニューパルツ校のジムおよびメアリー・オタウェーとリサ・フィリップスにはジャーナリズムの名誉教授の職を与えていただき、おかげでエピデミックの調査に関する授業をすることができた。その結果実現したライム病に関する1学期間の共同調査プロジェクトは、スピルオーバーしたこの謎の多い病気について理解する助けとなった。彼ら、そして頑張ってそれを可能にしてくれたすべての学生に感謝する。TEDMEDのナッシム・アッセフィと彼女の同僚たちは、効果的に照明されたステージを提供して、パンデミックについて、そして人々がそれをどのように思っているかについての私の考えを披露させてくれた。ジョディ・ソロモンと彼女のスタッフは、本書で全国の思慮深い読者に資料を提示する機会を与えてくれた。

元『ル・モンド・ディプロマティーク』誌のジャーナリスト、フィリップ・リヴィエールには大変お世話になり、ここに載せた美しい地図をデザインしてもらっただけでなく、重要なフィードバックもいただいた。私の大切な友人であるミシェル・マークリーと私の両親ドクター・ハスム・シャーとドクター・ハンサ・シャーも、本書を大いに改善してくれた。寛大にも時間を作って初期の草案を批評してくれたデイヴィッド・フィッシュマン、有用な助言をいただいたマイケル・オレセン、ダオ・トラン、トレンド・ダフィーに感謝する。ハイチへ同行してくれたフランシス・ボトキンは、困難な旅をずっと楽なものにしてくれた。私が次々と草稿を書いていたとき、ジェニファー・バレンジーは私の長いおしゃべりに熱心に耳を傾けてくれた。『サイエンティフィック・アメリカン』、『イェール・エンバイロメント360』、『フォーリン・アフェアーズ』、『ジ・アトランティック』、『ル・モンド・ディプロマティーク』などの雑誌の記事が、本書が基にしている報道の裏付けとなった。デイヴィッド・フィスマンとアシュリー・テュートは、コレラがエリー運河にそって広がった経緯をまとめ、私にもデータを提供してくれた。スー・ドンシアが広州で気持ちのよい後方支援をしてくれ、ニューデリーのリタ・チョクシー、ポルトープランスのショーン・ルーベンス・ジーン・サクラも同様である。キャサリン・グンサーは調査の助手をしてくれた。

変わらぬ支援をし続けてくれた、私の素晴らしい代理人シャーロット・シーディ、そして編集者のサラ・クライトン、そのほか本書を世に出してくれたファーラ・ストラウス&ジロー社のチームの人々に感謝する。最後に、報告と執筆をしていた何年もの間ずっと私を励ましてくれたマーク・バルマーと私たちの息子ZとKに感謝する。

ンデミック新時代』), 213; Rodrique Ngowi, "US Bots Flagged Ebola Before Outbreak Announced," Associated Press, Aug. 9, 2014.

35. James Wilson へのインタビュー; Wolfe, *The Viral Storm*(『パンデミック新時代』), 195, 213; Ngowi, "US Bots Flagged Ebola Before Outbreak Announced"'; David Braun, "Anatomy of the Discovery of the Deadly Bas-Congo Virus," *National Geographic*, Sept. 27, 2012.

36. Gina Kolata, "The New Generation of Microbe Hunters," *The New York Times*, Aug. 29, 2011; Jan Semenza, "The Impact of Economic Crises on Communicable Diseases," International Conference on Emerging Infectious Diseases. Atlanta, GA, March 12, 2012.

37. Larry Brilliant, "My Wish: Help Me Stop Pandemics," TED. Feb. 2006.

38. Peter Daszak へのインタビュー。

39. Walsh, "Emerging Carbapenemases."

40. Alex Whiting, "New Pandemic Insurance to Prevent Crises Through Early Payouts," Recutcrs, March 26, 2015.

41. James Wilson へのインタビュー。

42. Christopher Joyce, "Cellphones Could Help Doctors Stay Ahead of an Epidemic," *Shots*, NPR's Health Blog, Aug. 31, 2011.

43. Pan American Health Organization, "Epidemiological Update: Cholera," March 20, 2014.

44. うまく維持されていない援助事業の影響に苦しんでいるのは、ベランスだけではない。この国全体に援助がばらまかれた。2012年の調査によれば、援助グループによって建設されたハイチの井戸の3分の1以上——そのほとんどは管理されずに放置されている——が大腸菌で汚染されている。ポルトープランスに戻ってから会ったある若いイギリス人が、自分の信託基金を使って現地の学校にトイレを設置していると、誇らしげに話した。しかし、コレラが流行中であるという事実と、ハイチ人が環境中の糞便汚染に日常的にさらされているという明白な現実があるにもかかわらず、彼はトイレ中身をどこに捨てるかという問題について考えたことがなかった。私が尋ねると、彼はためらったのち、「川かな。たぶん。ほかのみんなのように」と答えた。 Jocelyn M. Widmer et al., "Water-Related Infrastructure in a Region of Post-Earthquake Haiti: High Levels of Fecal Contamination and Need for Ongoing Monitoring," *The American Journal of Tropical Medicine and Hygiene* 91, no. 4 (Oct. 2014): 790-97.

Dengue Shock Syndrome: An Historical Perspective and Role of Antibody-Dependent Enhancement of Infection," *Archives of Virology* 158, no. 7 (2013): 1445-59; "Dengue," CDC website, June 9, 2014.
15. Sean Kinney, "CDC Errs in Levels of Dengue Cases in Key West," *Florida Keys Keynoter*, July 17, 2010.
16. Sean Kinney, "CDC Stands by Key West Dengue-Fever Report," *Florida Keys Keynoter*, July 28, 2010.
17. Denise Grady and Catharine Skipp, "Dengue Fever? What About It, Key West Says," *The New York Times*, July 24, 2010.
18. Bob LaMendola, "Broward Woman Gets Dengue Fever on Key West Trip," *SunSentinel*, July 30, 2010.
19. "Woman in Florida Diagnosed with Cholera," CNN, Nov. 17, 2010; "Cholera, Diarrhea and Dysentery Update 2011 (23): Haiti, Dominican Republic," ProMED, July 26, 2011; Juan Tamayo, "Cholera Reportedly Kills 15, Sickens Hundreds in Eastern Cuba," *The Miami Herald*, July 6, 2012; Fox News Latino, "Puerto Rico: Cholera, After Affecting Haiti and Dominican Republic, Hits Island," July 5, 2011; "Shanty Towns and Cholera," editorial, *The Freeport News*, Nov. 15, 2012.
20. "Why Pandemic Disease and War are So Similar," *The Economist*, March 28, 2015.
21 Deborah A Adams et al. "Summary of Notifiable Diseases—United States, 2011," *MMWR* 60, no. 53 (July'5, 2013): 1-117.
22. Stephen S. Morse, "Public Health Surveillance and Infectious Disease Detection," *Biosecurity and Bioterrorism* 10, no. 1 (2012): 6-16.
23. Baize, "Emergence of Zaire Ebola Virus Disease in Guinea."
24. Norimitsu Onishi, "Empty Ebola Clinics in Liberia Are Seen as Misstep in US Relief Effort," *The New York Times*, April 11, 201 5.
25. 2012年1月香港での Leo Poon へのインタビュー。
26. Karen J. Monaghan, "SARS: Down but Still a Threat," in Institute of Medicine, *Learning from SARS: Preparing for the Next Disease Outbreak* (Washington, DC: National Academies Press, 2004), 255.
27. Erin Place, "In Light of EEE Death, County Opts to Spray," *The Palladium-Times*, Aug. 16, 2011.
28. 2014年6月26日 Ivan Gayton へのインタビュー。
29. Aleszu Bajak, "Asian Tiger Mosquito Could Expand Painful Caribbean Virus into U.S.," *Scientific American*, Aug. 12, 2014; Pan American Health Organization, "Chikungunya: A New Virus in the Region of the Americas," July 8, 2014.
30. Charles Kenny, "The Ebola Outbreak Shows Why the Global Health System Is Broken," *BusinessWeek*, Aug. 11, 2014; Kus, "New Delhi Metallo-ss-lactamase-1"; Malik Peiris へのインタビュー; Davis. *The Monster at Our Door*（『感染爆発』）, 112.
31. Leo Poon へのインタビュー。
32. USAID, "Emerging Pandemic Threats: Program Overview," June 2010.
33. Martin Cetron, "Clinician-Based Surveillance Networks Utilizing Travelers as Sentinels for *Emerging Infectious Diseases*," International Conference on Emerging Infectious Diseases, Atlanta. GA, March 13, 2012.
34. 2013年7月31日 James Wilson へのインタビュー; Wolfe, *The Viral Storm*（『パ

3229-36; Gerard Eberl, "A New Vision of Immunity: Homeostasis of the Superorganism," *Mucosal Immunology* 3, no. 5 (2010): 450-60.

42. John F. Cryan and Timothy C. Dinan, "Mind-Altering Microorganisms: The Impact of the Gut Microbiota on Brain and Behaviour," *Nature Reviews Neuroscience* 13, no. 10 (2012): 701-12.
43. McGowan, "How Life Made the Leap from Single Cells to Multicellular Animals."
44. F. Prugnolle et al., "Pathogen-Driven Selection and Worldwide HLA Class I Diversity," *Current Biology* 15 (2005): 1022-27.
45. Kenneth Miller, "Archaeologists Find Earliest Evidence of Humans Cooking with Fire," *Discover*, May 2013.
46. Christopher Sandom et al., "Global Late Quaternary Megafauna Extinctions Linked to Humans, Not Climate Change," *Proceeding of the Royal Society B: Biological Sciences* 281, no. 1787 (June 4, 2014).

第10章　次の伝染病を監視する

1. Saeed Ahmed and Dorrine Mendoza, "Ebola Hysteria: An Epic, Epidemic Overreaction," CNN, Oct. 20, 2014.
2. Reuters, "Kentucky Teacher Resigns Amid Parents' Ebola Fears: Report," *The Huffington Post*, Nov. 3, 2014; Olga Khazan, "The Psychology of lrrational Fear," The Atlantic, Oct. 31, 2014; Amanda Terkel, "Oklahoma Teacher Will Have to Quarantine Herself After Trip to Ebola-free Rwanda," *The Huffington Post*, Oct. 28, 2014; Amanda Cuda and John Burgeson, "Milford Girl in Ebola Scare Wants to Return to School," www.CTPost.com, Oct. 30, 2014.
3. Matt Byrne, "Maine School Board Puts Teacher on Leave After She Traveled to Dallas," *Portland Press Herald*, Oct. 17, 2014.
4. Ahmed and Mendoza, "Ebola Hysteria"; CDC, "It's Turkey Time: Safely Prepare Your Holiday Meal," Nov. 25, 2014.
5. Khazan, "The Psychology of Irrational Fear."
6. Jere Longman, "Africa Cup Disrupted by Ebola Concerns," *The New York Times*, Nov. 11, 2014; "The Ignorance Epidemic," *The Economist*, Nov. 15, 2014.
7. Eyder Peralta, "Health Care Worker on Cruise Ship Tests Negative for Ebola," NPR Oct. 19, 2014.
8. " 'Ebola' Coffee Cup Puts Plane on Lockdown at Dublin Airport," RT.com, Oct. 30, 2014
9. "Ottawa's Ebola Overkill," *The Globe and Mail*, Nov. 3, 2014.
10. Drew Hinshaw and Jacob Bunge, "U.S. Buys Up Ebola Gear, Leaving Little for Africa," *The Wall Street Journal*, Nov. 25, 2014.
11. Katie Helper, "More Americans Have Been Married to Kim Kardashian than Have Died from Ebola," *Raw Story*, Oct. 22, 2014.
12. H. Rhee and D. J. Cameron, "Lyme Disease and Pediatric Autoimmune Neuropsychiatric Disorders Associated with Streptococcal Infections (PANDAS): An Overview," *International Journal of General Medicine* 5 (2012): 163-74.
13. Jennifer Newman, "Local Lyme Impacts Outdoor Groups and Businesses," and Zameena Mejia, "On the Trail of De-Railing Lyme," Tick Talk, State University of New York at New Paltz, 2014.
14. Maria G. Guzman, Mayling Alvarez, and Scott B. Halstead, "Secondary Infection as a Risk Factor for Dengue Hemorrhagic Fever/

Immunology 67, no. 4 (2012): 319-25.

21. Annie N. Samraj et al., "A Red Meat-Derived Glycan Promotes Inflammation and Cancer Progression," *Proceedings of the National Academy of Sciences* 112, no. 2 (2015): 542-47.
22. F. B. Piel et al., "Global Epidemiology of Sickle Haemoglobin in Neonates: A Contemporary Geostatistical Model-Based Map and Population Estimates," *The Lancet* 381, no. 9861 (Jan. 2013): 142-51.
23. Elinor K. Karlsson, Dominic P. Kwiatkowski, and Pardis C. Sabeti, "Natural Selection and Infectious Disease in Human Populations," *Nature Reviews Genetics* 15, no. 6 (2014): 379-93.
24. David J. Anstee, "The Relationship Between Blood Groups and Disease," *Blood* 115, no 23 (2010): 4635-43.
25. Karlsson, Kwiatkowski, and Sabeti, "Natural Selection and Infectious Disease in Human Populations."
26. Anstee, "The Relationship Between Blood Groups and Disease."
27. Gregory Demas and Randy Nelson, eds., *Ecoimmunology* (New York: Oxford University Press, 2012), 234.
28. Meyer and Thomson, "How Selection Shapes Variation of the Human Major Histocompatibility Complex."
29. Fincher and Thornhill, "Parasite-Stress Promotes In-Group Assortative Sociality."
30. McNeill, *Plagues and Peoples*（『疫病と世界史』）, 91-92.
31. Fincher and Thornhill, "Parasite-Stress Promotes In-Group Assortative Sociality."
32. E. Cashdan, "Ethnic Diversity and Its Environmental Determinants: Effects of Climate. Pathogens, and Habitat Diversity," *American Anthropologist* 103 (2001): 968-91.
33. Carlos David Navarrete and Daniel M. T. Fessler, "Disease Avoidance and Ethnocentrism: The Effects of Disease Vulnerability and Disgust Sensitivity on Intergroup Attitudes," *Evolution and Human Behavior* 27, no. 4 (2006): 270-82.
34. Andrew Spielman and Michael d'Antonio, *Mosquito: The Story of Man's Deadliest Foe* (New York: Hyperion, 2002), 49.
35. Diamond, *Guns, Germs, and Steel*（『銃・病原菌・鉄』）, 210-11.
36. Sonia Shah, *The Fever: How Malaria Has Ruled Humankind for 500,000 Years* (New York: Farrar, Straus and Giroux, 2010)（『人類五〇万年の闘い　マラリア全史』、夏野徹也訳、太田出版、2015 年）, 41-43.
37. R. Thornhill and S. W. Gangestad, "Facial Sexual Dimorphism, Developmental Stability and Susceptibility to Disease in Men and Women," *Evolution and Human Behavior* 27 (2006): 131-44.
38. A. Booth and J. Dabbs, "Testosterone and Men's Marriages," *Social Forces* 72 (1993): 463-77.
39. Anthony C. Little. Lisa M. DeBruine, and Benedict C. Jones, "Exposure to Visual Cues of Pathogen Contagion Changes Preferences for Masculinity and Symmetry in Opposite-Sex Faces," *Proceedings of the Royal Society B: Biological Sciences* 278, no. 1714 (2011): 2032-39.
40. Meyer and Thomson, "How Selection Shapes Variation of the Human Major Histocompatibility Complex."
41. Margaret McFall-Ngai et al., "Animals in a Bacterial World, a New Imperative for the Life Sciences," *Proceedings of the National Academy of Sciences* 110, no. 9 (2013):

サンプルに比べ、インターロイキン6の量が23.6パーセント多かった。C. L. Fincher and R. Thornhill, "Parasite-Stress Promotes In-Group Assortative Sociality: The Cases of Strong Family Ties and Heightened Religiosity," *Behavioral and Brain Sciences* 35, no. 2 (2012): 61-79.
4. Sabra L. Klein and Randy J. Nelson, "Influence of Social Factors on Immune Function and Reproduction," *Reviews of Reproduction* 4, no. 3 (1999): 168-78.
5. Matt Ridley, *The Red Queen: Sex and the Evolution of Human Nature* (New York: Macmillan, 1994)(『赤の女王：性とヒトの進化』、長谷川真理子訳、翔泳社、1995年), 80.
6. Michael A. Brockhurst, "Sex, Death, and the Red Queen," *Science*, July 8, 2011.
7. Makoto Takeo et al., "Wnt Activation in Nail Epithelium Couples Nail Growth to Digit Regeneration," *Nature* 499, no. 7457 (2013): 228-32.
8. Joshua Mitteldorf, "Evolutionary Origins of Aging," in Gregory M. Fahy et al., eds., *The Future of Aging: Pathways to Human Life Extension* (Dordrecht: Springer, 2010).
9. Jerome Wodinsky, "Hormonal Inhibition of Feeding and Death in Octopus: Control by Optic Cland Secretion," *Science* 198, no. 4320 (1977): 948-51.
10. Valter D. Longo, Joshua Mitteldorf, and Vladimir P. Skulachev, "Programmed and Altruistic Ageing," *Nature Reviews Genetics* 6, no. 11 (2005): 866-72.
11. 2015年2月4日 Joshua Mitteldorfへのインタビュー。
12. Catherine Clabby, "A Magic Number? An Australian Team Says It Has Figured Out the Minimum Viable Population for Mammals, Reptiles, Birds, Plants and the Rest," *American Scientist* 98 (2010): 24-25.
13. Curtis H. Flather et al., "Minimum Viable Populations: Is There a 'Magic Number' for Conservation Practitioners?" *Trends in Ecology & Evolution* 26, no. 6 (2011): 307-16.
14. 加齢適応説によれば、自殺遺伝子は個人ではなく集団の場合に適応を示す。いわゆる群選択が起こる正確な進化的メカニズムは不明である。Joshua Mitteldorf and John Pepper, "Senescence as an Adaptation to Limit the Spread of Disease," *Journal of Theoretical Biology* 260, no. 2 (2009): 186-95.
15. Diogo Meyer and Glenys Thomson, "How Selection Shapes Variation of the Human Major Histocompatibility Complex: A Review," *Annals of Human Genetics* 65, no. 1 (2001): 1-26.
16. 2015年2月6日 Glenys Thomsonへのインタビュー; Meyer and Thomson, "How Selection Shapes Variation of the Human Major Histocompatibility Complex."
17. Ajit Varki, "Human-Specific Changes in Siglec Genes," video lecture, CARTA: The Genetics of Humanness, April 9, 2011; Darius Ghaderi et al., "Sexual Selection by Female Immunity Against Paternal Antigens Can Fix Loss of Function Alleles," *Proceedings of the National Academy of Sciences* 108, no. 43 (2011): 17743-48.
18. Alasdair Wilkins, "How Sugar Molecules Secretly Shaped Human Evolution," i09, Oct. 10, 2011,
19. 2015年2月9日 Ajit Varkiへのインタビュー; Bruce Lieberman, "Human Evolution: Details of Being Human," *Nature*, July 2, 2008.
20 Kenneth D. Beaman et al., "Immune Etiology of Recurrent Pregnancy Loss and Its Diagnosis," *American Journal of Reproductive*

41. Alexander, "An Overview of the Epidemiology of Avian Influenza."
42. Drexler, *Secret Agents*, 65.
43. Joan Brunkard, "Climate Change Impacts on Waterborne Diseases Outbreaks," International Conference on Emerging Infectious Diseases, Atlanta, GA, March 12, 2012; Violeta Trinidad Pardío Sedas, "Influence of Environmental Factors on the Presence of *Vibrio cholerae* in the Marine Environment: A Climate Link," *The Journal of Infection in Developing Countries* l, no. 3 (2007): 224-41.
44. Jonathan E. Soverow et al., "Infectious Disease in a Warming World: How Weather Influenced West Nile Virus in the United States (2001-2005)," *Environmental Health Perspectives* 117, no. 7 (2009): 1049-52.
45. Peter Daszak, "Fostering Advances in Interdisciplinary Climate Science," lecture, Arthur M. Sackler Colloquia of the National Academy of Sciences, Washington, DC, March 31-April 2, 2011.
46. S. Mistry and A. Moreno-Valdez, "Climate Change and Bats: Vampire Bats Offer Clues to the Future," *Bats* 26, no. 2 (Summer 2008).
47. Lars Eisen and Chester G. Moore, "*Aedes (Stegomyia) aegypti* in the Continental United States: a Vector at the Cool Margin of Its Geographic Range," *Journal of Medical Entomology* 50, no. 3 (2013): 467-78; Diana Marcum, "California Residents Cautioned to Look Out for Yellow Fever Mosquito," *Los Angeles Times*, Oct. 20, 2013.
48. D. Roiz et al., "Climatic Factors Driving Invasion of the Tiger Mosquito (*Aedes albopictus*) into New Areas of Trentino, Northern Italy," *PLoS ONE* 6, no. 4 (April 15, 2011): el4800.
49. Laura Jensen, "What Does Climate Change and Deforestation Mean for Lyme Disease in the 2lst Century?" Tick Talk, an investigative project on Lyme disease, SUNY New Paltz.
50. Andrew Nikiforuk, "Beetlemania," *New Scientist*. Nov. 5, 2011.
51. M. C. Fisher et al., "Emerging Fungal Threats to Animal, Plant and Ecosystem Health," *Nature* 484 (April 2012): 186-94,
52. 同上.
53. Arturo Casadevall, "Fungi and the Rise of Mammals," *PLoS Pathogens* 8, no 8 (2012): el002808.
54. Arturo Casadevall, "Thoughts on the Origin of Microbial Virulence," International Conference on Emerging Infectious Diseases, Atlanta. GA. March 13, 2012.
55. Letter from Larry Madoff to Pro-MED mail subscribers, June 5, 2012.
56. Fisher, "Emerging Fungal Threats to Animal, Plant and Ecosystem Health."

第9章　パンデミックの論理

1. Markus G. Weinbauer and Fereidoun Rassoulzadegan, "Extinction of Microbes: Evidence and Potential Consequences," *Endangered Species Research* 3, no. 2 (2007): 205-15; Gerard Tortora, Berdelle Funke, and Christine Case, *Microbiology: An Introduction,* 10th ed. (San Francisco: Pearson Education, 2010).
2. Kat McGowan, "How Life Made the Leap from Single Cells to Multicellular Animals," *Wired*, Aug. l, 2014.
3. くしゃみをしている人や水痘の発疹がある人の写真を見た被験者から採取した血液サンプルは、狙いを定めた銃と家具の写真を見た被験者から採取した

Vibrio cholerae's Lifestyles in Human and Aquatic Environments Open New Perspectives for Combating Infectious Diseases," *Current Opinions in Biotechnology* 19 (2008): 254-59.

26. P. R. Epstein, "Algal Blooms in the Spread and Persistence of Cholera," BioSystems 31, no. 2 (1993): 209-221; Jeffrey W. Turner et al., "Plankton Composition and Environmental Factors Contribute to Vibrio Seasonality," *The ISME Journal* 3, no. 9 (2009): 1082-92.
27. Connie Lam et al., "Evolution of Seventh Cholera Pandemic and Origin of 1991 Epidemic, Latin America," *Emerging Infectious Diseases* 16, no. 7 (2010): 1130.
28. "Cholera Epidemic Kills 51 in Peru," *The Times* (London), Feb. 11, 1991.
29. Simon Strong, "Peru Minister Quits in Cholera Row," *The Independent*, March 19, 1991; Malcolm Coad, "Peru's Cholera Epidemic Spreads to Its Neighbors," *The Guardian*, April 18, 1991; "Cholera Cases Confirmed Near Border with U.S.," *Montreal Gazette*, March 18, 1992; William Booth, "Cholera's Mysterious Journey North," *The Washington Post*, Aug. 26, 1991; "Baywatch Filming Hit by Cholera Alert," *London Evening Standard*, July 29, 1992; Barbara Turnbull, "Flight Hit by Cholera, 2 Sought in Canada," *Toronto Star*, Feb. 22, 1992; Les Whittington, "Mexico; Traffickers Blamed for Spread of Cholera," *Ottawa Citizen*, Sept. 11, 1991.
30. J. P. Guthmann, "Epidemic Cholera in Latin America: Spread and Routes of Transmission," *The Journal of Tropical Medicine and Hygiene* 98, no. 6 (1995): 419.
31. Jazel Dolores and Karla J. F. Satchell, "Analysis of *Vibrio cholerae*: Genome Sequences Reveals Unique rtxA Variants in Environmental Strains and an rtxA-Null Mutation in Recent Altered El Tor Isolates," *mBio* 4, no. 2 (2013); Ashrafus Safa, G. Balakrish Nair, and Richard Y. C. Kong, "Evolution of New Variants of *Vibrio cholerae* O1," *Trends in Microbiology* 18, no.1 (2010): 46-54.
32. A. K. Siddique et al., "EI Tor Cholera with Severe Disease: A New Threat to Asia and Beyond," *Epidemiology and Infection* 138, no. 3 (2010): 347-52.
33. R. Piarroux and B. Faucher, "Cholera Epidemics in 2010: Respective Roles of Environment, Strain Changes, and Human-Driven Dissemination," *Clinical Microbiology and Infection* 18, no. 3 (2012): 231-38.
34. Deborah Jenson et al., "Cholera in Haiti and Other Caribbean Regions, 19th Century," *Emerging Infectious Diseases* 17, no. 11 (Nov. 2011).
35. 2011年1月25日 Anwar Huq へのインタビュー。
36. Rita Colwell へのインタビュー; "The United Nations' Duty in Haiti's Cholera Outbreak," *The Washington Post*, Aug. 11, 2013.
37. Carlos Seas et al., "New Insights on the Emergence of Cholera in Latin America During 1991: the Peruvian Experience," *American Journal of Tropical Medicine and Hygiene* 62, no. 4 (2000): 513-17.
38. Luigi Vezzulli et al., "Long-Term Effects of Ocean Warming on the Prokaryotic Community: Evidence from the Vibrios," *The ISME Journal* 6, no. 1 (2012): 21-30.
39. Peter Andrey Smith, "Sea Sick," *Modern Farmer*, Sept. 11, 2013.
40. Colwell, "Global Climate and Infectious Disease."

Bulletin of the World Health Organization 28, no. 3 (1963): 289-96.
12. 同上
13. Rudolph Hugh, "A Comparison of *Vibrio cholerae* Pacini and *Vibrio eltor* Pribram," *International Bulletin of Bacteriological Nomenclature and Taxonomy* 15, no, l (1965): 61-68.
14. Paul H. Kratoska, ed., *Southeast Asia Colonial History: High Imperialism (1890s-1930s)* (New York: Routledge, 2001).
15. C. E. de Moor, "Paracholera (EI Tor): Enteritis Choleriformis El Tor van Loghem," *Bulletin of the World Health Organization* 2 (1949): 5-17.
16. Agus P. Sari et al., "Executive Summary: Indonesia and Climate Change: Working Paper on Current Status and Policies," Department for International Development and the World Bank, March 2007; Bernhard Glaeser and Marion Glaser, "Global Change and Coastal Threats: The Indonesian Case. An Attempt in Multi-Level Social-Ecological Research," *Human Ecology Review* 17, no. 2 (2010); Kathleen Schwerdtner Máñez et al., "Water Scarcity in the Spermonde Archipelago, Sulawesi, Indonesia: Past, Present and Future," *Environmental Science & Policy* 23 (2012): 74-84.
17. Felsenfeld, "Some Observations on the Cholera (EI Tor) Epidemic."
18. "Far East Pressing Anti-Cholera Steps," *The New York Times*, Aug. 20, 1961; "Chinese Reds Blame U.S. in Cholera Rise," *The New York Times*, Aug. 19, 1961.
19. C. Sharma et al., "Molecular Evidence That a Distinct *Vibrio cholerae* 01 Biotype El Tor Strain in Calcutta May Have Spread to the African Continent," *Journal of Clinical Microbiology* 36, no. 3 (March 1998): 843-44.
20. Echenberg, *Africa in the Time of Cholera*, 125-27.
21. Oscar Felsenfeld, "Present Status of the El Tor Vibrio Problem," *Bacteriological Reviews* 28, no, I (1964): 72; Colwell, "Global Climate and Infectious Disease."
22. Iván J. Ramfrez. Sue C. Grady, and Michael H. Glantz, "Reexamining El Niño and Cholera in Peru: A Climate Affairs Approach," *Weather, Climate, and Society* 5 (2013): 148-61.
23. Bill Manson, "The Ocean Has a Long Memory," San Diego Reader, Feb, 12, 1998; Rosa R. Mouriño-Pérez, "Oceanography and the Seventh Cholera Pandemic," *Epidemiology* 9, no. 3 (1998): 355-57.
24. Ramírez, Grady, and Glantz, "Reexamining El Niño and Cholera in Peru"; María Ana Fernández-Álamo and Jaime Färber-Lorda, "Zooplankton and the Oceanography of the Eastern Tropical Pacific: A Review," *Progress in Oceanography* 69, no. 2 (2006): 318-59; Bert Rein et al., "El Niño Variability off Peru During the Last 20,000 Years," *Paleoceanography* 20, no. 4 (2005); Jaime Martinez-Urtaza et al., "Emergence of Asiatic Vibrio Diseases in South America in Phase with El Niño," *Epidemiology* 19, no. 6 (2008): 829-37.
25. Vezzulli, Colwell, and Pruzzo, "Ocean Warming and Spread of Pathogenic Vibrios"; Rafael Montilla et al., "Serogroup Conversion of *Vibrio cholerae* non-O1 to Vibrio Cholerae O1: Effect of Growth State of Cells, Temperature, and Salinity," *Canadian Journal of Microbiology* 42, no. 1 (1996): 87-93; Luigi Vezzulli et al., "Dual Role Colonization Factors Connecting

Angeles and Range Counties, California," *MMWR* 31, no. 32 (June 18, 1982): 305-307.

72. Charlie Cooper, "Ebola Outbreak: Why Has 'Big Pharma' Failed Deadly Virus' Victims?" *The Independent*, Sept. 7, 2014.

73. Marc H. V. Van Regenmortel, "Reductionism and Complexity in Molecular Biology," *EMBO Reports* 5, no. 11 (2004): 1016.

74. Andrew C. Ahn et al. "The Limits of Reductionism in Medicine: Could Systems Biology Offer an Alternative?" *PLoS Medicine* 3, no. 6 (2006): e208.

75. Laura H. Kahn, "Confronting Zoonoses, Linking Human and Veterinary Medicine," *Emerging Infectious Diseases* 12, no. 4 (2006): 556.

76. Ewan M. Harrison et al., "A Shared Population of Epidemic Methicillin-Resistant *Staphylococcus aureus* 15 Circulates in Humans and Companion Animals," *mBio* 5, no. 3 (2014): e00985-13.

77. Mathieu Albert et al., "Biomedical Scientists' Perception of the Social Sciences in Health Research," *Social Science & Medicine* 66, no. 12 (2008): 2520-31.

78. 2012 年 2 月 8 日 Dr. Larry Hribar へのインタビュー; "More than 1,000 Exposed to Dengue in Florida: CDC," Reuters, July 13, 2010.

第 8 章　海の逆襲

1. Sonia Shah, *Crude: The Story of Oil* (New York: Seven Stories Press, 2004)(『「石油の呪縛」と人類』、岡崎玲子訳、集英社、2007 年), 161.

2. Environmental Protection Agency, "Climate Change Indicators in the United States: Ocean Heat," Oct. 29, 2014.

3. Rachel Carson, *The Sea Around Us* (New York: Oxford University Press, 1951)(『われらをめぐる海』、日下実男訳、早川書房、1977 年), ix.

4. Sir Alister Hardy. *Great Waters: A Voyage of Natural History to Study Whales, Plankton, and the Waters of the Southern Ocean* (New York: Harper, 1967).

5. R. R. Colwell, J. Kaper, and S. W. Joseph, "*Vibrio cholerae, Vibrio parahaemolyticus,* and Other *Vibrios*: Occurrence and Distribution in Chesapeake Bay," *Science*, 198, no. 4315 (Oct. 28, 1977): 394-96.

6. Rita Colwell へのインタビュー。

7. Anwar Huq, R. Bradley Sack, and Rita Colwell, "Cholera and Global Ecosystems," in Aron and Patz, *Ecosystem Change and Public Health*, 333.

8. Arnold Taylor, "Plankton and the Gulf Stream," *New Scientist*, March 1991.

9. Huq, Sack, and Colwell, "Cholera and Global Ecosystems," 336; Luigi Vezzulli, Rita R. Colwell, and Carla Pruzzo, "Ocean Warming and Spread of Pathogenic Vibrios in the Aquatic Environment," *Microbial Ecology* 65, no. 4 (2013): 817-25; Graeme C. Hays, Anthony J. Richardson, and Carol Robinson, "Climate Change and Marine Plankton," *Trends in Ecology & Evolution* 20, no. 6 (2005): 337-44; Gregory Beaugrand, Luczak Christophe, and Edwards Martin, "Rapid Biogeographical Plankton Shifts in the North Atlantic Ocean," *Global Change Biology* 15, no. 7 (2009): 1790-1803.

10. William H. McNeill, *Plagues and Peoples* (Garden City, NY: Anchor Press, 1976)(『疫病と世界史』、佐々木昭夫訳、新潮社、1985 年), 283.

11. Oscar Felsenfeld, "Some Observations on the Cholera (EI Tor) Epidemic in 1961-62,"

40. 同上
41. Thompson, "The Great Stench or the Fool's Argument."
42. Halliday, *The Great Stink.*
43. "Location of Parliaments in the 13th Century," www.parliament,uk.
44. David Boswell Reid, *Ventilation in American Dwellings* (New York: Wiley & Halsted, 1858).
45. Robert Bruegmann, "Central Heating and Forced Ventilation: Origins and Effects on Architectural Design," *Journal of the Society of Architectural Historians* 37, no. 3 (Oct. 1978): 143-60.
46. Thompson, "The Great Stench or the Fool's Argument."
47. Halliday, *The Great Stink.*
48. Porter, *The Life and Times of Sir Goldsworthy Gurney.*
49. Koeppel, *Water for Gotham*, 141.
50. Blake, *Water for the Cities*, 171.
51. Koeppel, *Water for Gotham*, 287.
52. Duffy, *A History of Public Health,* 398, 418.
53. Rosenberg, *The Cholera Years*, 184; Allen, "5 Points Had Good Points."
54. Snowden, *Naples in the Time of Cholera*, 190.
55. Evans, *Death in Hamburg*, 292.
56. Snowden, *Naples in the Time of Cholera*, 69, 100, 190.
57. Evans, *Death in Hamburg.*
58. Nicholas Bakalar, "Milestones in Combating Cholera," *The New York Times*, Oct. 1, 2012.
59. Norman Howard-Jones, "Gelsenkirchen Typhoid Epidemic of 1901, Robert Koch, and the Dead Hand of Max von Pettenkofer," *BMJ* l, no. 5845 (1973): 103.
60. Alfred S. Evans, "Pettenkofer Revisited: The Life and Contributions of Max von Pettenkofer (1818-1901)," *The Yale Journal of Biology and Medicine* 46, no. 3 (1973): 161; Alfred S. Evans, "Two Errors in Enteric Epidemiology: The Stories of Austin Flint and Max von Pettenkofer," *Review of Infectious Diseases* 7, no. 3 (1985): 434-40.
61. Echenberg, *Africa in the Time of Cholera*, 9.
62. Evans, *Death in Hamburg*, 497-98; Evans, "Two Errors in Enteric Epidemiology"; Christopher Hamlin. *Cholera: The Biography* (New York: Oxford University Press, 2009), 177.
63. Evans, *Death in Hamburg*, 292.
64. Alfredo Morabia, "Epidemiologic Interactions, Complexity, and the Lonesome Death of Max von Pettenkofer," *American Journal of Epidemiology* 166, no. 11 (2007): 1233-38.
65. Melosi, *The Sanitary City*, 94; S. J. Burian et al., "Urban Wastewater Management in the United States: Past, Present, and Future," *Journal of Urban Technology* 7 (2000): 33-62.
66. Ewald, *Evolution of Infectious Disease*（『病原体進化論』, 72-73.
67. Hamlin, *Cholera* 242.
68. Guerrant, "Cholera, Diarrhea, and Oral Rehydration Therapy."
69. Katherine Harmon, "Can a Vaccine Cure Haiti's Cholera?" *Scientific American*, Jan, 12, 2012.
70. Anwar Huq et al., "Simple Sari Cloth Filtration of Water Is Sustainable and Continues to Protect Villagers from Cholera in Matlab, Bangladesh," *mBio* l, no. l (2010): e00034-10.
71. S. Fannin et al., "A Cluster of Kaposi's Sarcoma and Pneumocystis Carinii Pneumonia Among Homosexual Male Residents of Los

10. Walter J. Daly and Herbert L. DuPont, "The Controversial and Short-Lived Early Use of Rehydration Therapy for Cholera," *Clinical Infectious Diseases* 47, no. 10 (2008): 1315-19 .
11. James Johnson, ed., *The Medico-Chirurgical Review*, vol. 21, 1832.
12. Daly and DuPont, "The Controversial and Short-Lived Early Use of Rehydration Therapy for Cholera."
13. Anthony R. Mawson, "The Hands of John Snow: Clue to His Untimely Death?" *Journal of Epidemiology & Community Health* 63, no. 6 (2009): 497-99
14. David E. Lilienfeld, "John Snow: The First Hired Gun?" *American Journal of Epidemiology* 152, no. 1 (2000): 4-9; Johnson, *The Ghost Map*（『感染地図』）, 67
15. Mawson, "The Hands of John Snow."
16. S.W.B. Newsom, "Pioneers in Infection Control: John Snow, Henry Whitehead, the Broad Street Pump, and the Beginnings of Geographical Epidemiology," *The Journal of Hospital Infection* 64, no. 3 (2006): 210-16.
17. Nigel Paneth et al., "A Rivalry of Foulness: Official and Unofficial Investigations of the London Cholera Epidemic of 1854," *American Journal of Public Health* 88, no. 10 (1998): 1545-93.
18. Lilienfeld, "John Snow."
19. 同上
20. Mawson, "The Hands of John Snow."
21. Lilienfeld, "John Snow."
22. Richard L. Guerrant, Benedito A. Carneiro-Filho, and Rebecca A. Dillingham, "Cholera, Diarrhea, and Oral Rehydration Therapy: Triumph and Indictment," *Clinical Infectious Diseases* 37, no. 3 (2003): 398-405
23. Rosenberg. *The Cholera Years*, 184.
24. Porter, *The Greatest Benefit*, 266.
25. John S. Haller, "Samson of the Materia Medica: Medical Theory and the Use and Abuse of Calomel: In Nineteenth Century America," *Pharmacy in History* 13, no. 2 (1971): 67-76.
26. Wootton, *Bad Medicine.*
27. Thomas W. Clarkson, "The Toxicology of Mercury," *Critical Reviews in Clinical Laboratory Sciences* 34, no. 4 (1997): 369-403.
28. B. S. Drasar and D. Forrest, eds., *Cholera and the Ecology of "Vibrio cholerae"* (London: Chapman & Hall, 1996), 55.
29. Stephen Halliday, *The Great Stink: Sir Joseph Bazalgette and the Cleansing of the Victorian Metropolis* (Mount Pleasant, SC: History Press, 2003); Dale H. Porter, *The Life and Times of Sir Goldsworthy Gurney: Gentleman Scientist and Inventor, 1793-1875* (Bethlehem, PA: Lehigh University Press, 1998).
30. John D. Thompson. "The Great Stench or the Fool's Argument," *The Yale Journal of Biology and Medicine* 64, no. 5 (1991): 529.
31. Halliday, *The Great Stink*; Johnson, *The Ghost Map*（『感染地図』）, 120; Solomon, *Water*（『水が世界を支配する』）, 258.
32. Kuhn, *The Structure of Scientific Revolutions*（『科学革命の構造』）.
33. Porter, *Greatest Benefit*, 57.
34. Comment by David Fisman, Feb. 10, 2015.
35. Wootton, *Bad Medicine.*
36. 同上
37. Echenberg. *Africa in the Time of Cholera*, 31.
38. Porter, *The Life and Times of Sir Goldsworthy Gurney.*
39. 同上

Vaccine Reactions Cause Paralysis in Chinese Children," The Refusers, Oct. 10, 2013; Greg Poland, "Improving Adult Immunization and the Way of Sophia: A 12-Step Program," International Conference on Emerging Infectious Diseases, March 1 2, 2012, Atlanta, GA.

61. Warren Jones and Ami Klin, "Attention to Eyes Is Present but in Decline in 2-6-Month-Old Infants Later Diagnosed with Autism," *Nature*, Nov. 6, 2013.

62. Paul A. Offit, "Why Are Pharmaceutical Companies Gradually Abandoning Vaccines?" *Health Affairs,* May 2005.

63. "A Pox on My Child: Cool," *The Washington Post*, Sept. 20, 2005.

64. Omer "Vaccine Refusal Mandatory Immunization, and the Risks of Vaccine-Preventable Diseases."

65. Poland, "Improving Adult Immunization and the Way of Sophia."

66. Daniel Salmon et al., "Factors Associated with Refusal of Childhood Vaccines Among Parents of School-Aged Children," *JAMA Pediatrics* 159, no. 5 (May 2005): 470-76.

67. Mike Stobbe, "More Kids Skip School Shots in 8 States," Associated Press Nov 28, 2011.

68. CDC, "Notes from the Field: Measles Outbreak-Indiana, June-July 2011"; CDC, "U.S. Multi-State Measles Outbreak 2014-2015"; David Siders et al., "Jerry Brown Signs California Vaccine Bill," *The Sacramento Bee*, June 30, 2015.

69. Pro-MED mail, "Measles Update," Sept. 19, 2011.

70. Philippa Roxby, "Measles Outbreak Warning as Cases Rise in Europe and UK," BBC News, May 13, 2011.

71. Pro-MED mail, "Measles Update."'

72. "WHO: Europe Must Act on Measles Outbreak," Dec. 2, 2011, www.telegraph.co.uk.

73. Susana Ferreira, "Cholera Fallout: Can Haitians Sue the U.N. for the epidemic?" *Time*, Dec.13, 2011.

74. 2013 年 8 月 14 日 Mario Joseph へのインタビュー。

75. R. S. Hendriksen et al., "Population Genetics of *Vibrio cholerae* from Nepal in 2010: Evidence on the Origin of the Haitian Outbreak," *mBio* 2, no. 4 (2011): e00157-11.

第 7 章　治療

1. Robert A. Phillips, "The Patho-Physiology of Cholera," *Bulletin of the World Health Organization* 28, no. 3 (1963): 297.

2. Delaporte, *Disease and Civilization*, 88, 90.

3. Chambers, *The Conquest of Cholera*, 168.

4. David Wootton, *Bad Medicine: Doctors Doing Harm Since Hippocrates* (New York: Oxford University Press, 2006).

5. Travis Proulx, Michael Inzlicht, and Eddie Harmon-Jones, "Understanding All Inconsistency Compensation as a Palliative Response to Violated Expectations," *Trends in Cognitive Sciences* 16, no. 5 (2012): 285-91.

6. Thomas S. Kuhn, *The Structure of Scientific Revolutions*, 4th ed. (Chicago: University of Chicago Press, 2012)（『科学革命の構造』、中山茂訳、みすず書房、1971 年）.

7. Wootton *Bad Medicine.*

8. 同上

9. B. A. Foëx, "How the Cholera Epidemic of 1831 Resulted in a New Technique for Fluid Resuscitation," *Emergency Medicine Journal* 20, no 4 (2003): 316-18

tion," CBC News,April 5, 2003; "China Syndrome," *The Economist*, April 10, 2003.
43. "Chinese Refugees Face SARS Discrimination"; "China Syndrome."
44. Chinese Canadian National Council—National Office, "Yellow Peril Revisited: Impact of SARS on the Chinese and Southeast Asian Communities," June 2004.
45. Robert Samuels Morello, "At Rock Creek Park, Harvesting Deer and Hard Feelings,'" *The Washington Post*, March 30, 2013.
46. "Are Deer the Culprit in Lyme Disease?" *The New York Times*, July 29, 2009.
47. Pam Belluck, "Tick-Borne Illnesses Have Nantucket Considering Some Deer-Based Solutions," *The New York Times*. Sept. 6, 2009.
48. Leslie Lake, "Former Norwalk Man Hunts Deer in New Reality Television Show," *The Hour*, April 21, 2013.
49. Ernesto Londo, "Egypt's Garbage Crisis Bedevils Morsi," *The Washington Post*, Aug. 27, 2012; "Swine Flu Pig Cull Destroys Way of Life for City's Coptic Rubbish Collectors," *The Times* (London), June 6, 2009; "For Egypt's Christians, Pig Cull Has Lasting Effects," *The Christian Science Monitor*, Sept. 3, 2009; "New Film Reveals the Story of Egyptian Trash Collectors," *Waste & Recycling News*, Jan. 23, 2012; "Copts Between the Rock of Islamism and a Hard Place," *The Times* (London), Nov. 14, 2009; Michael Slackman, "Belatedly, Egypt Spots Flaws in Wiping Out Pigs," *The New York Times*, Sept. 19, 2009; "President Under Pressure to Solve Cairo's Trash Problems," *The New Zealand Herald*, Sept. 3, 2012.
50. Elisha P. Renne, *The Politics of Polio in Northern Nigeria* (Bloomington: Indiana University Press, 2010), 11, 40.
51. Declan Walsh, "Taliban Block Vaccinations in Pakistan," *The New York Times*, June 18, 2012.
52. Y. Paul and A. Dawson, "Some Ethical Issues Arising From Polio Eradication Programmes in India," *Bioethics* 19, no. 4 (2005): 393-406; Robert Fortner, "Polio in Retreat: New Cases Nearly Eliminated Where Virus Once Flourished," *Scientific American*, Oct. 28, 2010.
53. Declan Walsh, "Polio Crisis Deepens in Pakistan, With New Cases and Killings," *The New York Times*, Nov. 26, 2014.
54. Paul Greenough, "Intimidation, Coercion and Resistance in the Final Stages of the South Asian Smallpox Eradication Campaign, 1973-1975," *Social Science & Medicine* 41, no. 5 (1995): 633-45.
55. Michael Willrich, *Pox: An American History* (New York: Penguin Press, 2011), 118.
56. "How the CIA's Fake Vaccination Campaign Endangers Us All," *Scientific American*, May 3, 2013.
57. "Congo Republic Declares Polio Emergency," *The New York Times*, Nov.9, 2010, 1-3
58. WHO Global Alert and Response, "China: WHO Confirmation," Sept. l, 2011, www.who.int/csr/don/2011_09_01/en/index.html; "WHO: Pakistan Polio Strain in Syria," Radio Free Europe, Nov. 12, 2013.
59. Donald G. McNeil, "Polio's Return After Near Eradication Prompts a Global Health Warning," *The New York Times*, May 5, 2014.
60. Saad B. Omer et al., "Vaccine Refusal, Mandatory Immunization, and the Risks of Vaccine-Preventable Diseases," *The New England Journal of Medicine* 360 (May 7, 2009): 1981-85; "Chinese CDC Admits

"With Shovels and Science, a Crim Story Is Told," *The New York Times*, March 24, 2013.

22. Barry, "With Shovels and Science."
23. W. Omar, "The Mecca Pilgrimage," *Postgraduate Medical Journal* 28, no. 319 (1952): 269.
24. M. C. Low, "Empire and the Hajj: Pilgrims, Plagues, and Pan-Islam Under British Surveillance, 1865-1908," *International Journal of Middle East Studies* 40, no. 2 (2008): 1-22.
25. F. F. Peters, *The Haji: The Muslim Pilgrimage to Mecca and the Holy Places* (Princeton: Princeton University Press, 1994).
26. Valeska Huber, "The Unification of the Globe by Disease? The International Sanitary Conferences on Cholera, 1851-1894," *The Historical Journal* 49, no. 02 (2006): 453.
27. Low, "Empire and the Hajj."
28. Echenberg, *Africa in the Time of Cholera*, 37.
29. Harriet Moore, "Contagion from Abroad: U.S. Press Framing of Immigrants and Epidemics, 1891 to 1893" (master's thesis, Georgia State University, Department of Communications, 2008), 1-113.
30. Howard Markel, *Quarantine! East European Jewish Immigrants and the New York City Epidemics of 1892* (Baltimore: Johns Hopkins University Press, 1997), 111-19.
31. Cohn, "Pandemics"; Rosenberg. *The Cholera Years*, 67.
32. "Death and Disbelievers," *The Economist*. Aug. 2, 2014; "Ebola: Guineans Riot in Nzerekore over Disinfectant," BBC News Africa, Aug. 29, 2014; Abby Phillip, "Eight Dead in Attack on Ebola Team in Guinea," *The Washington Post*, Sept. 28, 2014; Terrence McCoy, "Why the Brutal Murder of Several Ebola Workers May Hint at More Violence to Come," *The Washington Post*, Sept. 19, 2014.
33. Laurie Garrett, *The Coming Plague: Newly Emerging Diseases in a World out of Balance* (New York: Macmillan, 1994) (『カミング・プレイグ：迫りくる病原体の恐怖』、野中浩一・大西正夫訳、河出書房新社、2000 年）, 352.
34. Sonia Shah. *The Body Hunters: Testing New Drugs on the World's Poorest Patients* (New York: New Press, 2012), 104.
35. Pride Chigwedere et al., "Estimating the Lost Benefits of Antiretroviral Drug Use in South Africa," *JAIDS Journal of Acquired Immune Deficiency Syndromes* 49, no. 4 (2008): 410-15.
36. Gregory M. Herek and Eric K. Glunt, "An Epidemic of Stigma: Public Reactions to AIDS," *American Psychologist* 43, no. 11 (1988): 886.
37. Gregory M. Herek, "AIDS and Stigma," *American Behavioral Scientist* 42, no. 7 (1999): 1106-16; Mirko D. Grmek, *History of AIDS: Emergence and Origin of a Modern Pandemic* (Princeton: Princeton University Press, 1990); Paul Farmer, "Social Inequalities and Emerging Infectious Diseases," *Emerging Infectious Diseases* 2, no. 4 (1996): 259.
38. Edwidge Danticat, "Don't Let New AIDS Study Scapegoat Haitians," *The Progressive*, Nov. 7, 2007.
39. Washer, *Emerging Infectious Diseases*, 131-32.
40. Richard Preston, "West Nile Mystery,"' *The New Yorker*, Oct. 18, 1999.
41. 同上
42 "Chinese Refugees Face SARS Discrimina-

sponse to Ebola Outbreak," *The Guardian*, Oct. 17, 2014.

87. Andrew Bowman, "The Flip Side to Bill Cates' Charity Billions," *New Internationalist*, April 2012 .

88. Sonia Shah, "Guerrilla War on Malaria," *Le Monde Diplomatique*, April 2011.

89. 何人かの専門家が、加工食品会社と製薬会社へのゲイツ財団の出資について疑問の声を上げた。David Stuckler, Sanjay Basu, and Martin McKee, "Global Health Philanthropy and Institutional Relationships: How Should Conflicts of Interest be Addressed?" *PLoS Medicine* 8, no. 4 (2011): e1001020.

第6章　非難

1. Dan Coughlin, "WikiLeaks Haiti: US Cables Paint Portrait of Brutal, Ineffectual and Polluting UN Force," *The Nation*, Oct. 6, 2011.

2. Kathie Klarreich, "Will the United Nations' Legacy in Haiti Be All About Scandal?" *The Christian Science Monitor*, June 13, 2012.

3. "Fearful Crowds Wreck Clinic as Panic over Cholera Grows," *The Times* (London), Oct. 29, 2010.

4. "Oxfam Workers Flee Riot-Torn Cholera City as Disease Spreads Across Border," *The Times* (London), Nov. 17, 2010.

5. Samuel Cohn. "Pandemics: Waves of Disease, Waves of Hate from the Plague of Athens to AIDS," *Historical Research* 85, no. 230 (2012): 535-55.

6. Susan Sontag, *Illness as Metaphor and AIDS and Its Metaphors* (New York: Macmillan, 2001)（『隠喩としての病い エイズとその隠喩』、富山太佳夫訳、みすず書房、2006年）, 40-41.

7. Cohn, "Pandemics."

8. United Nations Senior Advisory Group, "Report of the Senior Advisory Group on Rates of Reimbursement to Troop-Contributing Countries and Other Related Issues," Oct, 11, 2012.

9. Zachary K. Rothschild et al., "A Dual-Motive Model of Scapegoating: Displacing Blame to Reduce Guilt or Increase Control," *Journal of Personality and Social Psychology* 102, no. 6 (2012): 1148.

10 Daniel Sullivan et al., "An Existential Function of Enemyship: Evidence That People Attribute Influence to Personal and Political Enemies to Compensate for Threats to Control," *Journal of Personality and Social Psychology* 98, no. 3 (2010): 434-49.

11. Rothschild, "A Dual-Motive Model of Scapegoating."

12. Neel L. Burton, *Hide and Seek: The Psychology of Self-Deception* (Oxford: Acheron Press, 2012).

13. Attila Pók, "Atonement and Sacrifice: Scapegoats in Modern Eastern and Central Europe," *East European Quarterly* 32, no. 4 (1998): 531.

14. Snowden, *Naples in the Time of Cholera*, 151.

15. Rosenberg, *The Cholera Years*, 33.

16 William J. Callahan, *Church, Politics, and Society in Spain, 1750-1874* (Cambridge, MA: Harvard University Press, 1984).

17. Rosenberg, *The Cholera Years*, 135.

18. Chambers, *The Conquest of Cholera*, 41.

19. Percy, "Erie Canal."

20. Rosenberg, *The Cholera Years*, 62-63.

21. William Watson, "The Sisters of Charity, the 1832 Cholera Epidemic in Philadelphia, and Duffy's Cut," *U.S. Catholic Historian* 27, no. 4 (Fall 2009): 1-16; Dan Barry,

63 Spellberg, "Antimicrobial Resistance."

64. Center for Veterinary Medicine, "Summary Report on Antimicrobials Sold or Distributed for Use in Food-Producing Animals," FDA, Sept. 2014.

65. Walsh and Toleman, "The New Medical Challenge."

66. Clark, "Drug Resistant Superbug Threatens UK Hospitals"; Global Antibiotic Resistance Partnership (GARP)-India Working Group, "Rationalizing Antibiotic Use to Limit Antibiotic Resistance in India," *The Indian Journal of Medical Research* (Sept. 2011): 281-94.

67. D. M. Livermore, "Has the Era of Untreatable Infections Arrived?" *The Journal of Antimicrobial Chemotherapy* 64, supp. 1 (2009): i29-i36; T. R. Walsh, "Emerging Carbapenemases: A Global Perspective," *International Journal of Antimicrobial Agents* 36 supp. 3 (2010): s8-s14.

68. Washer, Emerging Infectious Diseases; David and Daum, "Community-Associated Methicillinesistant *Staphylococcus aureus*"; McKenna, *Superbug*, 160.

69 Drexler, *Secret Agents*, 152-54.

70. Sara Reardon, "FDA Institutes Voluntary Rules on Farm Antibiotics," *Nature News*, Dec. 11,2013.

71. McKenna, *Superbug*, 166.

72. Sara Reardon, "White House Takes Aim at Antibiotic Resistance," *Nature News*, Sept. 18, 2014.

73. Livermore, "Has the Era of Untreatable Infections Arrived?"

74. Michelle Bahrain et al., "Five Cases of Bacterial Endocarditis After Furunculosis and the Ongoing Saga of Community-Acquired Methicillin-Resistant *Staphylococcus aureus* Infections," *Scandinavian Journal of Infectious Diseases* 38, no. 8 (2006): 72-707.

75. G. R. Nimmo, "USA300 Abroad: Global Spread of a Virulent Strain of Community-Asociated Methicillin-Resistant *Staphylococcus aureus*," *Clinical Microbiology and Infection* 18, no. 8 (2012): 725-34.

76. David and Daum, "Community-Associated Methicillin-Resistant *Staphylococcus aureus*.

77. Bahrain, "Five Cases of Bacterial Endocarditis."

78. Livermore, "Has the F.ra of Untreatable Infections Arrived?"

79. Pollack, "Looking for a Superbug Killer."

80. McKenna, "The Enemy Within."

81. Peter Utting et al., "UN-Business Partnerships: Whose Agenda Counts?" *Transnational Associations*, Dec. 8, 2000, 18.

82. J. Patrick Vaughan et al., "WHO and the Effects of Extrabudgetary Funds: Is the Organization Donor Driven?" *Health Policy and Planning* 11, no. 3 (1996); World Health Organization, "Programme Budget 2014-2015," www.who.int, May 24, 2013.

83. Sheri Fink, "WHO Leader Describes the Agency's Ebola Operations," *The New York Times*, Sept. 4, 2014.

84. Stuckler et al., "WHO's Budgetary Allocations and Burden of Disease: A Comparative Analysis," *The Lancet* 372 (2008): 9649.

85. Buse et al., "Public-Private Health Partnerships: A Strategy for WHO," *Bulletin of the World Health Organization* 79, no. 8 (2001): 748-54.

86. Maria Cheng and Raphael Satter, "Emails Show the World Health Organization Intentionally Delayed Calling Ebola a Public Health Emergency," Associated Press, March 20, 2015; Sarah Boseley, "World Health Organization Admits Botching Re-

32. 同上 , 134.
33. Chambers, *The Conquest of Cholera*, 105.
34. Erwin H. Ackerknecht, "Anticontagionism Between 1821 and 1867," *International Journal of Epidemiology* 38, no. 1 (2009): 7-21.
35. Delaporte, *Disease and Civilization*, 140.
36. Ackerknecht, "Anticontagionism Between 1821 and 1867."
37. Manley, "Letters addressed to the Board of Health."
38. 紛らわしいが、病気の原因についてのこれらふたつの考え方は、一方が「インフェクション（infection）」、他方が「コンテイジョン（contagion）」と定義された。「染める」ことを意味するラテン語 *inficere* に由来するインフェクションは臭い空気でうつる病気を指し、最近開発された強い芳香をもつ化学染料が織物を染めるように、病気で体を染める。「コンティジョン」の古い概念は、種子が植物から植物へ伝えられるように人から人へ広がる病気をさしていた。この言葉は「汚物との接触」を意味するラテン語に由来する。Delaporte, *Disease and Civilization*, 182; Snowden, *Naples in the Time of Cholera*, 68.
39. Rosenberg, *The Cholera Years*, 41.
40. Duffy, *A History of Public Health*, 161, 330-31.
41. Rosenberg, *The Cholera Years*, 104; Echenberg, *Africa in the Time of Cholera*, 76; Duffy, *A History of Public Health,* 166.
42. Tuite, Chan, and Fisman, "Cholera, Canals, and Contagion."
43. 同上
44. Transactions of the Medical Society of the State of New York, vol.1 (Albany, 1833).
45. Rosenberg, *The Cholera Years*, 98; Delaporte, *Disease and Civilization*, 111.
46. Percy, "Erie Canal."
47. Chambers, *The Conquest of Cholera*, 39.
48. Rosenberg. *The Cholera Years*, 20, 26.
49. *The Cholera Bulletin,* vol. l, nos. 2 and 3, 1832.
50. Rosenberg. *The Cholera Years*, 25.
51. Snowden, *Naples in the Time of Cholera*, 197-98, 301-309, 316-57.
52. Davis, *The Monster at Our Door*（『感染爆発』）, 69-70.
53. Richard Wenzel, "International Perspectives on Infection Control in Healthcare Institutions," International Conference on Emerging Infectious Diseases, Atlanta, GA March 12, 2012.
54. Davis, *The Monster at Our Door*（『感染爆発』）, 69-75.
55. Juan O. Tamayo, "Cuba Stays Silent About Deadly Cholera Outbreak," *The Miami Herald*, Dec. 8, 2012.
56. George, *The Big Necessity*（『トイレの話をしよう』）, 213.
57. Jennifer Yang, "How Medical Sleuths Stopped a Deadly New SARS-like Virus in Its Tracks," *Toronto Star*, Oct. 21, 2012.
58. Tom Clark, "Drug Resistant Superbug Threatens UK Hospitals," Channel 4 News, Oct. 28, 2010.
59. 2011 年 12 月 21 日 Timothy Walsh へのインタビュー。
60. www.globalpolicy.org/component/content/article/221/47211 html.
61. Patricia Cohen, "Oxfam Study Finds Richest 1% Is Likely to Control Half of Global Wealth by 2016," *The New York Times*, Jan, 19, 2015.
62. Alexander Fleming, "Penicillin," Nobel lecture, Dec. 11, 1945, www.nobelprize.org/nobel_prizes/medicine/laureates/1945/fleming-lecture. pdf.

Transmission of Avian Influenza A H7N9 Virus: An Ecological Study," *The Lancet* 383, no. 9916 (2014): 541-48; Tokiko Watanabe et al., "Pandemic Potential of Avian Influenza A (H7N9) Viruses," *Trends in Microblology* 22 no 11 (2014): 623-31.

第5章 腐敗

1. Hewlett and Hewlett, *Ebola, Culture, and Politics*, 44-45.
2. Ernst Fehr, Urs Fischbacher, and Simon Gächter, "Strong Reciprocity, Human Cooperation, and the Enforcement of Social Norms," *Human Nature* 13, no. 1 (2002): 1-25; Eric Michael Johnson, "Punishing Cheaters Promotes the Evolution of Cooperation," *The Primate Diaries* (Scientific American blog), Aug. 16, 2012.
3. Koeppel, *Water for Gotham*, 80; Beatrice G. Reubens, "Burr, Hamilton and the Manhattan Company: Part I: Gaining the Charter," *Political Science Quarterly* 72, no. 4 (1957): 578-607; Solomon, *Water* (『水が世界を支配する』), 254-55; Fairmount Water Works Interpretive Center, fairmountwaterworks.org.
4. Blake, *Water for the Cities,* 48, 143.
5. David O. Stewart, "The Perils of Nonpartisanship: The Case of Aaron Burr," *The Huffington Post.* Sept. 14, 2011.
6. Koeppel, *Water for Gotham*, 36.
7. Reubens, "Burr, Hamilton and the Manhattan Company: Part 1."
8. Koeppel, *Water for Gotham*, 82-83.
9. Blake, *Water for the Cities*, 73.
10. Koeppel, *Water for Gotham*, 87.
11. Beatrice G. Reubens, "Burr, Hamilton and the Manhattan Company: Part II: Launching a Bank," *Political Science Quarterly* 73, no, I (1958): 100-125.
12. Blake, *Water for the Cities*, 60.
13 Reubens, "Burr, Hamilton and the Manhattan Company: Part II."
14. Koeppel. *Water for Gotham*, 87.
15. Blake. *Water for the Cities*, 106.
16. Reubens, "Burr, Hamilton and the Manhattan Company: Part II."
17. Subhabrata Bobby Banerjee, "Corporate Social Responsibility: The Good, the Bad and the Ugly," *Critical Sociology* 34, no,1 (2008): 51-79.
18. Blake, *Water for the Cities*. 102.
19. 1800年の9000ドルの貨幣価値は現在の167,445ドルに相当する。"Historical Currency Conversions," http://futureboy.us/fsp/dollar.fsp?quantity=9000&currency=dollars&fromYear=1800; Koeppel, *Water for Gotham*, 100.
20. Reubens, "Burr, Hamilton and the Manhattan Company: Part I."
21. Koeppel. *Water for Gotham*, 99.
22. Reubens, "Burr, Hamilton and the Manhattan Company: Part I."
23. "The History of JPMorgan Chase & Co.," www.jpmorganchase,com/corporate/About-JPMC/jpmorgan-history.
24. Blake, *Water for the Cities,* 68.
25. Melosi. *The Sanitary City*, 16.
26. Blake, *Water for the Cities,* 77.
27. Howard Markel, *When Germs Travel: Six Major Epidemics That Have Invaded America Since 1900 and the Fears They Have Unleashed* (New York: Pantheon, 2004), 51.
28. Frank M. Snowden, *Naples in the Time of Cholera, 1884-1911* (New York: Cambridge University Press, 1999), 80
29. 同上, 80-81.
30. Delaporte, *Disease and Civilization*, 194.
31. Duffy, *A History of Public Health,* 119.

ence 312, no. 5772 (2006): 399.
51. Malik Peiris へのインタビュー。
52. Beato and Capua. "Transboundary Spread of Highly Pathogenic Avian Influenza"; Malik Peiris へのインタビュー。
53. A. Marm Kilpatrick et al., "Predicting the Global Spread of H5Nl Avian Influenza," *Proceedings of the National Academy of Sciences* 103, no. 51 (2006): 19368-73.
54. 科学者たちは、簡単に接近できるヒトの上気道の細胞に H5N1 がまだうまく結合できないためではないかと考えている（肺も含め下気道の細胞に結合し、それがこのように苦しくなる理由である）。 Watanabe, Ibrahim, and Ikuta, "Evolution and Control of H5Nl"; World Health Organization, "Cumulative Number of Confirmed Human Cases for Avian Influenza A(H5Nl) Reported to WHO, 2003-2014," July 27, 2014.
55. Sims and Narrod, *Understanding Avian Influenza.*
56. Watanabe, Ibrahim, and Ikuta, "Evolution and Control of H5Nl."
57. Kevin Drew, "China Says Man Dies from Bird Flu," *The New York Times*, Dec. 31, 2011.
58. Davis, *The Monster at Our Door*（『感染爆発』）, 181.
59. Donald C. McNeil, "A Flu Epidemic That Threaten Birds Not Humans" *The New York Times*, May 4, 2015.
60. Wenjun Ma, Robert E. Kahn, and Juergen A. Richt, "The Pig as a Mixing Vessel for Influenza Viruses: Human and Veterinary Implications," *Journal of Molecular and Genetic Medicine* 3, no. 1 (2009): 158.
61. Davis. *The Monster at Our Door*（『感染爆発』）, 17.
62. Mindi Schneider, "Feeding China's Pigs: Implications for the Environment. China's Smallholder Farmers and Food Security," Institute for Agriculture and Trade Policy, May 2011.
63. S. McOrist, K. Khampee, and A. Guo, "Modern Pig Farming in the People's Republic of China: Growth and Veterinary Challenges," *Revue Scientifique et Technique (International Office of Epizootics)* 30, no. 3 (2011): 961-68.
64. Qiyun Zhu et al, "A Naturally Occurring Deletion in Its NS Gene Contributes to the Attenuation of an H5Nl Swine Influenza Virus in Chickens," *Journal of Virology* 82, no. 1 (2008): 220-28.
65. Michael Osterholm, "This Year, It Seems, It's 'Risk On' with Swine Flu," *StarTribune* (Minneapolis), Aug. 26, 2012.
66. Department of Health and Human Services, "H3N2v," flu.gov/about_the_flu/h3n2v.
67. Maura Lerner and Curt Brown, "Will New Flu Strain Close the Swine Barn at Minnesota State Fair?" *StarTribune*, Aug. 21, 2012.
68. Di Liu et al., "Origin and Diversity of Novel Avian Influenza A H7N9 Viruses Causing Human Infection: Phylogenetic. Structural, and Coalescent Analyses," *The Lancet* 381, no. 9881 (2013): 1926-32; Rongbao Gao et al., "Human Infection with a Novel Avian-Origin Influenza A (H7N9) Virus," *The New England Journal of Medicine* 368, no. 20 (2013): 1888-97; Yu Chen et al., "Human Infections with the Emerging Avian Influenza A H7N9 Virus from Wet Market Poultry: Clinical Analysis and Characterisation of Viral Genome," *The Lancet* 381, no. 9881 (2013): 1916-25; Hongjie Yu et al., "Effect of Closure of Live Poultry Markets on Poultry-to-Person

ず、その理由は不明である。S. Towers. O. Patterson-Lomba, and Chavez C. Castillo, "Temporal Variations in the Effective Reproduction Number of the 2014 West Africa Ebola Outbreak," *PLoS Currents Outbreaks*, Sept. 18, 2014.

34. 2011 年 11 月 30 日 James Lloyd-Smith へのインタビュー。

35. Frankel, "It Was Already the Worst Ebola Outbreak."

36. Barry S. Hewlett and Bonnie L. Hewlett. *Ebola, Culture and Politics: The Anthropology of an Emerging Disease* (Belmont, CA: Thomson Wadsworth, 2008), 55.

37. Paul W. Ewald, *Plague Time: How Stealth Infections Cause Cancers, Heart Disease, and Other Deadly Ailments* (New York: Simon and Schuster, 2000), 25.

38 "Pathogen Safety Data Sheet: Infectious Substances: Mycobacterium Tuberculosis Complex," Public Health Agency of Canada, Oct 6, 2014; Michael Z. David and Robert S. Daum, "Community-Associated Methicillin-Resistant *Staphylococcus aureus*: Epidemiology and Clinical Consequences of an Emerging Epidemic," *Clinical Microbiology Reviews* 23, no. 3 (2010): 616-87.

39. Lise Wilkinson and A. P. Waterson, "The Development of the Virus Concept as Reflected in Corpora of Studies on Individual Pathogens: 2. The Agent of Fowl Plague-A Model Virus?" *Medical History* 19 (1975): 52-72; Sander Herfst et al., "Airborne Transmission of Influenza A/H5Nl Virus Between Ferrets," *Science* 336, no. 6088 (2012): 1 534-41; Dennis J. Alexander, "An Overview of the Epidemiology of Avian Influenza," Vaccine 25, no. 30 (2007): 5637-44

40. Yohei Watanabe. Madiha S. Ibrahim, and Kazuyoshi Ikuta, "Evolution and Control of H5Nl," *EMBO Reports* 14, no. 2 (2013): 117-22.

41. Les Sims and Clare Narrod, *Understanding Avian Influenza: A Review of the Emergence, Spread, Control, Prevention and Effects of Asian-Lineage H5N1 Highly Pathogenic Viruses* (Rome: FAO, 2007)

42. James Truscott et al, "Control of a Highly Pathogenic H5Nl Avian Influenza Outbreak in the G.B Poultry Flock," *Proceedings of the Royal Society B* 274 (2007): 2287-95 .

43. M. S. Beato and I. Capua, "Transboundary Spread of Highly Pathogenic Avian Influenza Through Poultry Commodities and Wild Birds: A Review," *Revue Scientifique et Technique* (International Office of Epizootics) 30, no. 1 (April 2011): 51-61.

44. Shefali Sharma et al., eds. *Fair or Fowl? Industrialization of Poultry Production in China, Global Meat Complex* (Minneapolis: Institute for Agriculture and Trade Policy, February 2014).

45. S. P. Cobb, "The Spread of Pathogens Through Trade in Poultry Meat: Overview and Recent Developments," *Revue Scientifique et Technique (International Office of Epizootics)* 30, no. 1 (April 2011): 149-64.

46. Truscott, "Control of a Highly Pathogenic H5N1 Avian Influenza Outbreak."

47. Alexander, "An Overview of the Epidemiology of Avian Influenza."

48. Cobb, "The Spread of Pathogens Through Trade in Poultry Meat."

49. Beato and Capua, "Transboundary Spread of Highly Pathogenic Avian Influenza"; 17, 2012 年 1 月 17 日 Malik Peiris へのインタビュー。

50. Debby Van Riel et al., "H5Nl Virus Attachment to Lower Respiratory Tract," *Sci-*

ropean Review of Economic History 1, no. 1 (1997): 3-25.

12. Jacob A. Riis, *How the Other Half Lives: Studies Among the Tenements of New York*, ed. David Leviatin (New York: St. Martin's Press, 1996 [1890]), 67; Anbinder, *Five Points*, 74.
13. Anbinder, *Five Points*, 81.
14. Plunz, *A History of Housing in New York City*（『ニューヨーク 都市居住の社会史』）.
15. Anbinder, *Five Points*, 74-77.
16. Riis, *How the Other Half Lives*, 65.
17. Anbinder. *Five Points*, 14-27, 69, 71, 74-79, 175, 306; Rosenberg, *The Cholera Years*, 34.
18. Davis, *The Monster at Our Door*（『感染爆発』）, 154.
19. Koeppel, *Water for Gotham*, 287.
20. Rosenberg, *The Cholera Years*, 104, 106, 113-14, 121, 145; Anbinder. *Five Points*, 119.

21 Michael R Haines, "The Urban Mortality Transition in the United States, 1800-1940," National Bureau of Economic Research Historical Paper no. 134, July 2001; Michael Haines, "Health. Height, Nutrition and Mortality: Evidence on the 'Antebellum Puzzle' from Union Army Recruits for New York State and the United States," in John Komlos and Jörg Baten, eds., *The Biological Standard of Living in Comparative Perspective* (Shlttgart: Franz Steiner Verlag, 1998); Robert Woods, "Urban-Rural Mortality Differentials: An Unresolved Debate," *Population and Development Review* 29, no. 1 (2003): 29-46.

22. Woods, "Urban-Rural Mortality Differentials."
23. Duffy, *A History of Public Health*, 291.
24. Adam Gopnik, "When Buildings Go Up, the City's Distant Past Has a Way of Resurfacing," *The New Yorker*, Feb. 4, 2002; Michael O. Allen, "5 Points Had Good Points," *Daily News*. Feb. 22, 1998.
25. C. T Kingsley "Housing, Health, and the Neighborhood Context," *American Journal of Preventive Medicine* 4, supp. 3 (April 2003): 6-7.
26. Davis, *The Monster at Our Door*（『感染爆発』）, 154.
27. Nature Conservancy, "Global Impact of Urbanization Threatening World's Biodiversity and Natural Resources." *Science Daily*. June 2008.
28. Davis, *The Monster at Our Door*（『感染爆発』）, 152.
29. Danielle Nierenberg, "Factory Farming in the Developing World," *World Watch* magazine 16, no. 3 (May/June 2003).
30. Xavier Pourrut et al., "The Natural History of Ebola Virus in Africa," *Microbes and Infection* 7, no. 7 (2005): 1005-14.
31. E. M., Leroy, J. P. Gonzalez, and S. Baize, "Ebola and Marburg Haemorrhagic Fever Viruses: Major Scientific Advances, but a Relatively Minor Public Health Threat for Africa," *Clinical Microbiology and Infection* 17, no. 7 (2011): 964-76.
32. Todd C Frankel, "It Was Already the Worst Ebola Outbreak in History. Now It's Moving into Africa's Cities," *The Washington Post*. Aug. 30, 2014; "Ebola Virus Reaches Guinea's Capital Conakry," Al Jazeera. March 28, 2014; "Seven Die in Monrovia Ebola Outbreak," BBC News, June 17, 2014; "Sierra Leone Capital Now in Grip of Ebola," Al Jazeera, Aug. 6, 2014.
33. ただし、シエラレオネの首都においては伝播率の上昇が確認されておら

70. Haiti Grassroots Watch, "Behind the Cholera Epidemic."

71. Associated Press interview, "UN Envoy Farmer Says Haiti Cholera Outbreak Is Now World's Worst," Oct. 18, 2011.

72. Walsh, "Dissemination of NDM-1 Positive Bacteria."

73. 2011年1月、香港のある男性が、大腸菌のNDM-1産生株に感染していることが発見された。入院の履歴はなく、専門家は、彼が排泄物で汚染された水か土壌から感染したのではないかと考えた。2011年5月、カナダで、ひとりの患者でNDM-1産生菌が発見された。この86歳の男性は、少なくとも10年はオンタリオ州西部を離れたことがなかった。彼も、現地の環境が汚染されていたせいで菌に接触したのかもしれない。McKenna, "The Enemy Within"; J. V. Kus et al., "New Delhi Metallo-ss-lactamase-1: Local Acquisition in Ontario, Canada, and Challenges in Detection," *Canadian Medical Association Journal* 183, no. 11 (Aug. 9, 2011): 1257-61.

第4章　過密

1. 目に見えて病気ではなくても、保菌者は、1日に5億個もの（便1グラム当たり100万個のコレラ菌がおり、ひとりの人間が1日当たり500グラムの便を生産するとして計算した）コレラ菌を排泄して、知らないうちにコレラの蔓延を助けていることがある。Feachem, *Sanitation and Disease*. C. T. Codeço, "Endemic and Epidemic Dynamics of Cholera: The Role of the Aquatic Reservoir," *BMC Infectious Diseases* l, no. 1 (2001); Atkins, *Reports of Hospital Physicians.*

2. コレラに対する免疫は長く続くことが知られているが、そのメカニズムはいまだに不明である。Eric J. Nelson et al., "Cholera Transmission: The Host, Pathogen and Bacteriophage Dynamic," *Nature Reviews Microbiology* 7, no. 10 (2009): 693-702.

3. Rosenberg, *The Cholera Years*, 35.

4. James D. Oliver, "The Viable but Nonculturable State in Bacteria," *The Journal of Microbiology* 43, no. 1 (2009): 93-100.

5. Anbinder, *Five Points*, 1427; Ashenburg, *The Dirt on Clean*（『図説 不潔の歴史』），178; Richard Plunz, *A History of Housing in New York City* (New York: Columbia University Press, 1990)（『ニューヨーク 都市居住の社会史』、酒井 詠子訳、鹿島出版会、2005年）.

6. Simon Szreter, "Economic Growth, Disruption, Deprivation. Disease, and Death: On the Importance of the Politics of Public Health for Development," *Population and Development Review* 23 (1997): 693-728.

7. John Reader, *Potato: A History of the Propitious Esculent* (New Haven: Yale University Press, 2009).

8. Ian Steadman, "Mystery Irish Potato Famine Pathogen Identified 170 Years Later," Wired UK. May 21, 2013 .

9. Reader, Potato; Everett M. Rogers, *Diffusion of Innovations*, 5th ed. (New York: Free Press, 2003)（『イノベーションの普及』、三藤利雄訳、翔泳社、2007年），452; W. C. Paddock, "Our Last Chance to Win the War on Hunger," *Advances in Plant Pathology* 8 (1992), 197-222.

10. Duffy, *A History of Public Health,* 273.

11. Cormac Ó. Gráda and Kevin H. O'Rourke, "Migration as Disaster Relief: Lessons from the Great Irish Famine," *Eu-*

Wendee Nicole, "CAFOs and Environmental Justice: The Case of North Carolina," *Environmental Health Perspectives* 121, no. 6 (2013): a182-89.

57. Lee Bergquist and Kevin Crowe, "Manure Spills in 2013 the Highest in Seven Years Statewide," *Milwaukee Wisconsin Journal Sentine1*. Dec. 5, 2013; Peter T. Kilborn, "Hurricane Reveals Flaws in Farm Law," *The New York Times*, Oct. 17, 1999.

58. Xiuping Jiang, Jennie Morgan, and Michael P. Doyle, "Fate of *Escherichia coli* O157:H7 in Manure-Amended Soil," *Applied and Environmental Microbiology* 68, no. 5 (2002): 2605-609; Margo Chase-Topping et al., "Super-Shedding and the Link Between Human Infection and Livestock Carriage of *Escherichia coli* O157," *Nature Reviews Microbiology* 6, no, 12 (2008): 904-12; CDC, "*Escherichia coli* O157:H7. General Information-NCZVED," Jan. 6, 2011; J. A. Cotruvo et al., "Waterborne Zoonoses: Identification, Causes, and Control," WHO, 2004, 140.

59. NDM-1を生産するプラスミドが細菌へ入り込む率は体温ではなく外気温で最大になる。このことは、コレラ菌と重症の赤痢の原因菌である *Shigella boydii* でも環境中に生息する株でNDM-1産生菌が見つかっていることの説明になるかもしれない。T. R. Walsh et al., "Dissemination of NDM-1 Positive Bacteria in the New Delhi Environment and Its Implications for Human Health: An Environmental Point Prevalence Study," *The Lancet Infectious Diseases* 11, no. 5 (2011): 355-62.

60. Drexler, *Secret Agents*, 146; McKenna, *Superbug*, 60-63; S. Tsubakishita et al., "Origin and Molecular Evolution of the Determinant of Methicillin Resistance in Staphylococci," *Antimicrobial Agents and Chemotherapy* 54, no. 10 (2010): 4352-59.

61. Maryn McKenna, "E. Coli: Some Answers, Many Questions Still," Wired.com, June 22, 2011; Yonatan H. Grad et al., "Comparative Genomics of Recent Shiga Toxin-Producing *Escherichia coli* O104:H4: Short-Term Evolution of an Emerging Pathogen," *mBio* 4, no. 1 (2013): e00452-12.

62. Ross Anderson, "Sprouts and Bacteria: It's the Growing Conditions," *Food Safety News*, June 6, 2011.

63. C. Gault et al., "Outbreak of Haemolytic Uraemic Syndrome and Bloody Diarrhoea Due to *Escherichia coli* O104:H4, South-West France, June 2011," *Eurosurveillance* 16, no. 26 (2011).

64. McKenna, "E. Coli: Some Answers; "'A Totally New Disease Pattern Doctors Shaken by Outbreak's Neurological Devastation," Spiegel Online, June 9, 2011; Gault, "Outbreak of Haemolytic Uraemic Syndrome."

65. Ralf P. Vonberg et al., "Duration of Fecal Shedding of Shiga Toxin-Producing *Escherichia coli* O104:H4 in Patients Infected During the 2011 Outbreak in Germany: A Multicenter Study," *Clinical Infectious Diseases* 56 (2013).

66. Haiti Grassroots Watch, "Behind the Cholera Epidemic-Excreta," December 21, 2010.

67. George. *The Big Necessity*（『トイレの話をしよう』）, 89, 99.

68. Solomon, *Water*（『水が世界を支配する』）, 265.

69. 2013年7月23日Brian Concannonへのインタビュー。

36. Greene, *A Glance at New York.*

37. 水に 15 パーセントしかジンが入っていない飲み物は、その中のコレラ菌が死滅するまでに 26 時間おく必要がある。J. S. Guthrie et al., "Alcohol and Its Influence on the Survival of *Vibrio cholerae*," *British Journal of Biomedical Science* 64, no. 2 (2007): 91-92.

38. Mark Kurlansky, *The Big Oyster: History on the Half Shell* (New York: Random House, 2007)（『牡蛎と紐育』、山本光伸訳、扶桑社、2011 年）; Duffy, *A History of Public Health,* 226.

39. Blake. *Water for the Cities,* 60.

40. "Extract of a letter from New-York, dated July 19, 1832," The Liberator, July 28, 1832; Atkins, *Reports of Hospital Physicians.*

41. Atkins, *Reports of Hospital Physicians.*

42. *The Cholera Bulletin, Conducted by an Association of Physicians,* vol. l, nos. 1-24, 1832 (New York: Arno Press, 1972), 6.

43. Philip Hone, *The Diary of Philip Hone, 1828-1851* (New York: Dodd, Mead, 1910); John N. Ingham, *Biographical Dictionary of American Business Leaders,* vol. l (Santa Barbara. CA: Greenwood Publishing, 1983); Atkins, *Reports of Hospital Physicians.*

44. Atkins, *Reports of Hospital Physicians.*

45. Letter from Cornelia Laura Adams Tomlinson to Maria Annis Dayton and Cornelia Laura Tomlinson Weed, June 22, 1832, in "Genealogical Story (Dayton and Tomlinson)," told by Laura Dayton Fessenden (Cooperstown, NY: Crist. Scott & Parshall, 1902).

46. *Autobiography of N. T. Hubbard: With Personal Reminiscences of New York City from 1798 to 1875* (New York: J. F. Trow & Son, 1875).

47. Rosenberg, *The Cholera Years,* 32.

48. Hone, *The Diary of Philip Hone.*

49. Chris Swann, *A Survey of Residential Nutrient Behaviors in the Chesapeake Bay* (Ellicott City, MD: Chesapeake Research Consortium, Center for Watershed Protection, 1999).

50. Traci Watson, "Dog Waste Poses Threat to Water," *USA Today,* June 6, 2002.

51. Robert M. Bowers et al., "Sources of Bacteria in Outdoor Air Across Cities in the Midwestern United States," *Applied and Environmental Microbiology* 77, no. 18 (2011): 6350-56.

52. Dana M. Woodhall, Mark L. Eberhard, and Monica E. Parise, "Neglected Parasitic Infections in the United States: Toxocariasis," T*he American Journal of Tropical Medicine and Hygiene* 90, no. 5 (2014): 810-13.

53. P. S. Craig et al., "An Epidemiological and Ecological Study of Human Alveolar Echinococcosis Transmission in South Gansu, China," *Acta Tropica* 77, no. 2 (2000): 167-77.

54. Jillian P. Fry et al., "Investigating the Role of State and Local Health Departments in Addressing Public Health Concerns Related to Industrial Food Animal Production Sites," *PLoS ONE* 8, no. 1 (2013): e54720.

55. JoAnn Burkholder et al., "Impacts of Waste from Concentrated Animal Feeding Operations on Water Quality," *Environmental Health Perspectives* 115, no. 2 (2007): 308.

56. Robbin Marks, "Cesspools of Shame: How Factory Farm Lagoons and Sprayfields Threaten Environmental and Public Health," Natural Resources Defense Council and the Clean Water Network, July 2001; Burkholder, "Impacts of Waste from Concentrated Animal Feeding Operations";

(Princeton: Princeton University Press, 2000), 12, 21.
15. Melosi, *The Sanitary City*, 115.
16. Tyler Anbinder, *Five Points: The 19th-Century New York City Neighborhood That Invented Tap Dance, Stole Elections, and Became the World's Most Notorious Slum* (New York: Plume, 2001), 74, 86.
17. Eric W. Sanderson, *Manahatta: A Natural History of New York City* (New York: Harry N. Abrams, 2009), 215; Duffy, *A History of Public Health*, 185, 363
18. Duffy. *A History of Public Health*, 364.
19. Asa Greene, *A Glance at New York: Embracing the City Government, Theatres, Hotels, Churches, Mobs, Monopolies. Learned Professions, Newspapers, Rogues, Dandies, Fires and Firemen, Water and Other Liquids, &c., &c.* (New York: A. Greene, 1837).
20. Argonne National Laboratory, "Cleaning Water Through Soil," Nov. 6, 2004, www.newton.dep.anl.gov/askasci/gen01/gen01688.htm.
21. Koeppel, *Water for Gotham*, 9; Sanderson, Manahatta; 87.
22. Greene, *A Glance at New York*.
23. Koeppel, *Water for Gotham*, 16, 52, 117.
24. 2012 年 11 月 27 日 Robert D. Mutch へのインタビュー ; Duffy, *A History of Public Health*, 211; Nelson Manfred Blake, *Water for the Cities: A History of the Urban Water Supply Problem in the United States* (Syracuse, NY: Syracuse University Press, 1956), 124; "Old Water Tank Building Gives Way to Trade," *The New York Times*, July 12, 1914.
25. Blake, *Water for the Cities*, 126.
26. Koeppel, *Water for Gotham*, 64.
27. 元のデータは 1 ガロンあたりのグレーン数で表されていた（1 グレーン = 64.8 ミリグラム、1 ガロン = 3780 グラム）。Koeppel, *Water for Gotham*, 121, 141.
28. J. S. Guthrie et al , "Alcohol and Its Influence on the Survival of *Vibrio cholerae*," *British Journal of Biomedical Science* 64, no. 2 (2007): 91-92.
29. Peter C. Baldwin, *In the Watches of the Night: Life in the Nocturnal City, 1820-1830* (Chicago: University of Chicago Press, 2012); Geismar, "Where Is Night Soil?"; Charles E, Rosenberg, *The Cholera Years: The United States in 1832, 1849, and 1866* (Chicago: University of Chicago Press, 1987), 112.
30. Documents of the Board of Aldermen of the City of New-York, vol. 9, document 18.
31. Sanderson, *Manahatta*, 10, 64, 153; Duffy, *A History of Public Health*, 25, 91, 379, 407; Feachem, *Sanitation and Disease*; Anbinder, *Five Points*, 87.
32. Duffy, *A History of Public Health*, 197.
33. Sanderson, *Manahatta*, 81.
34. Dudley Atkins, ed., *Reports of Hospital Physicians and Other Documents in Relation to the Epidemic Cholera of 1832* (New York: G. & C. & H. Carvill, 1832); James R. Manley, "Letters addressed to the Board of Health, and to Richard Riker, recorder of the city of New-York: on the subject of his agency in constituting a special medical council," Board of Health publication (New York: Peter van Pelt, 1832).
35. Steven Johnson, *The Ghost Map: The Story of London's Most Terrifying Epidemic--and How It Changed Science, Cities and the Modern World* (New York: Riverhead Books, 2006)（『感染地図：歴史を変えた未知の病原体』、矢野真千子訳、河出書房新社、2007 年）, 37.

Hospital in Delhi, India," *The Journal of the Association of Physicians of India* 58 supp. (Dec. 2010): 32-36; Timothy R. Walsh and Mark A. Toleman, "The New Medical Challenge: Why NDM-1? Why Indian?" *Expert Review of Anti-Infective Therapy* 9, no. 2 (Feb. 2011): 137-41.
51. CDC, "Detection of Enterobacteriaceae Isolates Carrying Metallo-Beta-Lactamase-United States, 2010," June 25, 2010, www.cdc.gov/mmwr/preview/mmwrhtml/mm5924a5.htm; Deverick J. Anderson, "Surgical Site Infections," *Infectious Disease Clinics of North America* 25, no. 1 (2011): 135-53; M. Berrazeg et al, "New Delhi Metallo-beta-lactamase Around the World: An eReview Using Google Maps," *Eurosurveillance* 19, no. 20 (2014).
52. 2012年1月9日 Chand Wattal へのインタビュー。

第3章　汚物

1. Richard G. Feachem et al., *Sanitation and Disease: Health Aspects of Excreta and Wastewater Management,* World Bank Studies in Water Supply and Sanitation 3 (New York: John Wile)', 1983); Uno Winblad, "Towards an Ecological Approach to Sanitation," Swedish International Development Cooperation Agency, 1997.
2. Rose George, *The Big Necessity: The Unmentionable World of Human Waste and Why It Matters* (New York: Metropolitan Books, 2008)（『トイレの話をしよう：世界65億人が抱える大問題』、大沢章子訳、NHK出版、2009年）, 2.
3. Joan H. Geismar, "Where Is Night Soil? Thoughts on an Urban Privy," *Historical Archaeology* 27, no. 2 (1993): 57-70; Laura Noren, T*oilet: Public Restrooms and the Politics of Sharing* (New York: NYU Press, 2010); Ewald, *Evolution of Infectious Disease*（『病原体進化論』）, 80.
4. Katherine Ashenburg, *The Dirt on Clean: An Unsanitized History* (New York: North Point Press, 2007)（『図説 不潔の歴史』、鎌田彷月訳、原書房、2008年）, 43; Solomon, *Water*（『水が世界を支配する』）, 251-53.
5. George, *The Big Necessity*（『トイレの話をしよう』）, 2.
6. Ashenburg, *The Dirt on Clean*（『図説 不潔の歴史』）; Solomon, *Water*（『水が世界を支配する』）.
7. Ashenburg, *The Dirt on Clean*（『図説 不潔の歴史』）, 94.
8. Solomon, *Water*（『水が世界を支配する』）, 253.
9. Ashenburg, *The Dirt on Clean*（『図説 不潔の歴史』）, 95, 100, 107.
10. Martin V. Melosi, *The Sanitary City: Environmental Services in Urban America from Colonial Times to Present,* abridged ed. (Pittsburgh: University of Pittsburgh Press, 2008), 12.
11. Benedetta Allegranzi et al., "Religion and Culture: Potential Undercurrents Influencing Hand Hygiene Promotion in Health Care," *American Journal of Infection Control* 37, no. 1 (2009): 28-34; Ashenburg, *The Dirt on Clean*（『図説 不潔の歴史』）, 59, 75.
12. Echenberg, *Africa in the Time of Cholera,* 8.
13. George, *The Big Necessity*（『トイレの話をしよう』）, 8.
14. John Duffy, *A History of Public Health in New York City 1625-1866* (New York: Russell Sage Foundation, 1968), 18; Gerard T. Koeppel, *Water for Gotham: A History*

falo," *Buffalo Architecture and History* (Buffalo: Western New York Heritage Institute of Canisius College, 1993).
35. Percy, "Erie Canal."
36 Solomon, *Water*（『水が世界を支配する』）, 228.
37. Chester C. Moore, "Globalization and the Law of Unintended Consequences: Rapid Spread of Disease Vectors via Commerce and Travel," Colorado State University, Fort Collins, ISAC meeting, June 2011; EPA, "Growth of International Trade and Transportation," www.epa.gov/oia/trade/transport.html; David Ozonoff and Lewis Pepper, "Ticket to Ride: Spreading Germs a Mile High," *The Lancet* 365, no. 9463 (2005): 917.
38. "Country Comparison: Airports," CIA, *The World Factbook*, 2013.
39. "Top 10 Biggest Ports in the World in 2011," *Marine Insight*, Aug. 11, 2011.
40. "Multi-modal Mainland Connections," 2013, www.hongkongairport.com.
41 Chris Taylor, "The Chinese Plague," *The Age*, May 4, 2003; Mike Davis. *The Monster at Our Door: The Global Threat of Avian Flu* (New York: Henry Holt, 2005)（『感染爆発：鳥インフルエンザの脅威』、柴田裕之・斉藤隆央訳、紀伊國屋書店、2006年）, 70.
42. Nathan Wolfe, *The Viral Storm: The Dawn of a New Pandemic Age* (New York: Times Books, 2011)（『パンデミック新時代：人類の進化とウイルスの謎に迫る』、高橋則明訳、NHK出版、2012年）, 160.
43. Christopher R. Braden et al., "Progress in Global Surveillance and Response Capacity 10 Years After Severe Acute Respiratory Syndrome," *Emerging Infectious Diseases* 19, no. 6 (2013): 864.
44. "What You Should Know About SARS," The Vancouver Province, March 23, 2003; Wolfe, *The Viral Storm*（『パンデミック新時代』）, 160; Forum on Microbial Threats, *Learning from SARS: Preparing for the Next Disease Outbreak* (Washington, DC: National Academies Press, 2004); Davis. *The Monster at Our Door*(『感染爆発』), 72-73.
45. Grady, "Ebola Cases Could Reach 1.4 Million"; David Kroll, "Nigeria Free of Ebola as Final Surveillance Contacts Are Released," *Forbes*, Sept. 23, 2014.
46. "India's Wealth Triples in a Decade to $3.5 Trillion," *The Economic Times* (India), Oct. 9, 2010.
47. "Medical Tourism in the Superbug Age," *The Times of India*, April 17, 2011
48. "Medanta the Medicity," www.medanta.org/about_gallery.aspx.
49. Amit Sengupta and Samiran Nundy, "The Private Health Sector in India," *BMJ* 331, no. 7526 (Nov. 19, 2005): 1157-58; George K. Varghese et al., "Bacterial Organisms and Antimicrobial Resistance Patterns," *The Journal of the Association of Physicians of India* 58 supp. (December 2010): 23-24; Dawn Sievert et al., "Antimicrobial-Resistant Pathogens Associated with Healthcare-Associated Infections: Summary of Data Reported to the National Healthcare Safety Network at the Centers for Disease Control and Prevention, 2009-2010," *Infection Control and Hospital Epidemiology* 34, no, 1 (Jan. 2013): 1-14.
50. Maryn McKenna, "The Enemy Within," *Scientific American*, April 2011, 46-53; Chand Wattal et al., "Surveillance of Multidrug Resistant Organisms in Tertiary Care

43.
21. Edward P. Richards, Katharine C. Rathbun, and Jay Gold, "The Smallpox Vaccination Campaign of 2003: Why Did It Fail and What Are the Lessons for Bioterrorism Preparedness?" *Louisiana Law Review* 64 (2004).
22. Willis. *Prose Works*
23. Bank of the Manhattan Company, "Ships and Shipping of Old New York: A Brief Account of the Interest[ng Phases of the Commerce of New York from the Foundation of the City to the Beginning of the Civil War" (New York, 1915), 39.
24. 一等船室の乗客さえ、不快に耐えなければならなかった。個室は寒くて換気が悪いうえに薄暗く、ベッドは板の上に薄い麻袋用の布が張ってあるだけで、眠っている乗客が荒波で転げ落ちないように、板の真ん中に穴が開けられていた。Stephen Fox. T*he Ocean Railway: Isambard Kingdom Brunel, Samuel Cunard and the Revolutionary World of the Great Atlantic Steamships* (New York: Harper, 2003), 7-14; "On the Water," *Maritime Nation, 1800-1850: Enterprise on the Water*, Smithsonian National Museum of American History, http://americanhistory.si.edu/onthewater/exhibition/2_3.html.
25. Echenberg, *Africa in the Time of Cholera*, 61.
26. J. S. Chambers, *The Conquest of Cholera: America's Greatest Scourge* (New York: Macmillan, 1938), 298.
27. J. T. Carlton, "The Scale and Ecological Consequences of Biological Invasions in the World's Oceans," in Odd Terje Sandlund et al., eds., *Invasive Species and Biodiversity Management* (Boston: Kluwer Academic, 1999); Mike McCarthy, "The Iron Hull: A Brief History of Iron Shipbuilding," *Iron Ships & Steam Shipwrecks: Papers from the First Australian Seminar on the Management of Iron Vessels & Steam Shipwrecks* (Fremantle: Western Australian Maritime Museum, 1985).
28. Rita R. Colwell et al., "Global Spread of Microorganisms by Ships," *Nature* 408, no. 6808 (2000): 49.
29. Chambers, *The Conquest of Cholera*, 201; Carol Sheriff, *The Artificial River: The Erie Canal and the Paradox of Progress, 1817-1862* (New York: Hill & Wang, 1996), 15-17.
30. Steven Solomon, *Water: The Epic Struggle for Wealth, Power, and Civilization* (New York: Harper, 2010)(『水が世界を支配する』、矢野真千子訳、集英社、2011年), 289.
31. Ashleigh R. Tuite, Christina H. Chan, and David N. Fisman, "Cholera, Canals, and Contagion: Rediscovering Dr Beck's Report," *Journal of Public Health Policy* 32, no. 3 (Aug 2011l); Maximilian. Prince of Wied, "Early Western Travels, vol. 22: Part I of Maximilian, Prince of Weid's Travels in the Interior of North America, 1832-1834" (Cleveland: A. H. Clark Co., 1906), 393.
32. Bank of the Manhattan Company', "Ships and Shipping of Old New York," 43; Solomon, *Water*(『水が世界を支配する』), 289.
33. エリー運河の水門は現在は35しかない。www.eriecanal.orgllocks.html. Ronald E. Shaw, *Canals for a Nation: The Canal Era in the United States, 1790-1860* (Lexington: University of Kentucky Press, 1990), 44, 47; Sheriff. The Artificial River, 67, 72, 79.
34. Chambers, *The Conquest of Cholera*, 63, 91; Shaw, *Canals for a Nation*, 47; John W. Percy, "Erie Canal: From Lockport to Buf-

4. Lisa Warnecke et al., "Inoculation of Bats with European *Pseudogymnoascus destructans* Supports the Novel Pathogen Hypothesis for the Origin of White-nose Syndrome," *Proceedings of the National Academy of Sciences* 109, no. 18 (2012): 6999-7003; "White-Nose Syndrome (WNS)," USCS National Wildlife Health Center, www.nwhc.usgs.gov/disease_information/white-nose_syndrome/.
5. Emily Badger, "We've Been Looking at the Spread of Global Pandemics All Wrong," *The Atlantic*, CityLab, Feb. 25, 2013.
6. "Threading the Climate Needle: The Agulhas Current System," National Science Foundation, April 27, 2011.
7. C. Razouls et al., "Diversity and Geographic Distribution of Marine Planktonic Copepods," http://copepodes,obs-banyuls.fr/en.
8. François Delaporte, *Disease and Civilization: The Cholera in Paris, 1832* (Cambridge, MA: MIT Press, 1986), 40.
9. Walter Benjamin, "Paris-Capital of the Nineteenth Century," *Perspecta*,, 12 (1969).
10. N. P. Willis, *Prose Works* (Philadelphia: Carey and Hart, 1849).
11. Roy Porter, *The Greatest Benefit to Mankind: A Medical History of Humanity* (New York: Norton, 1997), 308-10.
12. 世界のほかの場所でもコレラ菌の系統がいくつか発生したのかもしれない。コレラに非常によく似たアウトブレイクがもっと前にもあったという記録が存在する。紀元前 500 年から 400 年の古代サンスクリット語の文献にコレラに似た病気についての記述があるし、古代ギリシア・ローマの同様な記録もある。バスコ・ダ・ガマが 1498 年にインドのマラバール海岸に上陸したとき、すでに約 2 万人が「突然、腹を襲い、8 時間で死ぬ者もいるような」病気で死んでいた。また、トマス・シデナムは 1669 年にイギリスで発生したコレラに似た病気について、ラドヤード・キップリングはアフリカへ行った者たちを 24 時間以内に殺した災いについて記述しており、コレラだったのかもしれない。しかし、最初の世界的パンデミックが始まったのはシュンドルボンからで、科学者たちは、そこで発生したコレラ菌にはとくに伝染しやすいところがあったと考えている。*Joan L. Aron and Jonathan A. Patz, eds.,* Ecosystem Change and Public Health: A Global Perspective *(Baltimore: Johns Hopkins University Press, 2001), 328; Colwell, "Global Climate and Infectious Disease."*
13. Myron Echenberg, *Africa in the Time of Cholera: A History of Pandemics from 1817 to the Present* (New York: Cambridge University Press, 2011), 7.
14. Richard J. Evans, *Death in Hamburg: Society and Politics in the Cholera Years* (New York: Penguin, 2005), 229.
15. Washer, Emerging *Infectious Diseases*, 153.
16. Evans, *Death in Hamburg*, 229
17. Marc Alexander, " 'The Rigid Embrace of the Narrow House': Premature Burial & the Signs of Death," *The Hastings Center Report* 10, no. 3 (June 1980): 25-31.
18. Delaporte, *Disease and Civilization*, 43
19. 同上 , 27-48; N. P. Willis, "Letter XVIII: Cholera-Universal terror . . ." and "Letter XVI: the cholera-a masque ball—the gay world—mobs—visit to the hotel dieu," *Pencillings by the Way* (New York: Morris & Willis, 1844).
20. Delaporte, *Disease and Civilization*, 40,

How Chinese Owners Turn Their Pets into Exotic Wildlife in New Craze," *Daily Mail Online*, June 9, 2010; John Knight, ed., *Wildlife in Asia: Cultural Perspectives* (New York: Routledge, 2004); S. A Mainka and J. A. Mills, "Wildlife and Traditional Chinese Medicine: Supply and Demand for Wildlife Species," *Journal of Zoo and Wildlife Medicine* 26, no. 2 (1995): 193-200.

43. Knight, *Wildlife* in Asia.

44. Lauren Swanson, "1.19850+Billion Mouths to Feed: Food Linguistics and Cross-Cultural, Cross-'National' Food Consumption Habits in China," *British Food Journal* 98, no. 6 (1996): 33-44.

45. Anthony Kuhn, "A Chinese Imperial Feast a Year in the Eating," NPR, Jan. 9, 2010.

46. Eoin Gleeson, "How China Fell in Love with Louis Vuitton," *MoneyWeek*, June 14, 2007.

47. 2009年9月17日 Jonathan Epstein へのインタビュー; L. M. Louis et al., "Lessons from the Nipah Virus Outbreak in Malaysia," *The Malaysian Journal of Pathology* 29, no. 2 (2007): 63-67.

48. A. Townsend Peterson et al., "Predictable Ecology and Geography of West Nile Virus Transmission in the Central United States," *Journal of Vector Ecology* 33, no. 2 (2008): 342-52; A. Townsend Peterson et al., "West Nile Virus: A Reemerging Global Pathogen," E*merging Infectious Diseases* 7, no. 4 (2001): 611-14.

49. これらの人々の大部分は「無症状」感染で、病気の症状はなかった。Drexler, *Secret Agents*, 72.

50. A. Marm Kilpatrick, "Globalization, Land Use, and the Invasion of West Nile Virus," Science, Oct. 21, 2011; Valerie J. McKenzie and Nicolas E. Goulet, "Bird Community Composition Linked to Human West Nile Virus Cases Along the Colorado Front Range," *EcoHealth*, Dec. 2, 2010.

51. Richard Ostfeld, "Ecological Drivers of Tickborne Diseases in North America," International Conference on Emerging Infectious Diseases, Atlanta, GA, March 13, 2012.

52. "CDC Provides Estimate of Americans Diagnosed with Lyme Disease Each Year," Centers for Disease Control and Prevention. Aug. 19, 2013; Julie T. Joseph et al., "Babesiosis in Lower Hudson Valley, New York, USA," *Emerging Infectious Diseases* 17 (May 26, 2011); Laurie Tarkan, "Once Rare, Infection by Tick Bites Spreads," *The New York Times*, June 20, 2011.

53. Felicia Keesing et al., "Impacts of Biodiversity on the Emergence and Transmission of Infectious Diseases," *Nature* 468 (Dec. 2, 2010): 647-52.

54. Beth Mole. "MRSA: Farming Up Trouble," *Nature*. July 24. 2013.

55. Drexler, *Secret Agents*, 136.

第2章　移動

1. "Control of Communicable Diseases, Restrictions on African Rodents, Prairie Dogs and Certain Other Animals," Food and Drug Administration, Federal Register. Sept. 8, 2008.

2. M. G. Reynolds et al., "A Silent Enzootic of an Orthpoxvirus in Ghana, West Africa: Evidence for Multi-Species Involvement in the Absence of Widespread Human Disease," *The American Journal of Tropical Medicine and Hygiene* 82, no. 4 (April 2010): 746-54.

3. 2011年11月30日 ボストンでの Mark Slifka へのインタビュー。

Journal of Mammalogy 85 (2004): 688-97.

25. Charles H. Calisher et al., "Bats: Important Reservoir Hosts of Emerging Viruses," *Clinical Microbiology Reviews* 19, no. 3 (2006): 531-45; Andrew P. Dobson, "What Links Bats to Emerging Infectious Diseases?" *Science* 310, no. 5748 (2005): 628-29; Dennis Normile et al., "Researchers Tie Deadly SARS Virus to Bats," *Science* 309, no. 5744 (200.5): 2154-55.
26. Dobson, "What Links Bats to Emerging Infectious Diseases?"., Soma Shah,"The Spread of New Diseases: The Climate Connection," *Yale Environment* 360 (Oct. 15, 2009).
27. Randal J. Schoepp et al., "Undiagnosed Acute Viral Febrile Illnesses, Sierra Leone," *Emerging Infectious Diseases*, July 2014.
28. Pierre Becquart et al., "High Prevalence of Both Humoral and Cellular Immunity to Zaire Ebolavirus Among Rural Populations in Gabon," *PLoS ONE* 5, no. 2 (2010): e9126.
29. Sudarsan Raghavan, "'We Are Suffering': Impoverished Guinea Offers Refugees No Ease," *San Jose Mercury News,* Feb. 25, 2001.
30. Daniel G. Bausch, "Outbreak of Ebola Virus Disease in Guinea: Where Ecology Meets Economy," *PLoS Neglected Tropical Diseases*, July 31, 2014; Sylvain Baize et al., "Emergcnce of Zaire Ebola Virus Disease in Guinea—Preliminary Report," *The New England Journal of Medicine*, April 16, 2014.
31. "Ebola in West Africa," *The Lancet Infectious Diseases* 14, no. 9 (Sept. 2014).
32. C. L. Althaus, "Estimating the Reproduction Number of Ebola Virus (EBOV) During the 2014 Outbreak in West Africa," *PLoS Currents Outbreaks*, Sept. 2, 2014.
33. "UN Announces Mission to Combat Ebola, Declares Outbreak 'Threat to Peace and Security,"' UN News Centre, Sept. 18, 2014.
34. Denise Grady, "Ebola Cases Could Reach 1.4 Million Within Four Months, CDC Estimates," *The New York Times,* Sept. 23, 2014.
35. Sadie J. Ryan and Peter D. Walsh, "Consequences of Non-Intervention for Infectious Disease in African Great Apes," *PLoS ONE* 6, no, 12 (2011): e29030.
36. 2011 年 9 月 27 日 Anne Rimoin へのインタビュー。
37. A. W. Rimoin et al., "Major Increase in Human Monkeypox Incidence 30 Years After Smallpox Vaccination Campaigns Cease in the Democratic Republic of Congo," *Proceedings of the National Academy of Sciences of the United States of America* 107, no. 37 (2010): 16262-67.
38. D. S. Wilkie and J. F. Carpenter, "Bushmeat Hunting in the Congo Basin: An Assessment of Impacts and Options for Mitigation,"" *Biodiversity and Conservation* 8, no. 7 (1999): 927-55.
39. Sonia Shah, "Could Monkeypox Take Over Where Smallpox Left Off?" *Scientific American*, March 2013.
40. J. O. Lloyd-Smith, "Quantifying the Risk of Human Monkeypox Emergence in the Aftermath of Smallpox Eradication," Epidemics: Third International Conference on Infectious Disease Dynamics, Boston, Nov. 30, 2011
41. Dennis Normile, "Up Close and Personal with SARS," *Science* 300, no. 5621 (2003): 886-87.
42. "The Dog That's Just Dyeing to Be a Tiger:

2 (1990): 6-16.

8. Paul Greenough, "Hunter's Drowned Land: Wonderland Science in the Victorian Sundarbans," in John Seidensticker et al., eds., *The Commons in South Asia: Societal Pressures and Environmental Integrity in the Sundarbans of Bangladesh* (Washington. DC: Smithsonian Institution, International Center, workshop, Nov. 20-21, 1987).

9. Eaton, "Human Settlement and Colonization in the Sundarbans"; Richards and Flint, "Long-Term Transformations in the Sundarbans Wetlands Forests of Bengal."

10. Rita R. Colwell, "Oceans and Human Health: A Symbiotic Relationship Between People and the Sea," American Society of Limnology and Oceanography and the Oceanographic Society, Ocean Research Conference, Honolulu, Feb. 16, 2004.

11. この線維は定着線毛（TCP）と呼ばれる。Juliana Li et al., "Vibrio cholerae Toxin-Coregulated Pilus Structure Analyzed by Hydrogen/Deuterium Exchange Mass Spectrometry," *Structure* 16, no, I (2008): 137-48.

12. Kerry Brandis, "Fluid Physiology," Anaesthesia Education, www.anaesthsiaMCQ.com; Paul W. Ewald, *Evolution of Infectious Disease* (New York: Oxford Univesity Press, 1994)（『病原体進化論』、池本孝哉・高井憲治訳、新曜社、2002 年）, 25.

13. Zindoga Mukandavire, David L. Smith, and J. Glenn Morris, Jr., "Cholera in Haiti: Reproductive Numbers and Vaccination Coverage Estimates," *Scientific Reports* 3 (2013).

14. Ewald, *Evolution of Infectious Disease*（『病原体進化論』）, 25,

15. Dhiman Barua and William B. Greenough, eds., *Cholera* (New York: Plenum Publishing, 1992).

16. Jones, "Global Trends in Emerging Infectious Diseases."

17. N. D. Wolfe, C. P. Dunavan, and J. Diamond, "Origins of Major Human Infectious Diseases. *Nature* 447, no. 7142 (2007): 279-83; Jared Diamond. Guns, Germs, and Steel: The Fates of Human Societies (New York: Norton, 1997)（『銃・病原菌・鉄：1 万 3000 年にわたる人類史の謎』、倉骨彰訳、草思社、2012 年）, 207.

18. 2011 年 10 月 28 日 Peter Daszak へのインタビュー。

19. Lee Berger et al., "Chytridiomycosis Causes Amphibian Mortality Associated with Population Declines in the Rain Forests of Australia and Central America," *Proceedings of the National Academy of Sciences* 95, no. 15 (1998): 9031-36.

20. Mark Woolhouse and Eleanor Gaunt, "Ecological Origins of Novel Human Pathogens," *Critical Reviews in Microbiology* 33, no. 4 (2007): 231-42.

21. Keith Graham. "Atlanta and the World," *The Atlanta Journal-Constitution*, Nov. 12 1998.

22. "Restoring the Battered and Broken Environment of Liberia: One of the Keys to a New and Sustainable Future," United Nations Environment Programme, Feb, 13, 2004.

23. "Sub-regional Overview," Africa Environment Outlook 2, United Nations Environment Programme, 2006; "Deforestation in Guinea's Parrot's Beak Area: Image of the Day," NASA, http://earthobservatory.nasa.gov/IOTD/view.php?id=6450.

24. P. M. Gorresen and M. R. Willig, "Landscape Responses of Bats to Habitat Fragmentation in Atlantic Forest of Paraguay,"

The Straits Times, Sept. 16, 2014; Daniel Schwartz, "Worst-ever Ebola Outbreak Getting Even Worse: By the Numbers," *CBCnews*, CBC/Radio-Canada, Sept. 16, 2014; Denise Grady, "U.S. Scientists See Long Fight Against Ebola," *The New York Times*, Sept. 12, 2014.

17. CDC, "U.S. Multi-State Measles Outbreak 2014-2015," Feb, 12, 2015; CDC, "Notes from the Field: Measles Outbreak-Indiana, June-July 2011," *MMWR*. Sept. 2, 2011.
18. Maryn McKenna, *Superbug: The Fatal Menace of MRSA* (New York: Free Press, 2010), 34; Andrew Pollack, "Looking for a Superbug Killer," *The New York Times*, Nov. 6, 2010.
19. N. Cimolai, "MRSA and the Environment: Implications for Comprehensive Control Measures," *European Journal of Clinical Microbiology & Infectious Diseases*
27, no. 7 (2008): 481-93.
20. 2011年9月23日 Rita Colwellへのインタビュー。
21. Dawood, "Estimated Global Mortality"; Cecile Viboud et al., "Preliminary Estimates of Mortality and Years of Life Lost Associated with the 2009 A/H1N1 Pandemic in the US and Comparison with Past Influenza Seasons," *PLoS Currents* 2 (March 2010).

第1章　ジャンプ

1. Rachel M. Wasser and Priscilla Bei Jiao, "Understanding the Motivations: The First Step Toward Influencing China's Unsustainable Wildlife Consumption," TRAFFIC East Asia, Jan. 2010.
2. Y. Guan, et al., "Isolation and Characterization of Viruses Related to the SARS Coronavirus from Animals in Southern China," *Science* 302, no. 5643 (2003): 276-78.
3. Tomoki Yoshikawa et al., "Severe Acute Respiratory Syndrome (SARS) Coronavirus-Induced Lung Epithelial Cytokines Exacerbate SARS Pathogenesis by Modulating Intrinsic Functions of Monocyte-Derived Macrophages and Dendritic Cells," *Journal of Virology* 83, no. 7 (April 2009): 3039-48.
4 Guillaume Constantin de Magny et al., "Role of Zooplankton Diversity in *Vibrio cholerae* Population Dynamics and in the Incidence of Cholera in the Bangladesh Sundarbans," *Applied and Environmental Microbiology* 77, no. 17 (Sept. 2011).
5. Arthur G. Humes, "How Many Copepods?" *Hydrobiologia* 292/293, no, 1-7 (1994).
6. C. Yu et al., "Chitin Utilization by Marine Bacteria. A Physiological Function for Bacterial Adhesion to Immobilized Carbohydrates," *The Journal of Biological Chemistry* 266 (1991): 24260-67; Carla Pruzzo, Luigi Vezzulli, and Rita R. Colwell, "Global Impact of *Vibrio cholerae* Interactions with Chitin," *Environmental Microbiology* 10, no. 6 (2008): 1400-10.
7. Brij Copal and Malavika Chauhan, "Biodiversity and Its Conservation in the Sundarban Mangrove Ecosystem," *Aquatic Sciences* 68, no. 3 (Sept. 4, 2006): 338-54; Ranjan Chakrabarti, "Local People and the Global Tiger: An Environmental History of the Sundarbans," *Global Environment* 3 (2009): 72-95; J. F. Richards and E. P. Flint, "Long-Term Transformations in the Sundarbans Wetlands Forests of Bengal,'" Agriculture and Human Values 7, no. 2 (1990): 17-33; R. M. Eaton, "Human Settlement and Colonization in the Sundarbans, 1200-1750," *Agriculture and Human Values* 7, no.

原注

序章 コレラの子

1. Rita Colwell, "Global Climate and Infectious Disease: The Cholera Paradigm," *Science* 274, no. 5295 (1996): 2025-31.
2. M. Burnet, *Natural History of Infectious Disease* (Cambridge: Cambridge University Press, 1962)（『伝染病の生態学』、新井浩訳、紀伊国屋書店、1966年）, Gerald B. Pier, "On the Greatly Exaggerated Reports of the Death of Infectious Diseases," *Clin Infectious Diseases* 47, no. 8 (2008): 1113-14. で引用。
3. Madeline Drexler, *Secret Agents: The Menace of Emerging Infections* (Washington, DC: Joseph Henry Press, 2002), 6.
4. Kristin Harper and George Armelagos, "The Changing Disease-Scape in the Third Epidemiological Transition," *International Journal of Environmental Research and Public Health* 7, no. 2 (2010): 675-97.
5. Peter Washer, *Emerging Infectious Diseases and Society* (New York: Palgrave Macmillan, 2010), 47.
6. Kate E. Jones et al., "Global Trends in Emerging Infectious Diseases," *Nature* 451, no. 7181 (2008): 990-93.
7. Stephen Morse, plenary address, International Society for Disease Surveillance, Atlanta, GA, Dec. 7-8, 2011.
8. Burnet, *Natural History of Infectious Disease.*（『伝染病の生態学』）
9. Jones, "Global Trends in Emerging Infectious Diseases."
10. Paul W. Ewald and Gregory M. Cochran, "*Chlamydia pneumoniae* and Cardiovascular Disease: An Evolutionary Perspective on Infectious Causation and Antibiotic Treatment," *The Journal of Infectious Diseases* 181, supp. 3 (2000): S394-S401.
11. Brad Spellberg, "Antimicrobial Resistance: Policy Recommendations to Save Lives," International Conference on Emerging Infectious Diseases, Atlanta, GA, March 13, 2012.
12. Drexler, *Secret Agents*, 7.
13. Wandi Bruine de Bruin et al., "Expert Judgments of Pandemic Influenza Risks," *Global Public Health* 1, no. 2 (2006): 179-94.
14. Fatimah S. Dawood et al., "Estimated Global Mortality Associated with the First 12 Months of 2009 Pandemic Influenza A H1N1 Virus Circulation: A Modelling Study," *The Lancet Infectious Diseases* 12, no. 9 (2012): 687-95.
15 Ronald Barrett et al "Emerging and Reemerging Infectious Diseases: The Third Epidemiologic Transition," *Annual Review of Anthropology* 27 (1998): 247-71.
16. World Health Organization, "Ebola Response Roadmap-Situation Report," May 6, 2015; "UN Says Nearly $1.26 Billion Needed to Fight Ebola Outbreak,"

【著者】ソニア・シャー　(Sonia Shah)

科学ジャーナリスト。これまでの著書は『ニューヨーク・タイムズ』、『ウォール・ストリート・ジャーナル』、『サイエンティフィック・アメリカン』などで取り上げられ話題となった。邦訳もされた2010年の著書『人類五〇万年の闘い マラリア全史』は英国王立協会ウィントン科学図書賞を受賞した。ほか邦訳書に『「石油の呪縛」と人類』がある。

【翻訳】上原ゆうこ（うえはら・ゆうこ）

神戸大学農学部卒業。農業関係の研究員を経て翻訳家に。おもな訳書に、『癒しのガーデニング』、『消費伝染病「アフルエンザ」』、『ヴィジュアル版 世界幻想動物百科』、『図説 世界史を変えた50の鉱物』、『カラーイラストで見る恐竜・先史時代の動物百科』、『数学教室 πの焼き方』、『150の樹木百科図鑑』、『化学・生物兵器の歴史』など。

【カバー写真提供】ゲッティ＝共同

感染源《かんせんげん》

防御不能《ぼうぎょふのう》のパンデミックを追《お》う

●

2017年1月30日　第1刷

著者…………ソニア・シャー

訳者…………上原《うえはら》ゆうこ

装幀…………犬塚勝一

発行者…………成瀬雅人
発行所…………株式会社原書房

〒160-0022 東京都新宿区新宿1-25-13
電話・代表03（3354）0685
http://www.harashobo.co.jp
振替・00150-6-151594

印刷…………新灯印刷株式会社
製本…………東京美術紙工協業組合

ISBN978-4-562-05371-1, Printed in Japan